商管全華圖書叢書 BUSINESS MANAGEMENT

第 2 版

醫療行銷管理

Healthcare Marketing Management

圖解大健康產業商業模式

陳銘樹、郭恒宏　編著

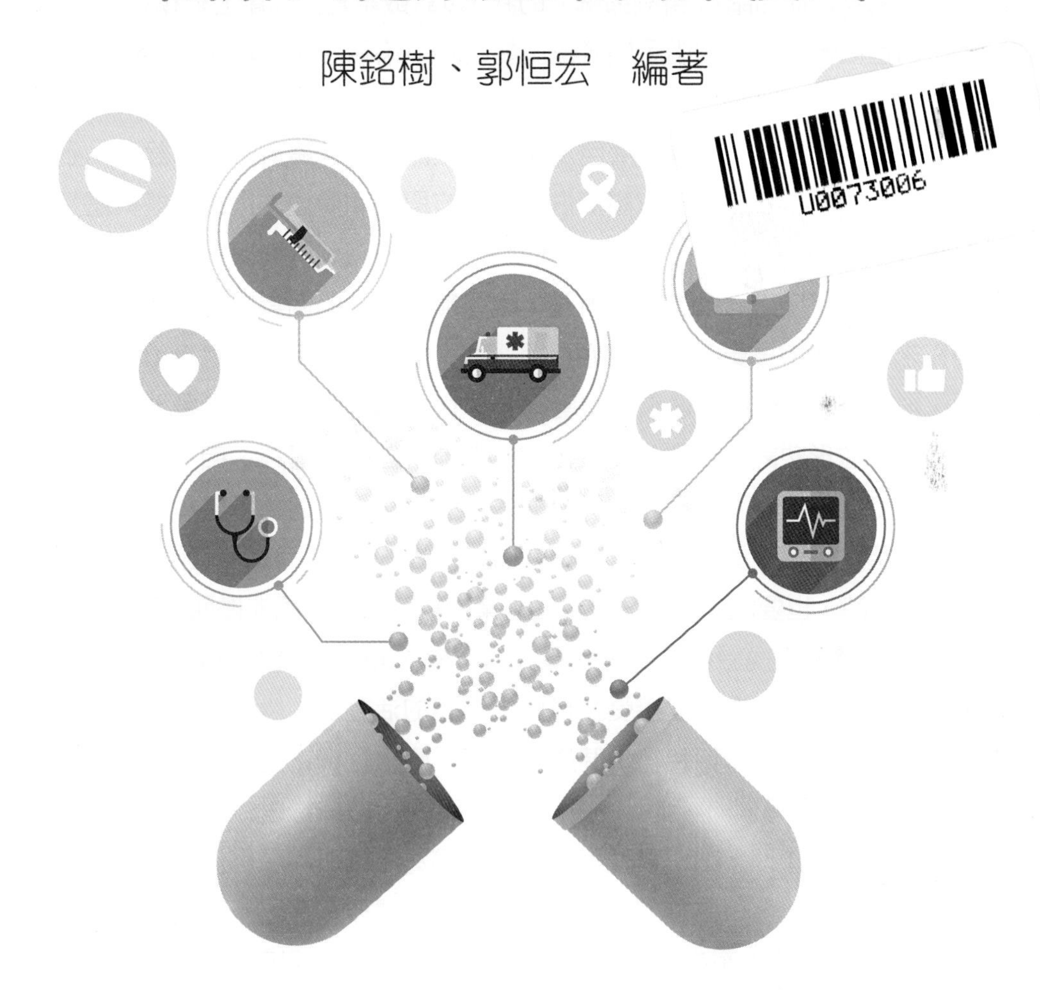

全華
08258-01

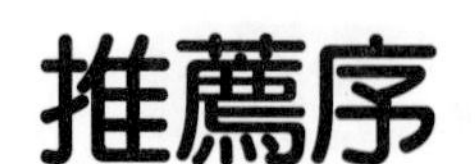

推薦序

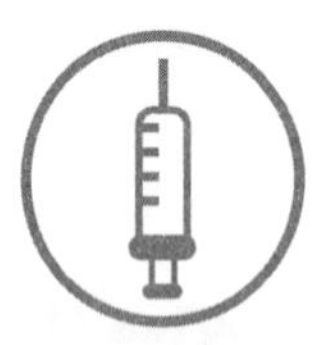
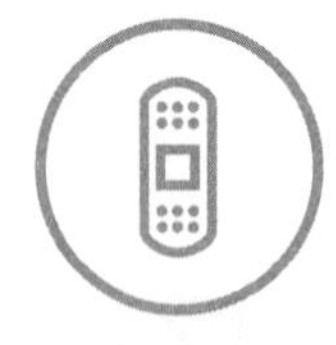
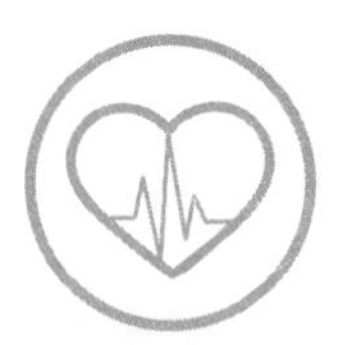

錢永遠都在，只是在誰的口袋裡
「義中求利，利中行義」
專業加上良善的品格、尋找最佳的營運模式

忘記在哪兒看過這句話：「身為品牌人的我，以說故事為商品創造終極錯覺是職志」。建構品牌，創造價值，將優點明示顧客是重要的競爭策略。梅約醫院（Mayo Clinic）藉由細膩地管理視覺性和經驗性的線索，向顧客傳達有關客服的始終一致且令人信服的故事：「在梅約醫院病人至上」。從雇用及訓練員工的方式、醫療環境的設計，到醫療照護的進行，梅約醫院向病人及其家屬提供有關院方優勢和價值的證據，既具體又有說服力。許多探索者已揚帆前行、航向未知，他們知道未被滿足的健康需求（病人中心，生命工程建構）模式是未來最大的機會所在，也是無法避免的商業文明演進。網路科技賦予消費者在未來消費市場更多的主導權，網路上資訊效應結合，徹底打破過去資訊不對稱的局面，形成網路時代的「消費者優勢」。事實上這段優勢在全球各地已經開始顛覆許多傳統行業，並形塑許多新興的產業機會，醫療（健康）產業，自不例外。「消費者優勢」，對於今後的企業行銷來說，代表的是一種非常真實的挑戰與新生的機會。迎接新行銷時代，整合體驗，勇於實踐。行銷是價值交換的過程，如何透過產品或服務傳遞價值給顧客，同時，也要能換得顧客貢獻給企業的終身價值，而非僅關注一次性的交易，強調在一連串的價值交換過程中創造雙贏。熊彼得（Joseph A.Schumpeter）說：「將已發明的事物，發展為社會可以接受並具商業價值的活動」，健康（醫療）照護應以這樣的觀念突破非營利的「緊箍咒」，健康（醫療）照護經營之道很重要的，要從早期的機會財、健保財轉變到管理財，也就是要透過財務管理、行銷管理、服務管理、流程管理、資訊管理、人力資源管理、創新管理等創造競爭優勢。醫療除了應重視品質以外，應該更邁向「價值管理」，進行價值創造。醫療不再只是醫療，而是一種經驗服務，服務在彰顯人的價值；在瞭解人的需求。形塑「擁抱改變」的文化，「倒立思考」、「隨時歸零」、「苦顧客所苦」、「痛顧客所痛」，盡一切力量解決顧客的問題。

服務環境正在改變，顧客的期望也比以往更高，聽起來似乎是個壞狀況，但其實是好消息；如果勇於迎接這項挑戰，將能從服務生涯中得到自我提升和金錢的豐厚報酬。品牌就是和顧客之間的情感與信賴關係，感情愈深，品牌就越有價值。品牌必須不斷地向客戶承諾，並且確實地達成。品牌價值的定義不斷演化，從最初的產品品質，轉變為服務加值，現在更成為經驗的感受值。顧客到星巴克消費，期待的不只是一杯香醇的咖啡，而是一次美好的品味咖啡經驗。

「以病人為中心」不是口號，而是在內心深處從病人的身、心、靈及社會的觀點深耕，為病人的「健康福祉」創造價值。良好的醫療照護必須建立在精良設備（產品導向）的前提上，但更重要的是提供以病人為導向的醫療服務，我們無法忽視服務創新的重要性，當感性的服務遇上理性的科學，彼此擦撞的火花，會點燃臺灣醫療照護的下一波創新。

價值創新是藍海策略重要思維，我們必須同時降低成本，又提升價值，將價值創新變成企業運作的商業模式。一個經營團隊一定要能夠將組織的資源極大化，同時要設定最積極的目標全力以赴。將資源透過核心能力轉化為價值，以價值吸引顧客，協助顧客成功，進而為企業帶來收益及人們的健康福祉，是企業的永續長青方程式。

亞東科技大學醫務管理系陳銘樹副教授，獲有工業工程及管理博士學位，發表 30 餘篇學術論文，獲頒多項學術優秀獎，且在亞東紀念醫院等醫療機構擔任品管、行銷及營運等重要職務；另外一位醫工、行銷及營運專家郭恒宏兄，以他們堅實的理論基礎、豐富的實務經驗合著「醫療行銷管理─圖解大健康產業模式」一書，圖文並茂，擲地有聲。全書共分三篇（理論、應用及實務）；十二章（醫療行銷管理導論、買賣交易模式與行銷六大構面、醫療行銷組合、品牌行銷與消費行為決策評估、醫療產業媒體公關與溝通行銷、商業模式介紹及成功建立、執行與管理商業模式、知名品牌商業模式案例分析、大健康產業商業模式案例分析，建立屬於你的商業模式及行銷簡報力）。每章章首由列述的學習目標導入，更能引領思維。無論是創新、數位化轉型或是管理，都必須由市場驅動，以客戶為中心，創造解決方案的角度來提升競爭力。創意突圍有四大關鍵策略，建立領先優勢：關鍵一、研發走在市場前端的健康照護商業模式；關鍵二、串連健康產業生態網共同創新；關鍵三、深化綠色永續與人才培育；關鍵四、用科技建立「智慧健康照護」，本書有四章論述「商業模式」更具價值。

「醫療行銷管理─圖解大健康產業模式」的出版，將激發更多「醫療行銷」相關的理念，促成有意義的變革和恆久的結果與影響，盼對國內健康照護機構的永續常青及品質提升有所助益。

石曜堂　謹識

前行政院衛生署副署長　前臺灣省衛生處處長

財團法人演譯基金會　董事長

國家衛生研究院衛生政策論壇諮議委員

推薦序

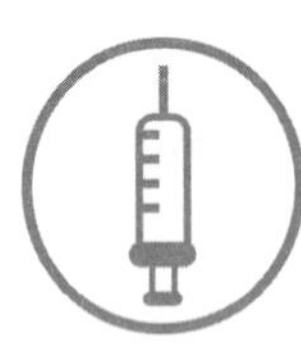
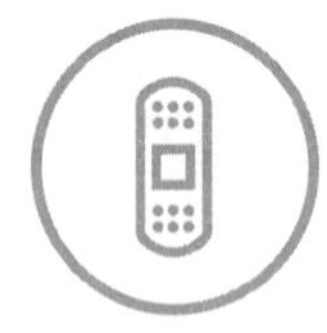
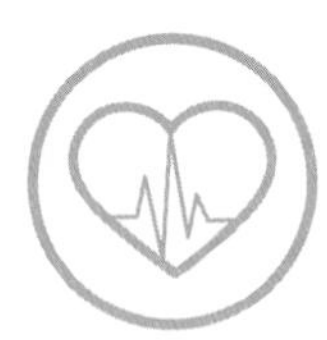

有一次，我的同仁做了一張宣傳海報。文案切中精髓，構圖與用色鮮明又和諧，設計得十分吸引人；在經過反覆的討論與修改後，送印前，突然有人發現：上面沒有聯絡電話與報名方式。

為什麼會有這樣的問題呢？因為，從主管、專案負責人、海報設計者，都沒有人想到：我希望民眾看到這張海報後，會採取什麼行動？正如行銷學中談到行銷過程的5A，包括：認知（Aware）－讓人有印象、訴求（Appeal）－讓人被吸引、詢問（Ask）－讓人產生好奇、行動（Action）－讓人消費，與倡導（Advocate）－讓人為產品、服務、品牌說話；其中，「行動」與「倡導」正是產品與品牌能不能長久延續的重要關鍵，它植基於產品與品牌的品質是不是經得起考驗。

這樣的道理與過程適用在各種領域，包括醫療與健康產業，也包括個人經營。因為，無論你是否從事「行銷」工作，每個人的工作與生活都與「行銷」息息相關，而銘樹正是一個善於行銷之人。他不但能創造個人特色，也讓與他共事過的同事，都能感受到他的積極與樂於助人；於是，他能在擔任健康管理中心主管職的期間，率領著同仁設計許多客製化的健檢方案，幫助顧客獲得更完善與適切的檢查與照護；也會親力親為地穿梭在檢查單位，試著從各個作業流程中去找到能持續改善的作法，讓顧客獲得更體貼而溫暖的服務。因此，當他毅然決定邁向人生另一階段的目標而專任教職時，真讓人感到一絲絲的可惜。

如今欣然見其有此「醫療行銷管理」之作，方知他早已自我期許要將所學與經驗，深植與拓展至更多學生與讀者身上，讓身處於這個多元的醫療與健康產業的人士，在面對五化（人口老化、少子化、地球暖化、AI 自動化與無線傳輸通訊化）交織而出健康意識高漲、社交媒體盛行、資訊流通快速又紊亂的複雜環境時，思考傳統與新虛實融合時代的行銷手法之差異，建構適當的醫療行銷與管理模式，在對的時間，把對的訊息，提供給對的人，並且能應用新科技了解最具影響力的數位族群，導入新的商業模式，產生完全不同的行銷策略與行動，避免讓過去的成功經驗變成限制未來的框架。這其中，當然也需要有讓顧客刮目相看與驚豔的產品與服務，才能樹立值得信賴的品牌，使顧客產生黏著度，並且引發後續的正面擁護，為品牌而倡導。如此，也才會讓產品與服務脫穎而出，讓企業在市場中取勝，並永續發展。

本書論及行銷的理論、應用與實務內容，深入且廣泛地描述諸多產業特性與行銷實例，並且詳細介紹了跨界成功而經典的商業模式案例，可讓讀者從中獲得許多的啓發與靈感，是一本值得醫療與健康產業界人士參考的書籍，期待它的問世。

黃實宏　謹識

前新北市立聯合醫院　院長

臺北市立聯合醫院　陽明院區院長

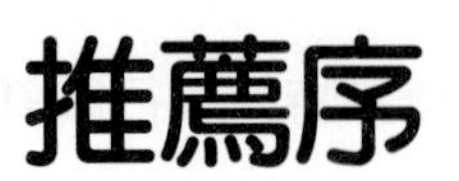

推薦序

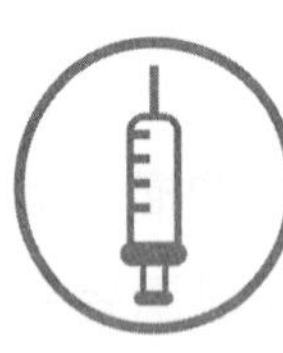
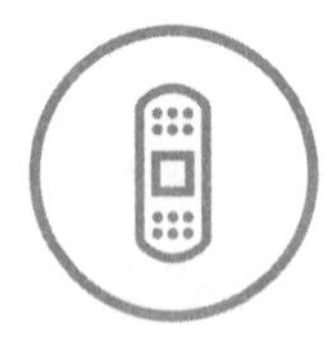
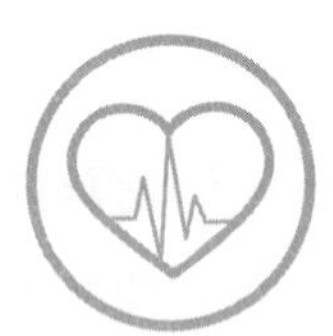

大健康產業是指以人為主體維持或回復在健康狀態所需要的軟硬體資源或服務模式，但是廣義其實含有醫療的意涵作後盾。這樣的產業涵蓋各領域，並有許多跨領域的結合。吾人自 90 年代從日本導入「健康管理」理念以來，深深體會到大健康產業不是只有以前想像中的健檢、長照，應有解決的手段、工具或系統。以往為人的身心靈健康所產生的基本訴求，由於全球高齡社會來臨，大健康的意涵更導入減少醫療預算、降低臥床或失能時間的目標，各國產官學界莫不積極投入，因此許多人提到大健康產業將是第五波財富浪潮。近年工業 4.0 中的大數據、物聯網和機器人和健康或醫療的跨域結合，更產生許多智慧健康與智慧醫療的商機。行銷管理對企業競爭力之中佔有重要地位，一個公司如果能作好行銷管理，對產品（服務）必定更有價值，可提供創新且優質商業模式，這種結果使公司形象提高，業務得以永續發展。

陳銘樹教授為元培醫事科技大學醫檢系傑出校友，畢業後不但有多年醫院管理相關實務經驗，後也獲管理博士學位，具有醫療與管理的雙重背景。本書陳教授以其多元實戰背景，以深入淺出書寫方式，從行銷的概念切入，並由管理的角度敘述商業模式，並舉出許多商業模式範例供讀者參考，是一種非常實用的醫療行銷管理參考用書。相信對欲投入醫療或健康產業的人士有很大助益。

林志城　謹識
元培醫事科技大學校長
臺灣健康管理學會理事長

推薦序

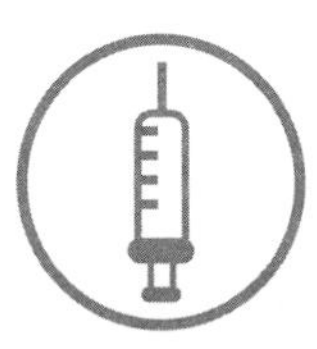
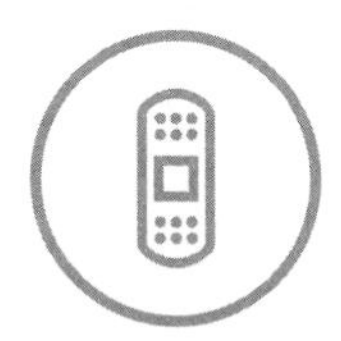
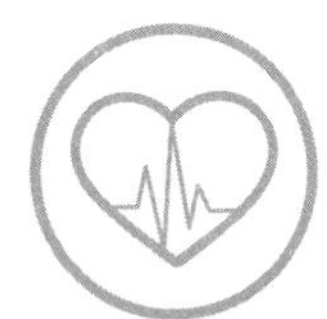

早年醫療機構經營者的概念在於聘請良醫，相信醫院自然就可門庭若市。然而今日在有限的健保資源下，如何為醫療機構打開市場、發揮效益，是所有經營者必須思考的方向。由於醫療科技的進步，生活水準提升及人口老化等多重因素，健康相關產業的產值大增，已被各醫療機構視為必積極開發的市場之一。因此，如何將醫療產業及龐大的健康相關產品，結合透過醫務管理來行銷，是相當具有前瞻和挑戰性的經營手法。

本書作者陳銘樹及郭恒宏老師，他們以多年在醫療機構服務及產業的實務經驗，在忙碌的生活中抽空撰寫本書，實屬不易。銘樹老師具醫檢師背景，擁有醫務管理碩士及工業工程管理博士學位，曾負責亞東紀念醫院健康管理中心副主任及實驗室認證 (TAF) 健檢中心評鑑委員；恒宏老師曾任生技公司總經理，也在醫療器材外商公司服務多年，了解市場行銷策略。本書也是銘樹撰寫健康管理相關的第三本書，他對醫療產業及健康管理的事務瞭若指掌。透過銘樹與恒宏兩位具互補的特質共同合作，以淺顯易懂、圖文並茂的方式，讓讀者一目了然，讓人佩服他們的用心及功力。

本書涵蓋三大部分。作者從醫療行銷導論及管理章節開始，引領讀者了解整個醫療行銷的概念後，再介紹商業的模式，說明如何創建及檢核。最後，以當今國際著名公司的商業模式進行案例解析，從而建立屬於自己的商業模式及行銷做實際演練。整本書從概念到實務，不僅對初學者有事半功倍的學習效果，對資深者及當今醫療機構管理者，可以學習適合的商業行銷模式。

近年來醫療科技不斷創新，人工智慧來臨，醫療相關產業也一直在變化，但「醫療行銷管理」的基本概念是相同的。期待讀者在了解本書的各項基本原則後，能建立自己的行銷管理模式，為客戶量身定做，創造獨特的品牌價值，將可在多變的醫療產業中立於不敗之地。

吳俊忠　謹識

前成功大學醫學院副院長

國立陽明交通大學生物醫學暨工程學院院長

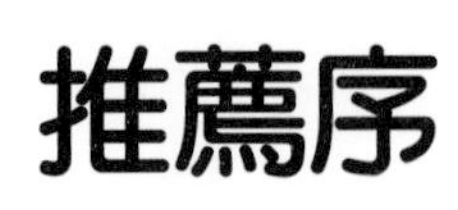

推薦序

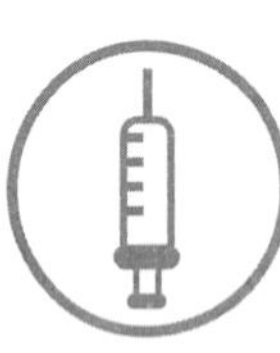
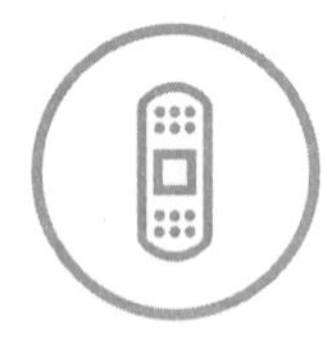
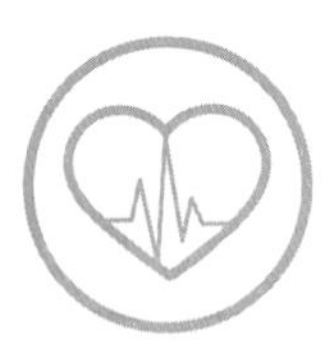

第一次相遇銘樹教授是在他回母校給予特別演講的課堂上，當時我對於他的教學熱忱以及醫務管理專業的自我要求態度，留下了非常深刻的印象。六個月後，我接到銘樹教授的電話，邀請我能為他即將發表的新書「醫療行銷管理─圖解大健康產業模式」寫序文。個人惶恐之際，也對於這樣一位年輕學者的認真態度與治學精神深感佩服，因此當我收到試閱版本時，便趕緊詳細拜讀書中的內容。

銘樹教授所著的這本「醫療行銷管理」內容充實豐富，每章節各有千秋，理論與應用涵蓋也很廣，這與銘樹教授大半生從事醫務管理工作，兼具涉獵醫療行銷與策略管理多元面向上，有很密切的關連。

本書中提供了建立商業模式與檢核之藍圖指引，深刻描繪了醫療產業不同行銷管理的情況，從醫療行銷組合、品牌行銷與客戶關係管理之理論面；接續於創新商業模式與檢核商業模式七大要點之應用論述；最後提供六個實際商業模式之個案解析以及鋪陳簡報演練之實務介紹。文中一句「策略」是企業的大腦；「管理」是企業的骨骼；「行銷」是企業的肌肉；「財務」是企業的血液，更是流暢生動，很引人入勝。

隨著全球人口老化和疾病結構變遷，逐漸成為各國於精進健康照護的重大挑戰。而高齡社會來臨，以及病人複雜性盛行，也已大幅增加全人連續性照護的需求。產業界跨專業的連結與科技整合的智慧優化，正逐步改變健康行銷傳播的方法，以及健康照護的提供模式，相信通過反覆細讀「醫療行銷管理─圖解大健康產業模式」，對於有志於鑽研醫療行銷管理領域的讀者將會有極大的幫助。

林寬佳　謹識

國立陽明交通大學生物醫學暨工程學院 教授兼所長

推薦序

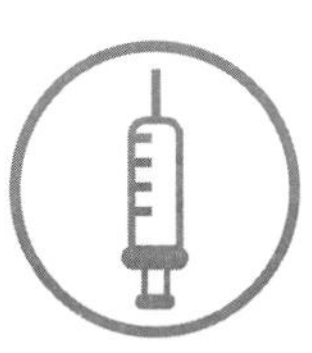
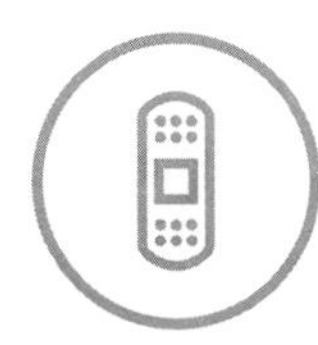
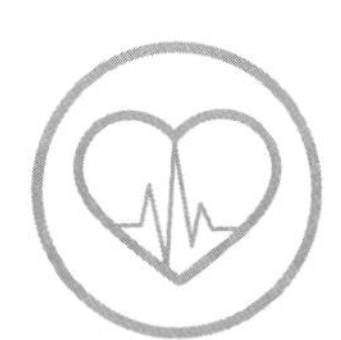

從古至今，「健康」一直是人們關注的議題。特別是吃得飽穿得暖且生活無虞的今日，追求身心健康更是所有人努力的目標。而與醫療相關的種種話題，往往能吸引大眾目光。隨著時代不斷進步，透過科技可以更精準的照護健康。在醫療檢測的領域，運用生命感知科技，從過去的固定式晶片，發展至今運用 A.I. 移動式晶片有效的在預防醫學上，發揮更大的成效，讓更多人隨時了解自己的生理數據，並維持在健康的軌道上，更能輕易的做好自我健康管理，因而間接的減輕醫療系統的負擔，更能減輕健保的負擔，也算是為國家盡一份心力。

醫療行銷上，也從過去病人主動上門，至今透過行銷保健觀念教育大眾，讓沒有迫切醫療需求的健康民眾，有努力做好自主健康管理的積極作為。就像黃帝內經提及的「上醫治未病」「中醫治欲病」「下醫治已病」。醫術最高明的醫生並不是擅長治病的人，而是能夠預防疾病發生的人。

本書專門探討大健康產業的行銷與商業模式，傳達豐富的行銷專業知識與技能，並以豐富生動圖解方式呈現，讓讀者從案例中學習，可得事半功倍之效果。過去十幾年，我投入大健康產業的營運，每年服務數萬人並創造數十億營收，也認識很多優秀的行銷管理專家，有幸認識本書作者與好友恒宏老師，他多年服務於全球頂尖上市企業擔任高階主管，擁有豐富的醫療行銷管理的實務經驗及專業的簡報能力，多年用心累積了豐碩的績效及成果，有著值得借力和學習的經驗。我推薦大家一定要好好研讀這麼棒的一本著作，絕對受益匪淺！

王鴻銘　謹識

美國矽谷科技公司 亞洲區行銷總裁

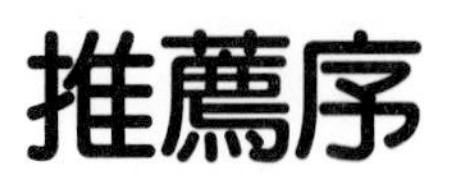

推薦序

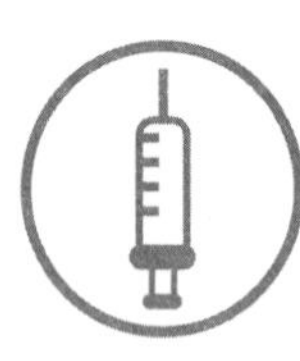
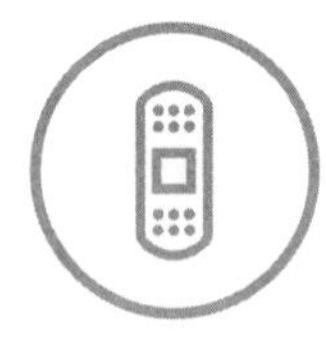
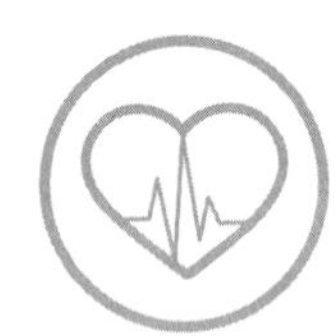

健康觀念最需要行銷！老子道德經以及禮記的大學篇提到「修身，齊家，治國，平天下」，闡明人們要品德、有修養，也要懂得修養自己的身心靈、重視自己的「健康」，包含健康的言行舉止到生活習慣。然而食安問題、空汙、水污，加上多數人的飲食習慣不當，讓癌症與各種重大病症發生在許多家庭。其根本原因就是「正確的健康觀念」沒有廣泛深入人民心裡。本書「醫療行銷管理」能夠幫助從事醫療相關產業的人思索出好的商業模式，除了幫助企業或醫療機構能有效管理、創造獲利永續經營之外，亦能有效推廣健康管理觀念、做好醫療照護服務、提供高品質醫療保健產品、提升國人的健康意識、幫助健康醫療產業升級等。

本書作者恒宏 Eric 老師是我腦力開發師資班授證的優良講師，他非常認真積極的學習態度讓我很感動，我也很榮幸能為此書撰寫推薦序。千碩我出版的《迷你退休》一書，也特別邀請恒宏 Eric 老師在我的書中作專家經驗分享，將他多年任職於外商企業的心路歷程無私地與讀者分享，許多提升職場競爭力的觀念思維，對讀者有很大的啟發。本書「醫療行銷管理」大健康產業的商業模式，是我大力推薦的商業模式教戰手冊，值得健康醫療相關從業人員人手一本。

黃千碩　謹識

暢銷書作者

天才學院 創辦人

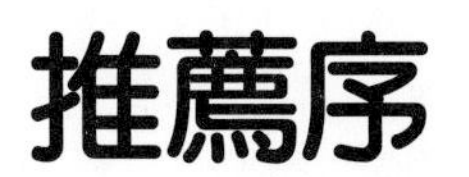

推薦序

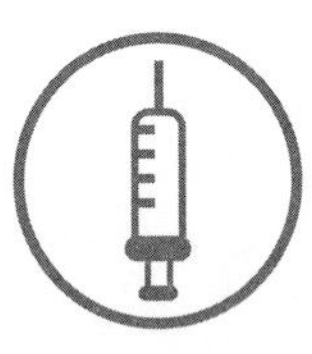
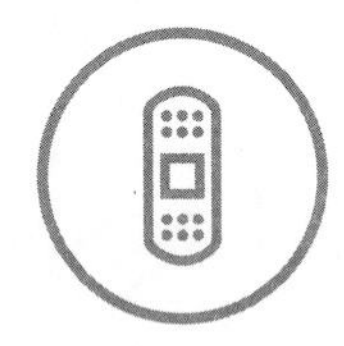
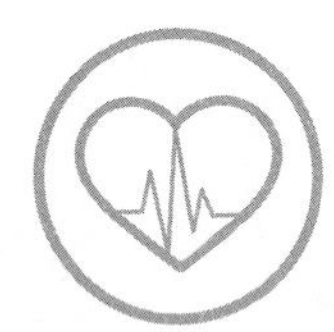

隨著科技創新對許多產業發展都發生明顯且巨大的影響，各產業的的技術創新漸趨成熟，對於破壞式創新更顯示出商業模式發展日趨重要。恒宏老師在醫療產業有豐富學經歷，特別以商業模式創新實務應用觀點撰寫本書，對於大健康產業實務應用做系統化的整理，觀點與見解深入淺出，並舉例出多個實務案例與實際操作設計，可作為學習商業模式創新不可多得的實務工具書。

本人過去在創業期間也曾投入商業模式創新的發展實作，國內創業圈社群交流研析，特別在市場中常見的創新商業模式，以及數位轉型的科技應用，與恒宏老師也曾就多個醫療產業模式創新個案，多次深度討論與研析，討論過程讓我受益匪淺，並感受到恒宏老師豐富的職場歷練及對教學的熱情。在此，特別恭喜恒宏老師的「醫療行銷管理：大健康產業的商業模式」的出版，相信對讀者有莫大的助益。

張大明　謹識

摩方人力資本科技執行長

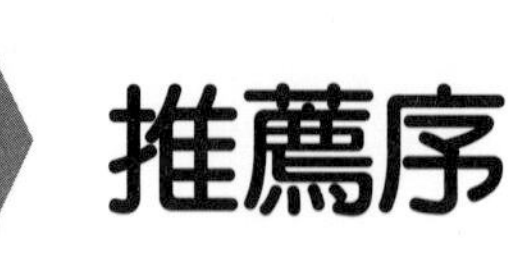

推薦序

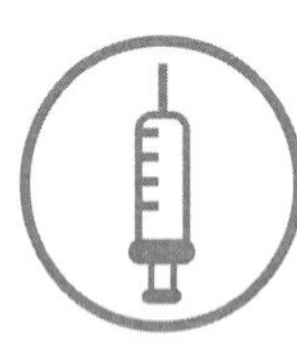
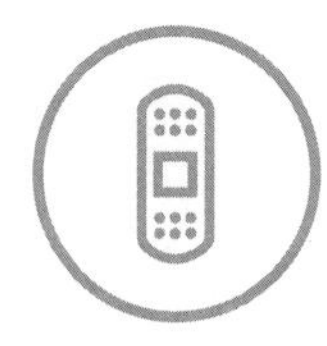
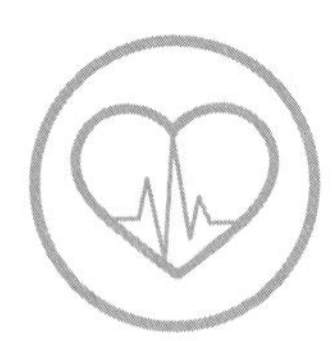

行銷管理學是市面上較普遍常見的教科書，但醫療行銷管理卻不多見，今天十分樂見陳銘樹老師能出版醫療行銷管理書籍，透過圖解大健康產業商業模式，以圖片及案例將理論化繁為簡，卻又不失深度的醫療行銷教科書，有效提供學生及民眾更為簡便獲取醫療行銷管理相關知識的方式。

面對醫療大環境的轉變、健保對醫療資源配置的影響、民眾對健康照護品質訴求的轉變，醫院的營運管理及行銷策略亦隨之改變，成功的行銷策略，不僅可以提升醫院的品牌形象、強化醫院內部管理機制，更能夠提高病患忠誠度、增加病患來源並提升醫院競爭力。

現今社會網路興起，對行銷方式也產生巨大影響，無時無刻都是行銷時機，人人都是行銷者，任何事件都可能成為一次行銷良機亦或是行銷危機，該如何善用網路的即時性、互動性、個人性、全球性，有效精準掌控傳播的影響力，傳遞正向訊息、製造宣傳話題，不可或缺的是一本友善又實用的行銷工具書，而這本《醫療行銷管理—圖解大健康產業商業模式》將能滿足學生及民眾各式醫療行銷知識需求，進而運用到醫院經營管理實務上，有效達成各式行銷任務。

洪子仁 謹識

新光健康管理公司總經理

新光醫院行政副院長

推薦序

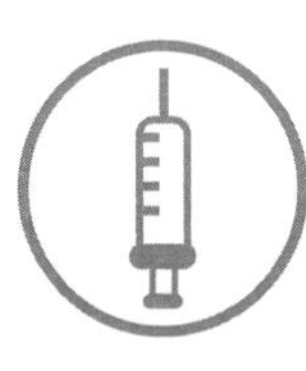
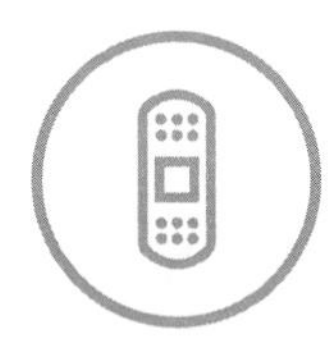
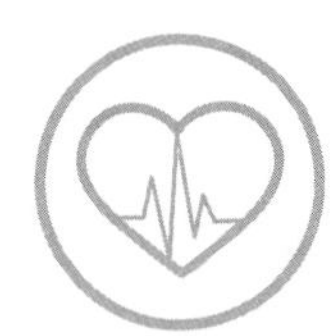

醫療行銷管理是一門值得探討的學問，從政策面、供給面、需求面到執行面向，每個環節皆環環相扣。面對如此競爭的醫療市場，各行各業招式盡出，利用各行銷環節以達各項目標設定。這本醫療行銷管理，闡述了整個大健康產業的商業模式，也分析了其成功的意涵，不僅引用了產業成功經驗，也利用學術理論的支持，徹底將實務與理論相結合，著實為醫療行銷管理不可或缺的參考書之一。

銘樹是我認識許久，一直戮力於醫務管理界埋頭實幹的年輕人，不僅在業界經驗豐富，在亞東技術學院擔任醫管副教授乙職，亦深受學生所喜愛，今得知其即將出刊本書籍，對於同樣身在醫療行業工作的我，必定給予支持，並撰寫此推薦序。

此書前前後後我翻閱了許多遍，對於整體的架構安排及內涵，著實非常吸引人。首先以理論說明何為行銷，行銷所涉及的範圍為何，善用各種工具來說明行銷手法之應用，配合章節說明，引導出企業界的成功實務經驗，最後以方法學型態教導讀者如何創造出自己獨有的商業行銷模式，如此艱深的理論卻能以簡單的架構描繪，對於讀者而言，淺顯易懂，閱讀上也不致阻礙，確實也是我推薦此書之原因。

呂嵐欽　謹識

前台北市立萬芳醫學中心 行政副院長

臺北醫學大學 集智醫院管理顧問股份有限公司總經理

推薦序

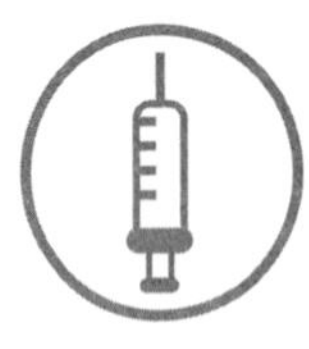
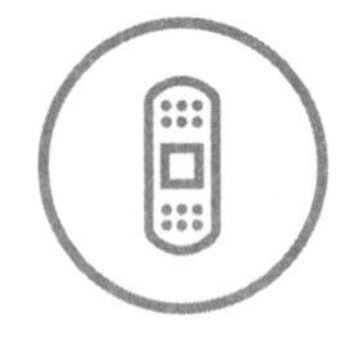
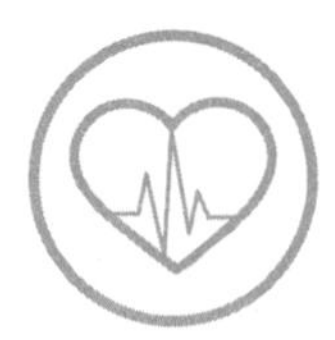

醫療行業不同於其他行業，提供的是專家型的技術服務，做為買方的病患及病患家屬跟賣方的醫療技術人員之間對疾病的認識，存在極不對稱的關係，但是隨著臺灣實施全民健保，引入健保總額支付制度來控制財務風險、及網際網路的興起，民眾對疾病的資訊取得相對便利，醫療院所的經營從早期的賣方市場逐漸轉變為買方市場。因為健保總額支付的限制，醫療院所的經營必須增加自費醫療的項目、走向國際化、及發展兩岸三地的連鎖醫療品牌，對醫療行銷的重視不斷加深。

Philip Kotler 對行銷的定義：行銷是創造、溝通、提供和交換對顧客、客戶、合夥人和整個社會有價值之提供物的活動、機制和過程。因此行銷可以說是一種創造價值的過程，醫療行銷所創造的價值也就是為病患、醫療人員、及醫療院所創造三贏的價值。醫療院所的經營從過去不需要做醫療行銷，到目前必須藉由醫療行銷來吸引潛在客戶、增加病患回診率、提高病患滿意度、發展醫療品牌、跨足兩岸三地、及國際醫療等目的。醫療院所在做醫療行銷時，存在傳統媒體與數位媒介的選擇，行銷工具的使用，及品牌的營銷與客戶關係的維繫等整合行銷的服務過程，以達到醫療行銷的目的。

陳銘樹教授學養兼備，在醫療管理領域，不僅擁有長期在醫療現場實踐的經驗，在學術研究方面，論文及著作等身。本書理論及實務兼具，從大健康產業的範疇切入，到行銷組合及數位行銷工具的介紹，客戶關係及媒體關係的管理，借鑑其他行業的成功行銷模式，並在醫療行銷的應用層面提供商業模式的建立與檢核。另有行銷的教學活動設計，以實際操作加深學習印象與實務運用，本書適合目前已在醫療院所從事醫療行銷的人員，及未來打算投身醫療行銷工作的人員，值得仔細研讀內容及案例，並善用其中的建議，為醫療行業開拓更為廣闊的領域。

趙鈞 謹識

上海康程醫院管理諮詢有限公司　董事長

推薦序

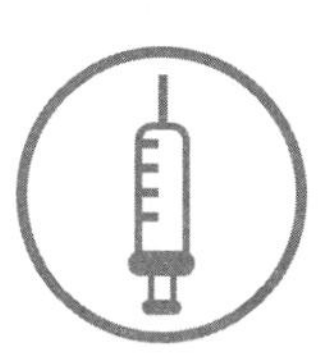
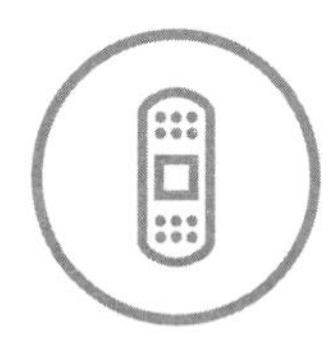
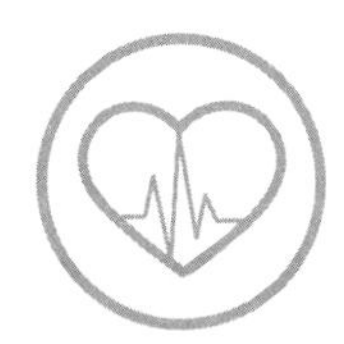

行銷有方略　管理無止境

同銘樹教授交往多年，深知他從業二十餘年，在臺灣多所大學和醫院從事管理、實踐、教學育人的工作，創造了優秀的業績，個人也積澱了豐富的理論知識和管理實踐的經驗，尤其是在大健康產業的商業模式和醫療行銷管理等方面更有獨到之處。在與他的交流溝通中讓我感觸頗深，受益良多。近期欣聞銘樹教授嘔心撰寫的第二部著作《醫療行銷管理》行將問世，並囑我為序，於我，深感榮幸。

歷年來看到關於醫療管理的國內外著作可謂不少，拿到銘樹教授這部《醫療行銷管理》，品讀之後感觸頗多，正如作者所說的「理論與實務並重，深入探討解析醫療行銷管理」。全書共分為理論篇、應用篇和實務篇，十二章四十六節，娓娓道來，從大健康產業的範疇到醫療行銷的構面與工具，從商業模式的概念與定義到建立模式的步驟與評估要點，由作者自身歸納總結的理論意涵和實踐經驗，到國際知名品牌各種商業模式的案例分析，既有理論的解析，也有清晰的圖表，更有生動的課堂教學演練設計，讓讀者閱後知道醫療行銷「是什麼」、「怎麼做」，讓讀者從簡單的醫療行銷工作，提升到不斷改善的醫療行銷藝術。

醫療行業是與生命打交道的特殊行業，醫療行銷有著與傳統商業行銷的共通之處，也有著不為常人所知的商業行銷之難，更有其背負生命責任的獨特背景。醫療行銷既有理論指導和方案制定的「管」，還要有因勢利導和不斷改善的「理」。

本人從事醫療管理和臨床外科醫生工作多年，深知醫療行銷是醫院管理的重點與難點之一，面臨著很多亟待解決的難題。面對紛繁複雜的市場形勢，常有山重水複之惑，囿於其中。但我每每與銘樹教授交流與梳理，會讓人頓生柳暗花明之意。銘樹教授之所以能在事業上取得成就，一定得益於他深入的思考和不斷的總結，這部《醫療行銷管理》就是極好的例證。

我向廣大讀者推薦這部書，相信每一位讀者閱讀此書，一定能從圖文並茂的豐富意涵中領悟到醫療行銷管理的前沿知識真諦和務實運用策略。

吳國俊　謹識

湖北普仁醫療管理集團有限公司副總經理

武漢市普仁醫院副院長

2018 年初春於武漢

推薦序

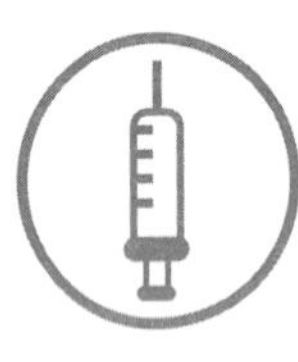
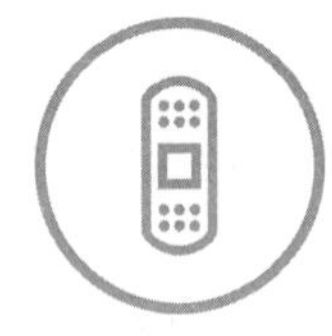
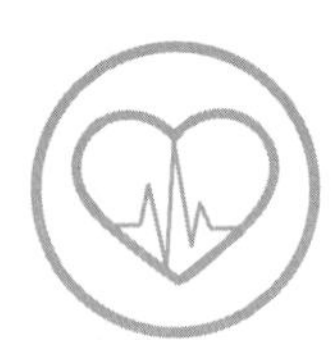

屈指一數，與陳銘樹老師相識多年，在亞東紀念醫院共事的時間，銘樹主要負責健康管理中心的管理與市場開拓。他在此部分業務耕耘多年，對健檢市場有獨到的見解，且對醫院健康管理中心有顯著的貢獻！後銘樹選擇赴亞東技術學院醫務管理系任教職，但仍兼任健康管理中心顧問，持續在貢獻他的智慧與心力。

臺灣的現代化醫療體系，自70年代開始發展，經歷了90年代全民健保後的高速發展，很多世界先進的醫院管理方式與手段，如QCC、DRGs等⋯.都已經在臺灣實施多年，且已融入醫療工作者日常工作中。但是在市場行銷這一議題上，卻始終有正反兩面不同的看法！有的醫療工作人員認為醫療需求是必然的，不必要進行行銷！也有部分醫療工作人員認為，醫療行業獨特的資訊不對稱性，過度的行銷會誤導病患，且會誘導產生過度的醫療。反之，適當地對醫院的特點進行合法的宣傳，能讓病患更認識醫院的特長，增加老百姓對特定疾病的認識。因為這樣的爭論始終存在，所以對醫療行業的行銷管理，始終比較少人深入探討！有爭論不是壞事，有爭論就會有更多人投入相關研究，此議題也能更清楚被認識及逐步推廣，甚至運用。

陳老師所編著的《醫療行銷管理－圖解大健康產業商業模式》，本書從醫療行銷及管理的理論、應用到實務做了完整的介紹。不僅對傳統的行銷有充分的解釋，也對醫療市場如何建立或調整商業模式，用圖解的方式讓大家更容易瞭解。最後用幾個現代商業成功的模式來演繹，並教導運用書中所學來建立自己的商業模式。相信能使讀者對於醫療行銷有相對的幫助。

到大陸發展的這段時間，見到許多過去臺灣看不到的現象，尤其是在醫療市場的行銷與推廣上有較大的差異！但是在醫療市場競爭的激烈程度上，兩岸是不相上下的，只是處在哪個發展階段的差異而已。如何在市場中透過大數據分析，找到自己機構的定位，然後將機構推銷出去，讓社會老百姓取得認同，這是所有管理者必須面對的。相信銘樹的這本書能給大家一點的啓發與幫助！

曾慶郎 謹識

前北京清華長庚醫院副總執行長

重慶醫科大學附三院行政副院長

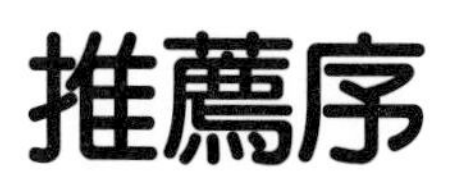推薦序

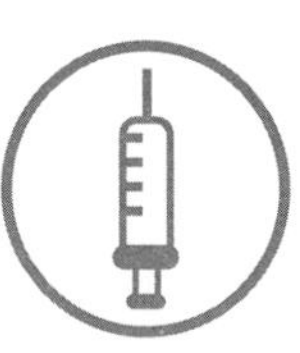
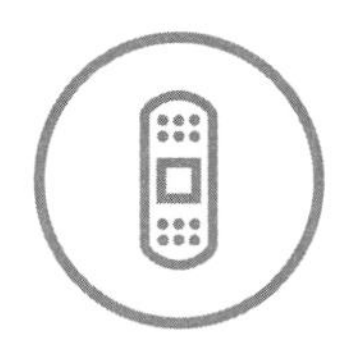
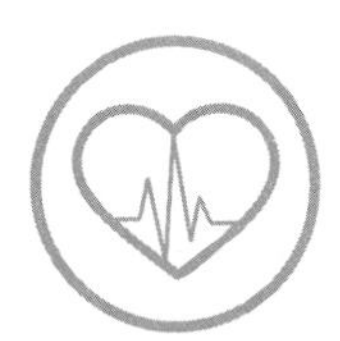

非常高興認識多年的大樹（陳銘樹教授）要在他長期鑽研的行銷領域上出書了！也很榮幸能有機會先行拜讀並獲其首肯將此書薦予廣大的讀者。在此，對於這位自年輕起就不畏環境艱難，力爭上游，努力不懈的摯友，深表敬佩與感動。

隨著臺灣全民健康保險的實施，醫療是公共財亦或是商品，不言可喻。醫療行銷 (Marketing) 與公關 (Public Relations) 業務的重要，也因著社群網路、多媒體及大數據分析的興起，催促著新一代的醫療行銷策略持續變革。本書藉由大健康產業範疇的探討及數位行銷工具的介紹，清楚地呈現了醫療機構面對民眾多元的醫療訴求與複雜的醫病關係，循序教導讀者學習如何因應內外在迅速變遷的環境，正確規劃以病人為導向的健康行銷策略，做好醫療機構行銷管理。

本書搭配學術與實務的論述及案例研討，協助讀者釐清醫療、行銷與大健康範疇醫療行銷模糊的界線，透過商業模式的整合，讓讀者清楚看見醫院實務工作上行銷策略的重要與價值，直擊規劃機構發展上的核心議題。陳教授融合其多年來在健康產業成功行銷的實作經驗，再加上學術理論的支持，以實例個案做專業上的解說，不僅入其精髓且於一般讀者言可謂深入淺出，對醫療從業人員更是一本可讓自己精益求精的上乘好書。最後，期待這本值得推薦的好書能帶給讀者接地氣的全新感受。

侯宏彬　謹識

前沙爾德聖保祿修女會醫療財團法人聖保祿醫院行政副院長

埔基醫療財團法人埔里基督教醫院行政副院長

作者序

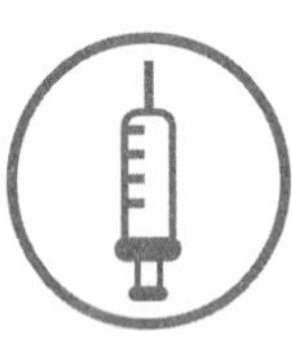
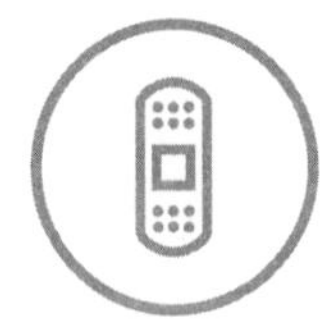
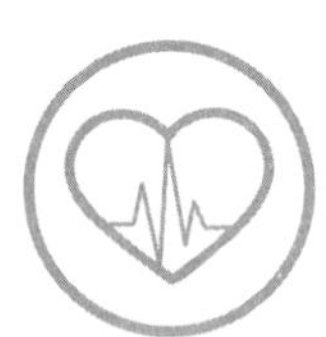

隨著全球暖化、人口老化與 5G 通訊科技的進步，包含人工智慧 AI 演算技術與 IoT 互聯網等科技的快速發展，大健康產業與醫療或生醫科技產業已蔚為一股風潮，臺灣目前各大醫療院所的營運受限於全民健保的總額給付、點值浮動等外在因素的限制，以及同業間為求生存，在市場過度競爭或各醫院軍備競賽之下，大夥都紛紛積極投入「自費醫療業務」並朝向東南亞或二岸三地「品牌連鎖及國際化」等方向發展。因此，對於醫療相關科系的學生來說，如未來想要投入醫療機構或進入大健康產業工作，必需強化對「醫療行銷管理」的專業與能力，並「以患者為中心，顧客需求為導向」，為所屬機構「創造更有價值的服務」。本書精簡扼要傳達醫療行銷完整的知識與技能，並解析「大健康產業商業模式」的理論與案例，相信一定可以協助有心投入醫療健康產業的讀者們打好「醫療行銷管理」的根基，以提升讀者未來在職場上就業與晉升的競爭能力。

坊間有關行銷管理的書籍甚多，但專門探討醫療產業或大健康產業的書尚且不足，尤其本書是以圖解的方式，教導並展示商業模式的每一個步驟，以醫療產業的個案做為實務案例，全書包含完整的理論架構與實務應用內容，撰寫過程確實不易。過去，在臺灣醫療資源相對不足的環境下，「醫療行銷」可能不容易產生共鳴，但隨著臺灣全民健保實施多年，大型醫院或各教學醫院紛紛投入更多的先進設備或進行擴建、增設分院等，在百家爭鳴且競爭激烈的環境下，「醫療行銷管理」儼然逐漸成為較受重視的顯學。筆者在從事健康管理的實務工作，並在本學門課程授課教學之餘，也一直在找尋一本可結合理論與實務的參考書籍，在一次偶然的機會下，認識了同為陽明校友的郭恒宏先生，並邀請他到學校專題演講，郭先生在健康產業的行銷實務上有著豐富經歷，我倆一拍即合，終於下定決心、排除萬難要寫一本可以協助醫院或大健康產業，作為行銷管理的參考工具書。本書誕生首先要感謝家人的支持，也要感謝共同作者恒宏；學生欣紋、盈穎等人；以及全華圖書業務部、編輯部與攝影團隊等工作人員，先後參與本書的編輯並完成了本書的初版與二版校對，有了這些幕後功臣，才能讓本書付梓。

筆者才疏學淺，醫療行銷管理學的基礎理論源自於國立陽明交通大學醫務管理研究所黃松共博士的啓蒙教導，且後來先後在天主教聖保祿醫院健康促進中心與亞東紀念醫院健康管理中心擔任部門主管期間獲得實踐。今日本書之誕生，除了匯集了過去諸多教學資料，更融入了多年實務經歷，這是一本結合理論與實務的工具書，期盼本書能為國內醫療與大健康產業略盡棉帛之力，書中疏漏不足之處，尚祈各方先進惠予斧正，本書的完成與出版除了要再次感謝全華圖書的優良團隊外，也要感謝所有參與本書撰寫的夥伴們！謝謝您們……

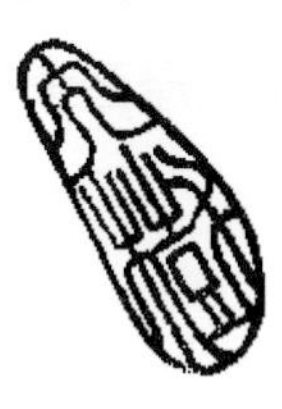

陳銘樹（大樹老師） 謹識

2021 年 8 月

作者序

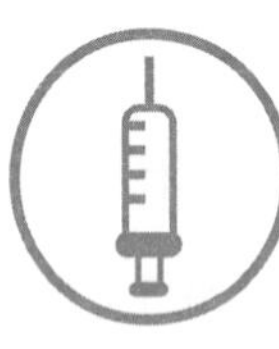
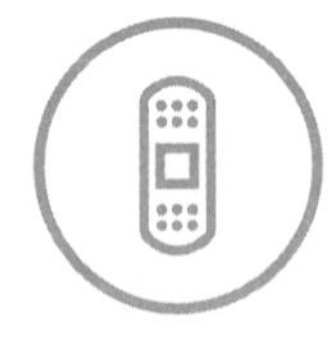
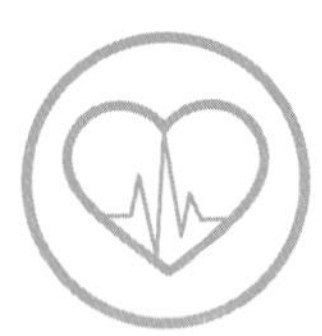

幾次受邀至大學與研究所演講，分享我在健康醫療產業的工作經驗，許多學生問我：要進入跨國性企業從事行銷、業務、事業開發與營運等相關工作需要具備哪些條件？如何提升職場競爭力？這些問題也促使我重新回顧檢視多年職業生涯中的一些學習與觀察，希望透過這本書對已經從事或有志投入健康醫療產業相關工作的讀者有所助益。

多年服務於跨國上市外商企業的心得分享

我服務於跨國上市外商公司擔任行銷（Marketing）、業務（Sales）、事業開發（Business Development）與醫療機構營運（Operation）管理的中高階主管職務已超過 15 年，主要是從事健康醫療相關產品與患者服務的供應商，主要客戶是醫院、診所、藥局（或藥妝店）、醫療器材行、健康醫療產品經銷商等專業從業人員（如醫師、藥師、護理師等）。在工作上最大的收穫是可以跟許多全球頂尖人才、學經歷豐富的同事一起共事，讓自己可以在高度競爭的環境中快速學習成長；同時，也透過不斷創新，為患者（或消費者）提供更多、更好、更優質的產品與服務。

除了工作上的歷練（On-the-job Training）之外，我多次接受企業內部講師認證培訓（如專業銷售技巧、專業簡報力、專業領導力、商業模式策略思考等）與其他與工作相關之專業訓練（如行銷、銷售、財務、人事、法規遵從、道德與行為準則等）。由於擔任跨國企業的主管職位，需經常參與跨國人才培訓工作，出席跨國性的商業與學術會議，商務活動遍及美國、德國、瑞士、中國、印度、日本、泰國、馬來西亞、新加坡、香港、菲律賓、越南等國，有機會與其他國家同事分享交流彼此的經驗，培養國際觀，這是跨國企業的優勢與資源。

我認為要在跨國性企業工作有好的發展，除了要持續精進產業相關的專業知識與英文能力的「硬實力」外，同時要培養策略思考（Strategic Thinking）、簡報技巧（Presentation Skills）、領導技巧（Leadership Skills）、團隊合作（Teamwork）、人際交往（Interpersonal）、解決問題（Problem-solving）、挫折回復力（Resilience）等「軟實力」，才容易在競爭激烈的職場環境中脫穎而出。套一句我的老外主管常說的一句話：「Stand out or get out」，也就是「不出眾，就出局」，鼓勵同仁不斷追求卓越，做更好的自己，在此跟讀者一起互相勉勵。

出這本書的動機

我曾經自己創業、待過國內上市公司、多年服務於跨國上市企業擔任中高階主管，深深感受到「商業模式」影響各行各業企業的發展；特別是當產品（或服務）的差異性愈來愈小、競爭愈來愈激烈時，「創新商業模式」是決定企業成敗與影響獲利表現的關鍵。不論是新創事業，或是已具有相當規模的企業，都需要隨著內外環境的變化、配合產業趨勢來創新商業模式，為企業創造獲利，維持長期競爭力。我觀察到許多頂尖、高獲利企業的成功關鍵因素，不全然是因為它規模大、資源多、分工細所以成功（通常大企業內部的控管很嚴格、包袱很多，營運上比較沒有彈性，而且要花費很多的人力成本），當然也不是會因為規模小而不成功；成功的重要關鍵因素取決於企業是否有一個好的「商業模式」策略藍圖，是否有不斷創新的策略思考能力，讓企業能一直屹立不搖，持續獲利成長。商業模式做錯的成本遠高於設計所花的成本，無論是就業或創業的職場工作者，都必須具備策略思考的商業思維，才能提高企業經營獲利的成功率。因此，我在本書中運用一個被證實有效的系統性分析架構，來建立商業模式的策略藍圖，幫助企業作策略思考（Strategic Thinking），以達持續獲利、永續經營的目的。

「行銷簡報力」是十分重要的職場軟實力，但常見許多人花很多時間準備做簡報，但成效不佳；投影片設計雜亂，沒有質感；訊息繁雜無重點，無說服力；上台緊張沒自信，表達困難！這樣的職場工作者非常吃虧，通常升遷、加薪或更好的轉職機會都與他們無緣，甚至於會有職場就業的危機。「行銷簡報力」是學校不太會教，老手不太想教，職場最值得投資的技能，也是各行各業許多成功人士所共同具備的能力。特別是在當今如此高度競爭、一切講求效率、資訊氾濫的時代，能在短時間內成功行銷公司、行銷品牌、行銷產品、行銷個人打開知名度的簡報力，已成為職場上必備、且一輩子都受用的技能。另外，許多企業透過「會議行銷簡報」來推廣產品（或服務），透過一對多的行銷方式（線上或線下），用更少時間創造更大效益。

由於工作的需要，我經常需邀約國內許多專家學者出席臺灣、亞太區甚至全球的專家會議，同時也聽過為數不少的專家做大大小小簡報或演講；這些專家學者大多擁有顯赫的學術背景與專業知識，但我深深感受到多數的演講者由於缺乏專業簡報力的訓練，而未能真正凸顯他們的實力。同時我也觀察到，多數上班族不擅長做簡報，而且對簡報有許多錯誤的觀念，在職場上非常吃虧。為了讓職場工作者省去過多學習、摸索的時間，我將過去多年的簡報實務經驗與觀察，整理出一套系統性的方法，透過建立簡報的正確觀念以及應該避免的錯誤，搭配成功行銷簡報四步驟（4P），來幫助讀者有效提升簡報的規劃力、設計力、說服力與表達力，以快速提升職場競爭力、發揮影響力，且希望臺灣的人才能夠在國際舞台上更具競爭力！本書所介紹的建立商業模式的管理流程，從動員、蒐集、建立、執行到管理過程，也都必須仰賴良好的「行銷簡報力」，讓企業的營運成效能事半功倍。

特別感謝

在此我要感謝我的家人一路以來的支持，讓我可以勇往直前，無後顧之憂；謝謝共同作者陳銘樹老師的邀請共同出書；感謝對我人生有許啓發的王鴻銘總裁、黃千碩老師；謝謝王文龍總裁、尤鈺嫻創會長、陳國彰教授與張大明執行長的寶貴意見；也感恩全華圖書團隊的協助，讓這本書能順利完成。

郭恒宏　謹識

Eric Kuo

2021 年 8 月

目次

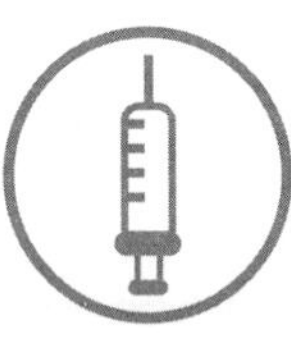
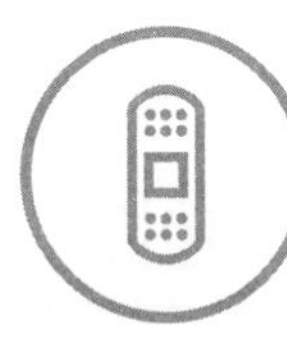
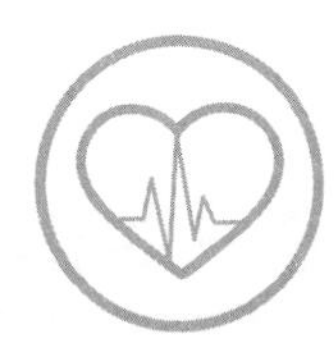

Part 1 理論篇

1 醫療行銷管理導論

2 買賣交易模式與行銷六大構面

3 醫療行銷組合－產品、價格

醫療行銷組合－促銷、通路

5 品牌行銷與消費行為決策評估

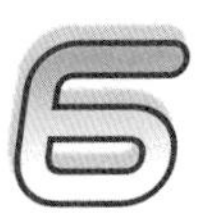

醫療產業媒體公關與溝通行銷

Part 2　應用篇

7 商業模式介紹

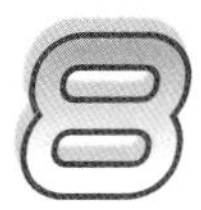

8 成功建立、執行與管理商業模式

Part 3　實務篇

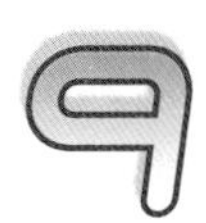

9 知名品牌商業模式案例分析（大型企業）

大健康產業商業模式案例分析（中小型企業）

11 建立屬於你的商業模式

12 行銷簡報力

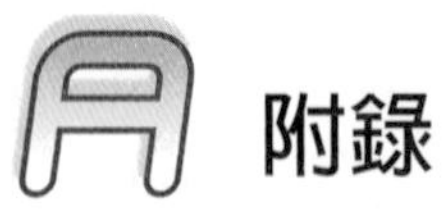

附錄

PART 1

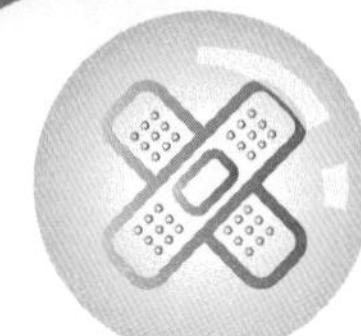
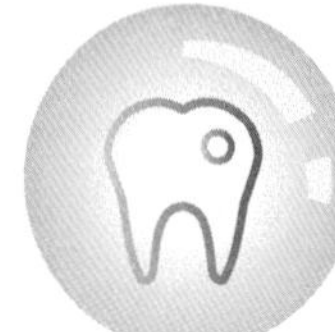
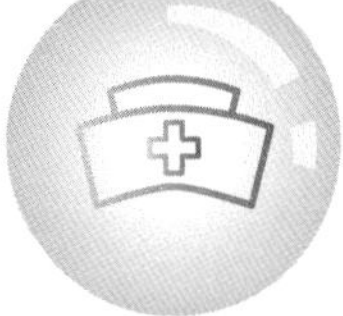
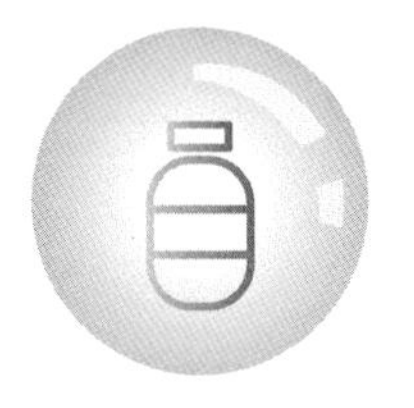

理論篇

隨著醫療與科技的日新月異，加上五化（包含人口老化、少子化、地球暖化、結合 AI 人工智慧的自動化與無線傳輸的資通訊化）之產業發展趨勢的衝擊，健康與醫務相關產品或服務的需求與日俱增，就經濟學的供需法則，當需求增加，供給不足，價格自然上升，市場也隨之擴大，醫療行銷結合了健康產業行銷以及醫療機構行銷的內涵，但更為廣義地包含了健康產業與醫療相關產業的整體行銷，本書以行銷管理的基本架構，結合大健康與醫務管理的相關產業實務銷售模式，透過商業模式的架構，解析醫療行銷管理的實務與應用。

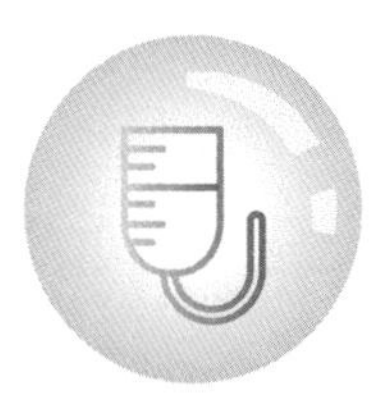
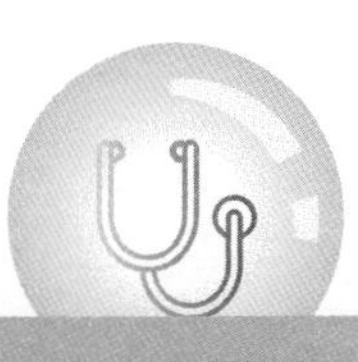

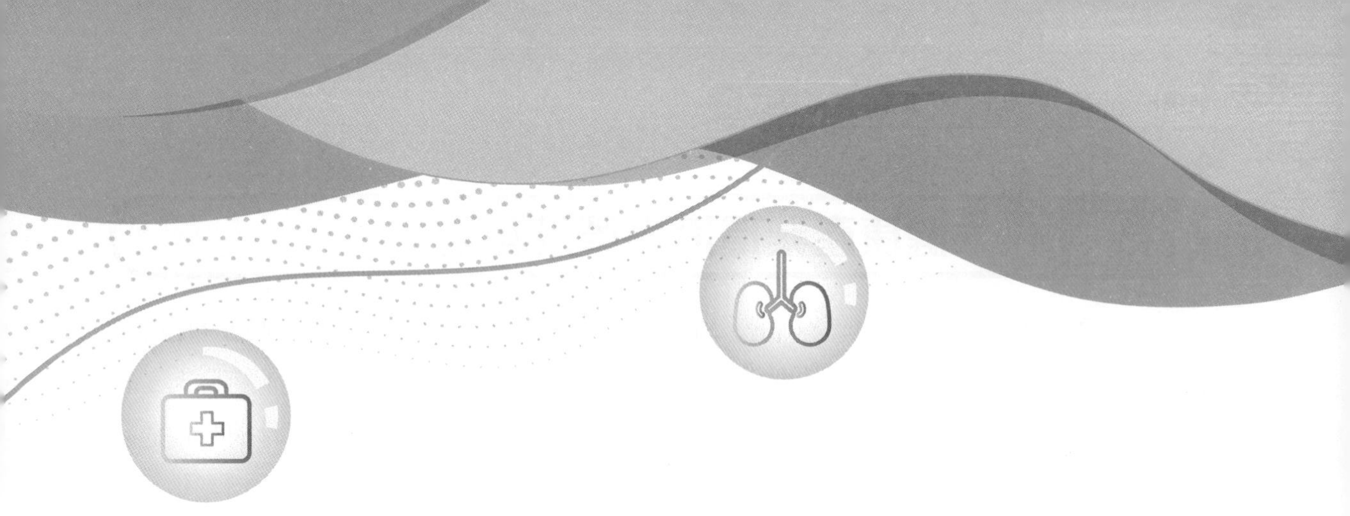

Chapter 1

醫療行銷管理導論

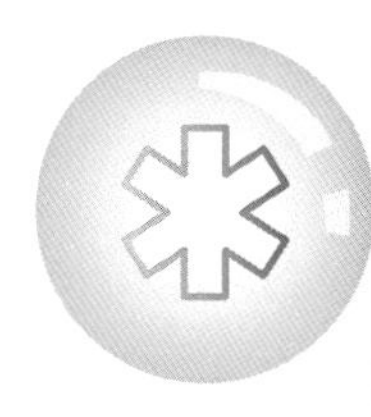

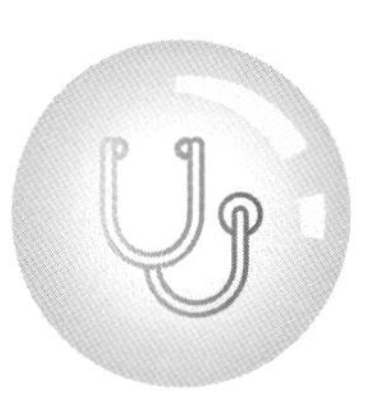

學習目標

1. 了解大健康產業的領域範疇與未來健康產業趨勢。
2. 分清楚什麼是大健康產業行銷以及醫療機構行銷。
3. 了解行銷活動與銷售手法的差異與行銷需求理論。

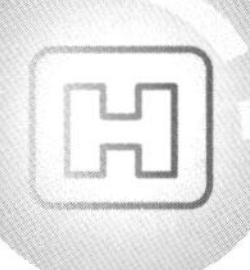

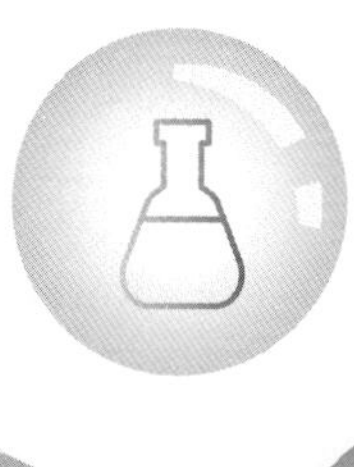

1-1 大健康產業環境變革及範疇

過去臺灣的高科技 IT 產業，創造了所謂「第四波財富」，但隨著全球化高度的競爭，IT 產業的毛利日益減少，加上「五化產業發展趨勢」（如圖 1-1），包括了結合人工智慧（Artificial Intelligence, AI）的自動化（Automation）與結合大數據及物聯網的資通訊化（Information & Communication），加上與醫療產業高度相關的少子化、人口老化及全球暖化，各大產業都將面臨嚴峻的產業變革，當然醫療健康產業也不例外，未來的商業模式勢必也將隨著五化的產業發展趨勢以及行動支付的普及與成熟，產生巨大的改變。

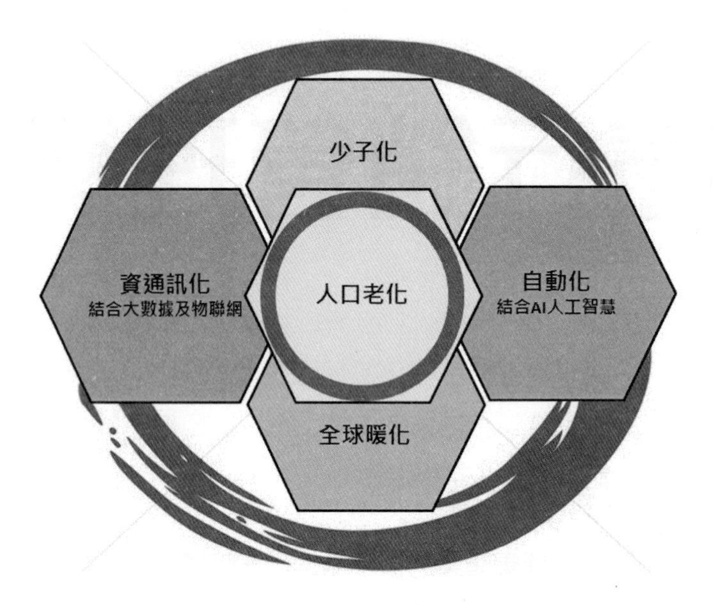

圖 1-1　五化產業發展趨勢圖

2014 年出版的「財富第五波」—最新修訂版（The New Wellness Revolution）中提及，繼科技新貴之後，下一波是保健新貴，也就是說保健產業將成為未來發展的趨勢。在美國每年醫療費用約 2 兆美元，占美國國內生產毛額（GDP）的 1/6 的比重；有將近 30% 人口屬病態性肥胖，且有 65% 屬超重及不健康的族群。在臺灣，普遍營養過剩或肥胖的人口比率也越來越高，從 20 年前的 12% 提高到 47%，約 1 千萬人，肥胖者過多，是造成臺灣糖尿病人口愈來愈多的主因之一，嚴重者甚至可能引起心臟病、中風等併發症。保健革命主要靠個人企業家與小型企業推動，已在全球各地迅速開花結果 [1]。

[1] 原著：Paul Zane Pilzer，譯者：徐鋒志（2014），財富第五波 - 最新修訂版（The New Wellness Revolution），商業出版社。

臺灣的醫療產業自 1995 年 3 月 1 日全民健保開辦以來，國人的醫療需求日益增加，這也造就了臺灣大型醫學中心與教學醫院的蓬勃發展，現今隨著人口快速老化，醫療與健康的需求只會越來越高。根據「國家發展委員會」的「人口推計」估算顯示[2]，臺灣人口最快 2019 年就會出現零成長，隔年 2020 年變成負成長，比起前 2 年推估的數據整整提前了 4 年。而未來 10 年臺灣人口總量不但增加有限，人口結構更快速老化，以「國發會」的估算，65 歲以上人口在 2025 年就會佔全體人口達 20%，到 2026 年（民國 115 年）將達到 20.6%，如圖 1-2 臺灣人口老化推估圖（依據聯合國的定義，以 65 歲以上的老年人口數若占比率達到 7% 以上，即為高齡化社會；若增加至 14% 即是高齡社會，從 14% 再提高到 20% 以上，則稱為超高齡社會），可謂正式邁入超高齡社會，這也就是說以目前 2021 年起算，約四年一任總統的期間內，我們將達到每 5 位國人就有 1 位是年滿 65 歲以上的老年人。由此可見，健康產業與醫療行銷的重要性與迫切性。

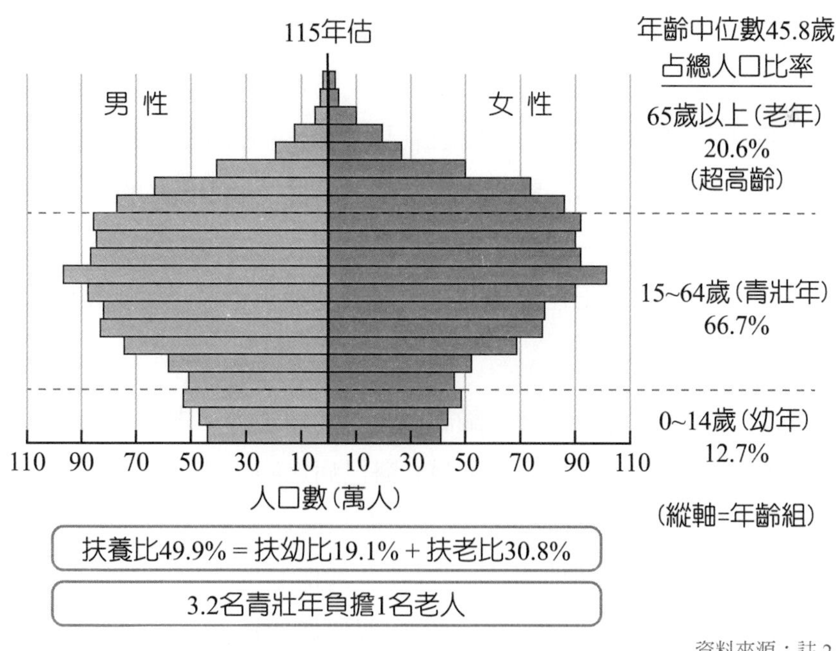

資料來源：註 2

圖 1-2　臺灣人口老化推估圖

[2] 國家發展委員會，中華民國人口推估（105 至 150 年），http://www.ndc.gov.tw/Content_List.aspx ? n=84223C65B6F94D72

因應人口老化的趨勢，現代人追求健康的概念，已經普及到成為全民運動，從減重、養生到抗衰老，從預防保健的健康檢查到亞健康族群的健康管理，追求健康儼然成為時代風潮，更是中老年男女們的共同意識！大健康概念的趨勢，帶動了醫療相關產業的蓬勃發展，大至醫療院所，小至健康食品，龐大的商機，吸引了各式各樣健康相關的產業，如雨後春筍般冒出，因此，醫療行銷與醫務管理在這個大健康產業時代中，更顯現出其重要性。

從前的人總是等到不舒服了才去找醫生，有病痛才找診所，醫院對他們而言只是個看病的場所。而以往醫療院所不足，供不應求，所以會有「第一賣冰，第二做醫生」的俗諺，在過去傳統的觀念中當醫生開醫院是相當賺錢的行業，但是在健保制度的實施後，加上現在醫療院所眾多，競爭愈來愈激烈的環境下，如何在同質化中與眾不同，如果缺乏醫療行銷的訓練與認知，醫療機構也將面臨經營不善的窘境。

在「大健康」的概念下且拜相對便宜的全民健保醫療服務所賜，現代人往往在身體還未衰老、沒有發生任何病痛之前，便開始規劃定期的健康檢查與平日的適當運動或飲食控制，多數人已不會再等到發病時才四處求醫，開始顧慮自己的身體狀況，甚至很多人開始定期服用健康保健食品或藥品，以讓自己的健康與生活品質持續維持在最佳狀態，這種現象的背後，更蘊藏了無窮的醫療與健康產業商機。從醫院的健檢到藥妝店的保健產品，從有機食品到身體養身調理各式配方，甚至是近來盛行的健康、養生或運動的相關服務等，這些都是這個時代正在蓬勃發展的健康產業，也因此對於醫療行銷的策略與手法更顯得重要。

古代著名的醫書孫思邈《千金要方論診候第四》曰道：「古人善為醫者，『上醫』醫未病之病，『中醫』醫欲病之病，『下醫』醫已病之病，若不加心用意，於事混淆，即病者難以救矣。」由此可知古人的大智慧已明白要防患於未然，因此最厲害的醫師應該是在病徵還未發生就施以預防措施。以往在健保制度下因醫療給付的點值差異，大型醫療機構多偏向於重視急、重、難症等相關疾病的治療，許多病人也都是在疾病的症狀出現後，才到大醫院或醫學中心求助醫師診治，這只能算是『下醫』醫已病之病；然而現代人工作繁忙，飲食不健康又缺乏運動，出現介於疾病症狀早期或未有症狀出現的亞健康慢性病族群愈來愈多，開始從事健康檢查與健康管理的專科醫師也日益增加，這是『中醫』醫欲病之病；而拜大健康時代的來臨，越來越多人開始投入最上等的醫療，也就是『上醫』醫未病之病，包含推展心靈層次的保健療程。透過精密的基因鑑定、醫學檢驗與昂貴的醫療影像設備，來發展精準醫療等預防醫學的服務也越來越趨成熟。

現代人重視預防保健，擁有健康意識，醫療行銷的範疇也隨著過去以醫療機構（醫院）為主的行銷，走向以大健康與醫療產業並重的醫療行銷管理，從過去提供患者疾病治療的各式門診、住院或手術，延伸到以促進健康為目的，甚至更廣泛地提供健康促進產品或服務。舉例來說，早期如果有人因骨刺問題想找專科醫師診治，他可能先上網搜尋或到各大醫院網站搜尋相關的名醫資訊，例如：台大醫院骨科、新光醫院或台中榮總、慈濟醫院的骨科都有名醫駐診，這樣的就醫模式是已經生病了才來找醫師。但現代人可能在身體感覺腰痠背痛時，便已經開始搜尋預防骨刺問題的保健資訊，讓疾病還沒發生就知道要如何先採取預防措施，例如：尋求坐姿的矯正、整脊服務、購買健康床、健康椅、服用維骨力等等，選用健康相關的產品或服務，這便是本書所暢談的大健康產業範疇，而醫療行銷管理正是教導大家如何在這個產業中找到可以發展或推動的方法與策略。

1-2 何謂行銷、何謂銷售

「策略」是企業的大腦；「管理」是企業的骨骼；「行銷」是企業的肌肉；「財務」是企業的血液，企業要擁有強健的體魄，缺一不可，尤其是代表肌肉的「行銷」。很多人都知道行銷（Marketing）這個專有名詞，但是多數人卻常常搞不清楚，何謂行銷（Marketing）？何謂銷售（Sales）？多數人把它混為一談，但其實兩者大大不同。在了解醫療行銷管理之前，我們先要學會清楚地區分兩者的差異，行銷（Marketing）在大陸稱為「營銷」，英文字亦有代表「市場」的意涵，通常是指企業的整體銷售活動或刺激營收的相關企劃或戰略；而銷售（Sales）比較適合的意涵是「業務推廣」，銷售通常是針對單一或少數客戶，是為了爭取訂單或提高業務量所用的技巧或戰術，兩者的主要意涵與差異如下。

一、行銷

是企業用以培養動態市場的整體氛圍以提升消費族群的購買動機，進而創造企業的整體營收。通常行銷針對的對象不止一個顧客（或公司），而是整個區域市場或特定目標族群的顧客，它有以下幾個操作特性。

（一）區域行銷（Regional Marketing）

所謂區域行銷，是以地理區域性爲定位的市場行銷，若按臺灣本土公司或醫療健康產業劃分，可以分成北、中、南、東四個區域市場，例如：馬偕醫院的發展包含了北、東兩區；長庚醫院的發展則包含了北、中、南三大區；而慈濟醫院包含了嘉義慈濟的南區，就有北、中、南、東四區的發展。但如果是國際型的公司或健康產業，例如：大型的國際藥廠，常常把臺灣視爲亞太區的一環，因此，進行行銷的活動多半會以區域性爲主，以符合當地的文化、政策、市場需求等因素，以提升區域行銷的成效。

（二）廣告行銷（Advertising Marketing）

一般的廣告行銷企劃涵蓋的層面很廣，早期的媒體廣告，以雜誌、報紙、電台、電視、電影等介面爲主，甚至包含了公共區域的平面或動態廣告刊版，例如：捷運、高鐵、機場、賣場、大樓牆面，高速公路 T 霸等等，而近期較爲被重視的是新媒體的廣告文宣，隨著智慧型手機的普及率越來越高，加上串流影音平台日益成熟，包含各式社群軟體、網路行銷的運用成效也越來越佳。

（三）事件行銷（Event Marketing）

所謂事件行銷是一般健康醫療產業最常見的手法，礙於各地醫療法規的限制，有些廣告文宣是有所約束的，透過事件行銷，可能較不易有違法的疑慮，這類事件行銷的手法包含，舉辦社區義診、巡迴健檢、健康講座、病友會活動、新治療、新藥物、新儀器或新技術的發表等等，這類的行銷手法，可以統稱爲事件行銷。

二、銷售

銷售是企業或公司內部的某個業務單位，爲取得單一業務或訂單，以取得某靜態個體爲目標。通常銷售針對的對象是一家公司或一個標案，甚至是門市中的一個顧客，利用各種銷售手法，以達到業務成交或取得訂單的目的，它有以下幾個操作特性。

（一）特定客戶（Specific Customer）

不同於由上而下的行銷企劃，銷售活動的對象主要是特定客戶，例如：一個政府或大公司的標案、一個大的訂單、一個部門的採購甚至是如傳銷手法中一對一的銷售，像是健康食品、醫療保險、醫療保健器材等等，都有一對一的銷售模式。

（二）銷售手法（Sales Practices）

不同於企業思考的區域整體企劃行銷，業務部門或銷售人員須針對不同的特定客戶採取不同的銷售手法，例如：價格或促銷策略就有很多銷售手法，包含飢餓行銷、畸零定價、搭售行銷等，這些都是銷售手法。

（三）個案處理（Case by Case）

銷售必須個案處理，各個特定客戶都可能要使用不同的銷售手法才能成交，這種概念，就好像企業整體行銷策略，也必須考量不同區域市場，採用不同的行銷策略或手法。而針對銷售，更是需要個案處理，即便是同一個商品或服務，針對相同年齡或性別的單一客戶，面對不同採購部門主管進行銷售，也必須考慮採用不同的銷售手法，不太可能有一套標準的 SOP 可以擺平所有的客戶。

為了更明確地區分「銷售」與「行銷」的差異，舉例而言，「銷售」就像是想方設法去獵捕一隻落單或靜坐不動的鴨子，若沒射準，鴨子有可能就飛了；而「行銷」是在地上撒穀子，把整群鴨子都引過來，再設置陷阱或用網子整群捕獲（如圖 1-3）。

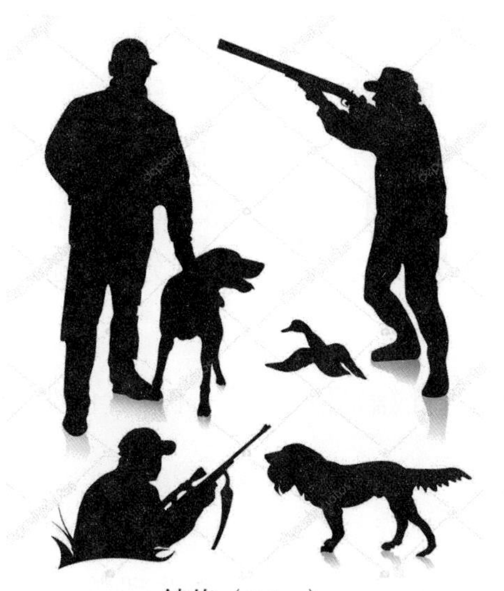

銷售（Sales）

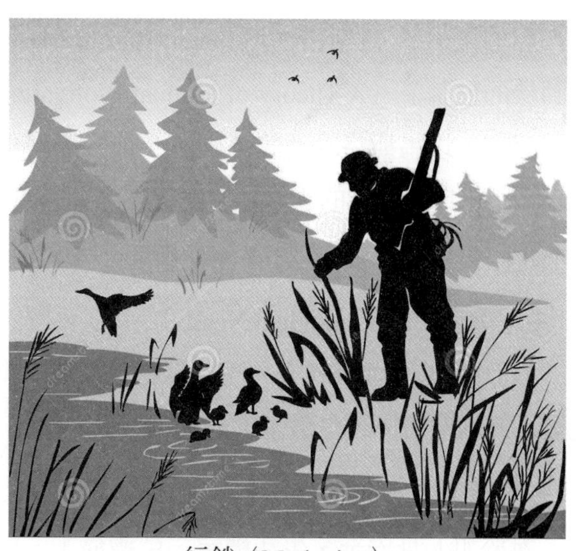

行銷（Marketing）

圖 1-3　行銷與銷售的差異

在了解了「行銷」或「銷售」的差異之後，我們首先要先確認，為何需要「行銷」或「銷售」我們的產品或服務，因為我們的來賓或顧客有「需求」需要進一步透過「交換」來取得甲乙雙方彼此認定的「價值物件」，尤其是健康與醫療產業的有其特殊性，更值得進一步了解與探討，以下將分別針對「需求理論」、「交換理論」與「買方與賣方的關係」進一步解析。

課堂小組　討論

請問，就您所知道目前的各種銷售或服務，有哪些屬於先付款後服務（享受）；哪些屬於先服務（享受）後付款？

請列舉出 3 至 5 個案例，並填寫於附錄之 A-1 頁中。

EX：先服務（享受）後付款—如高級餐廳、先付款後服務（享受）—如電影院。

1-3 行銷需求理論

一、需求理論

（一）馬斯洛需求層次理論（Maslow's Hierarchy of Needs）

亞伯拉罕・馬斯洛（Abraham Harold Maslow）於 1943 年《心理學評論》論文「人類動機的理論」（A Theory of Human Motivation）中所提出的理論，將一般的需求分成五個層次，以馬斯洛的理論基礎，必須先滿足低層次的需求後，才會有越來越高層次的需求，所以自我實現的需求通常是滿足了以下四個層次後才會有的需求，如圖 1-4 所示，「健康」與「免除疾病」是需求強度較高且也是最基礎的需求[3]。由下而上分別敘述如下：

1. 生理需求（Physiological Needs）

對於如水、食物、空氣、性慾與健康等基本需求，如《論語》中，孔子曰「食色性也」，此需求的強度最高，是最基本的需求。

2. 安全需求（Safety Needs）

對於如人身安全、生活穩定、免遭痛苦、威脅及疾病等需求，正如生理需求一般，安全需求也是基本需求，需求強度也較高。

3. 社交需求（Love and Belonging Needs）

對於如友誼、愛情及隸屬關係的需求，希望獲得如好友、閨密、情人、夫妻或親子等較爲心靈層次的需求滿足。

---

[3] Maslow, A.H. (1943). A theory of human motivation.Psychological Review 50 (4) 370–96. Retrieved from http://psychclassics.yorku.ca/Maslow/motivation.htm

4. 尊重需求（Esteem Needs）

如個人成就、地位、知名度等追求以達到被尊重的滿足，這類尊重需求必須建立在基本的生理、安全需求之後，通常還必須滿足了社交需求，才有機會實現尊重需求。

5. 自我實現需求（Need for Self-actualization）

對於如崇高理想、是否發揮自我潛能等的需求，以求是否能實現或成就自我目標，這個層次的需求是馬斯洛所出的最高層次需求。

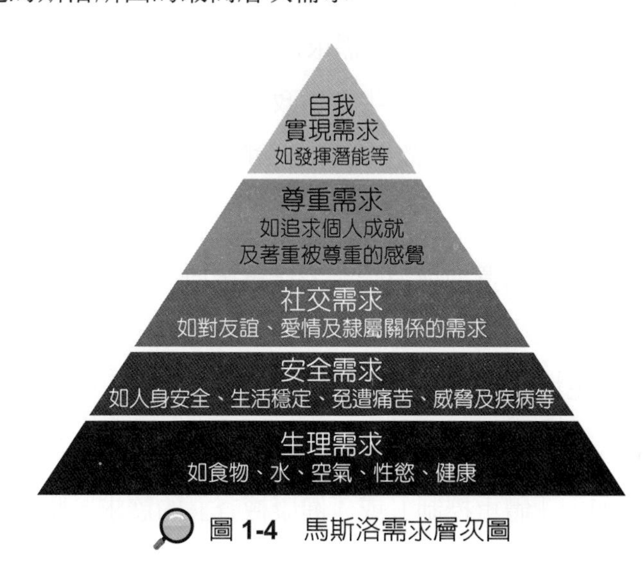

圖 1-4　馬斯洛需求層次圖

（二）類經濟學的需求理論

除了上述馬斯洛的需求理論外，在行銷管理學中，我們更重視的是經濟學中所談及需求與需要的層次，本書調整其概念後將此需求（要）分成以下三個不同的層次，其意涵（如圖 1-5），說明如下。

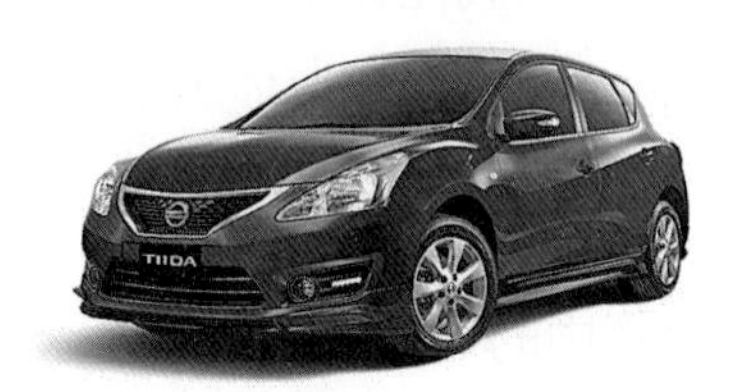

需求 / 必要（Needs）：
國產車（N 牌）

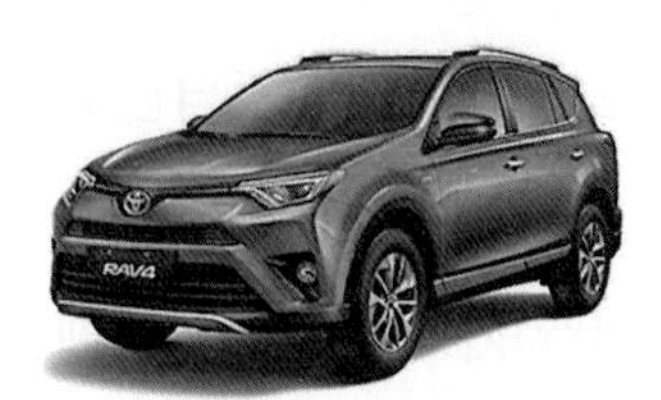

慾求 / 需要（Demands）：
進口車（T 牌）

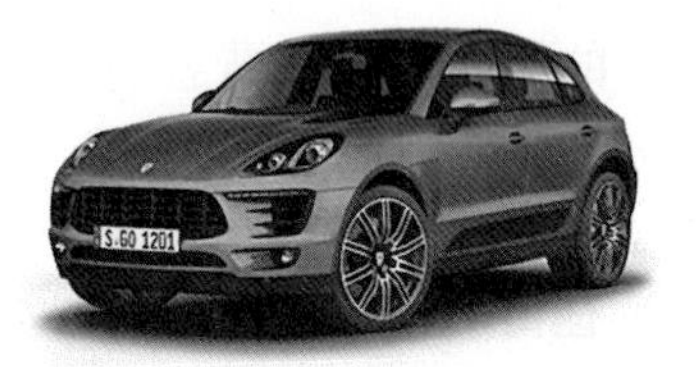

奢求 / 想要（Wants）：
名牌車（P 牌）

圖片來源：Nissan、Toyota、Porsche 官網

圖 1-5　需求、慾求與奢求層次圖

1. 需求 / 必要（Needs；Necessary）

根據馬斯洛（Maslow）的需求理論，人類有生理、安全、社會、尊敬及自我實現的需求。此類需求是指人類與生俱來的基本要件，與馬斯洛的需求理論中較爲相似的是生理與安全的需求。

在傳統的產業中，例如：在交通不方便的美國生活，購買汽車來代步是生活的必需品，因此選擇購買汽車中的「國產車」是屬於必要的需求；在醫療健康產業中，例如：「重大傷病」或「急重難症」的治療需求，這類需求是不論多少錢，可能都必須想辦法去購買，因此在行銷管理時，此類商品或服務多半會由政府介入，禁止物價波動，市場上的價格通常不會太高，所以較無價格彈性，故擬定價格策略，不需要面臨削價競爭。

2. 慾求 / 需要（Demands）

慾求是建立在有足夠的購買力或消費能力作爲後盾，它是較高品質的需要，也就是說：針對不同經濟能力的人來說，對於需要的商品或服務，可能選擇較周全的服務或較安全的品質，以求能滿足消費者的慾求。

在傳統的產業中，例如：有買車需求時，選擇購買汽車中的「進口車」的慾求；在醫療健康產業中，例如：「體重控制」或「健康檢查」的慾求。購買這類慾求服務或產品的前提，還是來自有足夠的經濟或消費能力，因此在行銷管理時，必須針對不同的市場區隔或客戶進行差異化行銷服務。

3. 奢求 / 想要（Wants）

在人類經由文化的影響與個人性格形塑與發展的過程中，對於被過度包裝或塑造至高無上的尊榮形象，往往會有一定程度的迷失與追求，這是資本主義社會下的產物。在奢求的層次中，消費者有時會失去理智而不在乎自己的經濟能力或消費購買能力是否能符合此類商品或服務。

在傳統的產業中，例如：想要買車時，會考慮選擇購買汽車中的「名牌車」的奢求；在醫療健康產業中，例如：「醫學美容」或「整型雕塑」的奢求。許多人在奢侈品的市場中，爲了要充分的包裝與形塑其商品或服務的價值與尊榮形象，因此在行銷的訂價策略上，價格會高出相同類型的商品許多，透過價格，亦能彰顯其商品或服務的尊貴與價值。

如果想要充分發揮「行銷」或「銷售」的技巧並獲取最大的效益，作爲服務或產品的提供者（Provider），我們就必須清楚地了解，透過不同的需求層次來進行「交換」是一般消費者在決策購買行爲的基本思考程序，它也是行銷管理學在判斷需求層次的重點。針對交換不同的產品或服務，必須思考不同的問題，例如：

1. 我們爲什麼要「付學費」？…………因爲我們需要「換取教育」。
2. 我們爲什麼要「買電影票」？………因爲我們需要「換取娛樂」。
3. 我們爲什麼要「看醫生」？…………因爲我們需要「換取健康」。

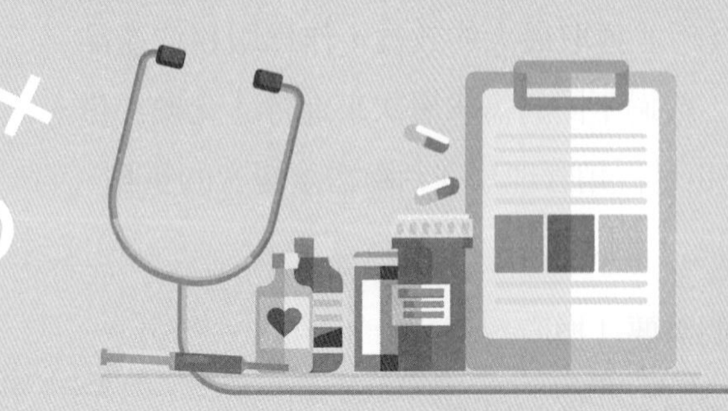

章後習題

一、選擇題

(　　) 1. 隨著時代的演進，本書所提到的五化產業發展趨勢，不包含以下哪個？
(1) 少子化　(2) 人口老化　(3) 服務商品化　(4) 資通訊化。

(　　) 2. 「財富第五波」提到的繼科技新貴之後，下一波是哪個產業新貴？
(1) 科技新貴　(2) 綠能新貴　(3) 保健新貴　(4) 傳產新貴。

(　　) 3. 臺灣人口已經進入零成長甚至是負成長，根據「國家發展委員會」的「人口推計」的估算顯示，何時 65 歲以上人口將可能佔全體人口將達 20% 以上？
(1) 2021 年　(2) 2026 年　(3) 2031 年　(4) 2051 年。

(　　) 4. 「策略」是企業的大腦；「管理」是企業的骨骼；「財務」是企業的血液，那「行銷」是企業的什麼？　(1) 靈魂　(2) 四肢　(3) 肌肉　(4) 眼睛。

(　　) 5. 「行銷」與「銷售」的意涵有所差異，以下何者不是「行銷」活動？　(1) 節目冠名置入　(2) 參加大型旅遊展　(3) 舉辦社區篩檢　(4) 拜訪重要客戶。

(　　) 6. 「行銷」的操作特性包含了三點，以下何者爲非？
(1) 個案處理　(2) 區域市場　(3) 廣告文宣　(4) 事件行銷。

(　　) 7. 「銷售」的操作特性包含了三點，以下何者爲非？
(1) 個案處理　(2) 特定客戶　(3) 大型活動　(4) 銷售手法。

(　　) 8. 一般健康醫療產業礙於各地醫療法規的限制，有些廣告文宣是有所顧忌的，最常透過那些事件行銷的手法，以下何者爲非？　(1) 社區義診或巡迴健檢　(2) 舉辦病友會　(3) 業配媒體廣告　(4) 新治療記者會。

(　　) 9. 「馬斯洛需求層次理論」中的五個需求層次，不包含以下何者？
(1) 生理需求　(2) 知識需求　(3) 安全需求　(4) 社交需求　(5) 自我實現。

(　　) 10.「類經濟學的需求理論」，購買雙 B 的名牌轎車，應屬於哪個需求層次？
(1) 需求 / 必要 (Needs；Necessary)　(2) 慾求 / 需要 (Demands)　(3) 奢求 / 想要 (Wants)。

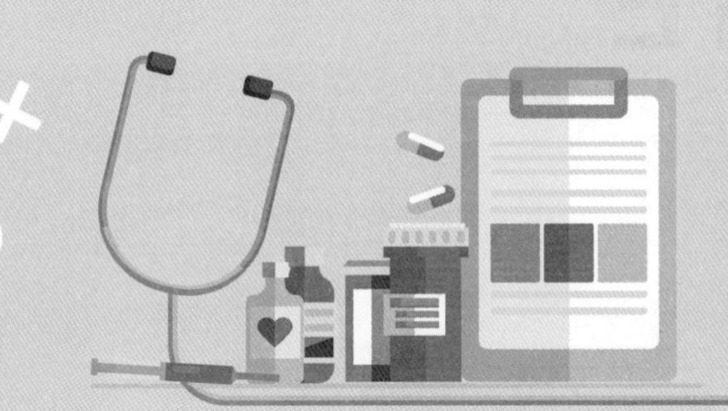

章後習題

二、問答題

1. 隨著時代的變遷，目前臺灣與各國都在面臨五個大變革的轉化，即本書所闡述的五化的產業發展趨勢圖，包含了哪五個巨大的變化？

2. 何謂行銷 (Sales) 與銷售 (Marketing)？並請列舉至少一案例來加以說明的差異，應包含書中案例或其他案例說明。

3. 何謂馬斯洛需求層次理論與淚經濟學的需求理論？並說明兩者異同之處。

NOTE

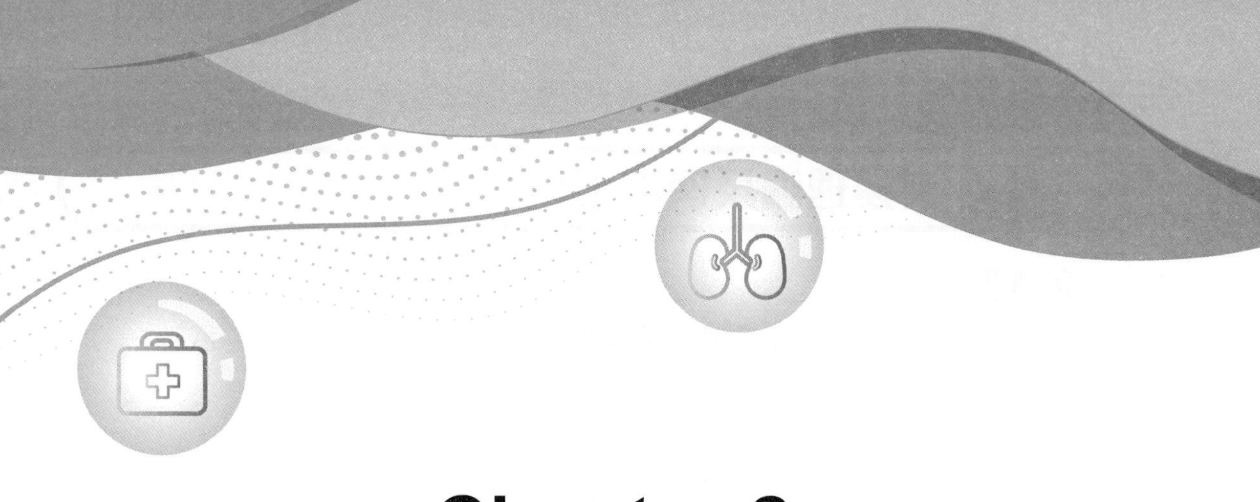

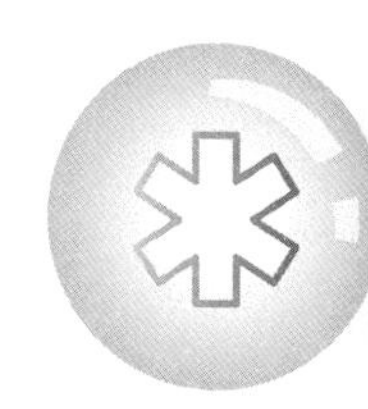

Chapter 2

買賣交易模式與行銷六大構面

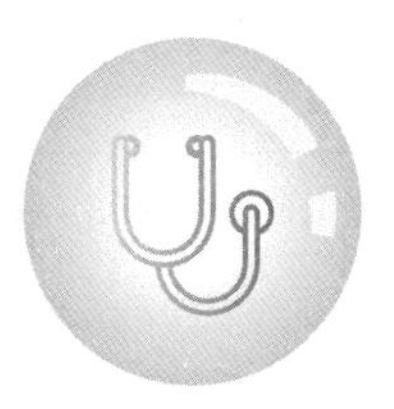

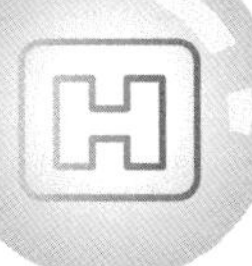

學習目標

1. 了解過去到現在交易理論、交易行為及使用工具。
2. 解析買方與賣方的關係以及行銷管理之理論架構。
3. 認識醫療行銷策略管理的六大構面之理論與實務。

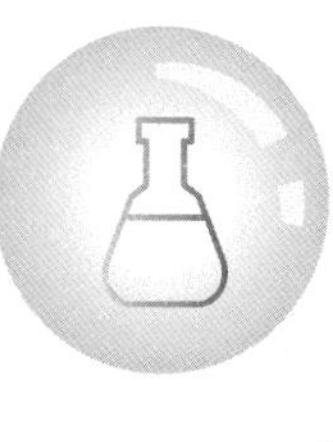

2-1 交換理論及使用工具

一、交換理論

與需求理論一樣，本書將交換理論也整理出以下三個層次，包含交換（Exchange）、交易（Transaction）、轉移（Transfer），三者的差異如下：

（一）交換（Exchange）

它是從別人手中得到期望的標的物（產品或服務），而給付予對方期望的價值物件做爲報酬，它有以下四點特色：

1. 至少必須有願意彼此交換物件的甲乙雙方。
2. 雙方都擁有彼此認爲具有交換價值的東西。
3. 雙方都願意運送彼此所交換的東西給對方。
4. 雙方都有拒絕或接受交換條件的權利義務。

進行交換的方式通常有三種，包含：(1) 雙方單純的交換；(2) 互利互惠；(3) 比例重分配；而不必採取交換的方式又可取得標的物的方法也有三種，包含：(1) 自行製造；(2) 非法取得；(3) 化緣行乞。

（二）交易（Transaction）

交易是比交換更進一步的做法，它是可以用「單位」計算的交換行爲，多數是以實物、貨幣或類貨幣的型式作爲價值物件來進行交易，它包含三種：

1. 實物交易（Barter Transaction）：交易的雙方以「實物」或「服務」當成交易的媒介。
2. 貨幣交易（Monetary Transaction）：以「貨幣」計價的交易方式。
3. 類貨幣交易（Similar Monetary Transaction）：以「股票」或「有價證券」作爲交易媒介。

（三）轉移（Transfer）

不同於交易與交換，轉移是某人將某物給予他人而未取得任何價值物件、實物或貨幣來作爲代價，它也包含了以下兩種意涵：

1. 在廣義的行銷管理中，生產者除了注重傳統觀念下交易雙方所提供之有形的價值物件外，可能也會藉由轉移來創造無形收益的方式，例如：公益行銷活動，這類的轉移經常發生在醫療與健康產業之中，且在未來注重公關與形象的時代，它更是醫療行銷管理不可忽視的一環。

2. 除了上述類似舉辦公益活動的轉移模式，還有兩種不同的轉移方式，包含：(1) 捐贈：企業藉由捐贈可提升其企業形象；(2) 補貼：政府藉由補貼可使人民或企業認同其政策。

課堂小組 討論

請問，就您所了解的醫療服務或大健康產業中，針對不同的需求層次，消費者可能購買的標的物的物件或服務有哪些？除了本書所介紹的案例之外，哪些醫療服務或健康產業屬於 Needs ？ Demands ？ Wants ？

請列舉出 3 至 5 種案例，並填寫於附錄之 A-3 頁中。

EX：在傳統產業中分別有：需求—國產車；慾求—進口車；奢求—名牌車。

2-2 買方與賣方的關係

「行銷管理」是一種牽涉甲、乙雙方交易行爲的人際關係，甲方代表的是能提供某種具有價值的物件，例如：貨物、服務、時間或資訊；乙方代表的是願意以另一種有價值的物件來交換之，例如：金錢、貨幣、債券或股票。

一、交易的工具

隨著時代的變遷，整個消費市場與交易平台也不斷地在演進，作爲最終交易或交換後的主要「價值物件」也不斷更迭，從貨幣尚未被發明之前，到今日的行動支付或虛擬貨幣開始普及且廣泛地被使用，我們大致上可以將整個交易平台使用的價值物件分成以下幾個階段：

1. 以物易物時代，獵人捕獲獵物換取莊稼。
2. 以稀有貝殼或特殊金屬當作交易的媒介。
3. 中國山西省發展出銀票或兌券取代錢幣。
4. 各國銀行發行紙鈔，強勢貨幣世界流通（如圖 2-1）。

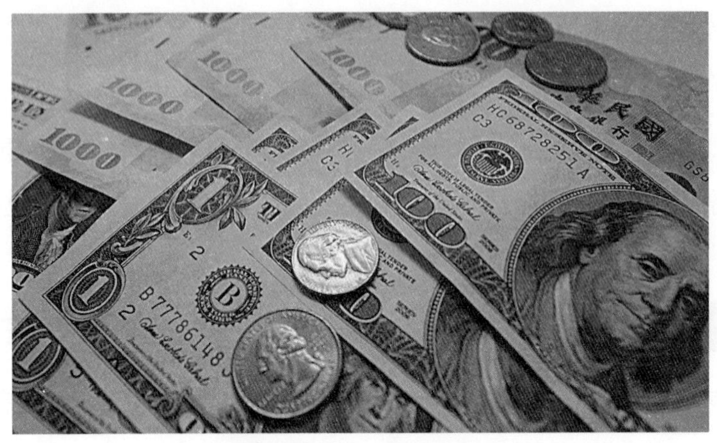

圖 2-1　紙鈔支付

5. VISA 或 MASTER 等至各國發行信用卡（如圖 2-2）。

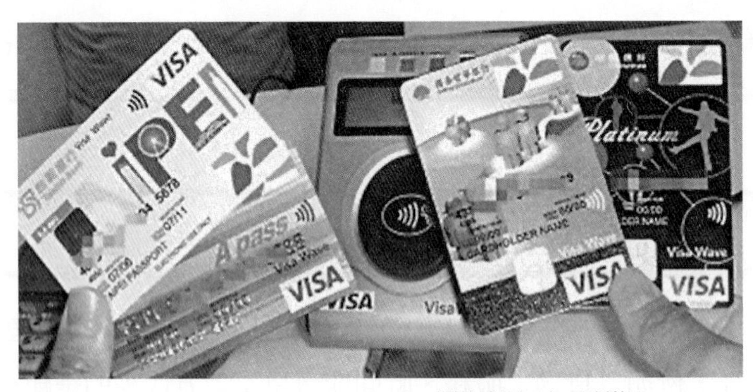

圖片來源：每日頭條

圖 2-2　信用卡支付

6. 塑膠貨幣儲值，電子支付系統儲值扣款（如表 2-1）。

表 2-1　塑膠貨幣支付

多卡通一覽表				
卡別	悠遊卡	一卡通	愛金卡	遠鑫卡
發卡量	5,000 萬	500 萬	300 萬	300 萬
通路	80 多個通路、17000 個消費點	5000 家消費點	8 大通路、6000 家特約商店	7 大通路、402 家服務據點
優勢	大台北地區捷運、公車、youbike	高雄捷運	7-11、星巴克等	愛買、SOGO、遠傳電信

資料來源：中時電子報 2014 年 12 月 22 日

7. 結合雲端資訊科技，行動支付系統儲值扣款（如圖 2-3）。

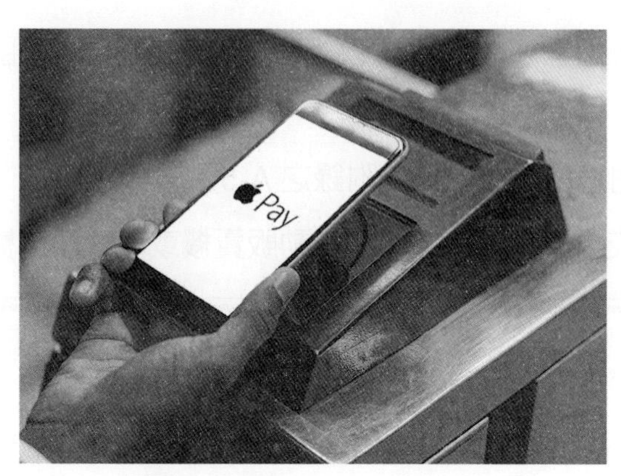

圖 2-3 行動 APP 支付

隨著時代的變遷，目前臺灣與各國都在面臨五個巨大變革式的轉化，包含：(1) 人口老化；(2) 少子化；(3) 地球暖化；(4) 自動化（結合人工智慧 AI）；(5) 資通訊化（包含無紙化與行動通訊支付化），本書簡稱五化產業發展趨勢（如圖 1-1）。這「五化」將促進並影響大健康產業的發展，尤其是自動化與資通訊化，結合健康大數據衍生出來的人口智慧（AI）與物聯網（IoT）的電子商務日益普及，這也讓交易支付模式與各類服務商業模式產生了巨大的變革。

智慧型手機帶動了行動支付系統的應用已越來越普及，這類的支付平台在中國大陸市場上已日趨成熟，如支付寶與微信錢包等支付工具已經是目前大陸最終交易或交換主要價值物件的一種普遍方式，結合各式銷售資料庫的大數據分析與人工智慧 AI 的運算，「行銷管理」思維與模式也受到很大的衝擊與變革，我們應如何利用此類新的交易平台（互聯網）與新的交易方式（行動支付）以創造出新的大健康產業的商業模式，我們將在後續的章節中逐一解說。

在此附帶一提的另一種交易平台，是虛擬貨幣（即所謂的比特幣），目前在一些特定的市場或國家已開始被接受甚至可以合法使用。比特幣（Bitcoin）是一種應用區塊鏈技術且去中心化，非普遍可全球支付的電子加密貨幣，它於 2009 年被創立，截至 2020 年，比特幣仍是目前市場總值最高的加密貨幣；除了比特幣（Bitcoin）之外，目前還有以太幣（Ether）、比特幣現金（Bitcoin Cash）、瑞波幣（Ripple）以及與法定貨幣美元掛鈎的虛擬貨幣泰達幣（USD Tether, USDT）等，未來它們是否會造成新的一波交易平台的革命，值得大家關注。

課堂小組 討論

請問，就您所知，目前在醫療服務或大健康產業中，可運用行動支付的商業模式有哪些？

請列舉出 3 至 5 個案例，並填寫於附錄之 A-5 頁中。

EX：如遠距照護支付診察費用；口罩自動販賣機或專家門診醫師診察費用等。

二、買方與賣方

何謂「行銷」？行銷的相關學術理論，部分源自美國早期為了開發市場、擴展經濟，由不同學派學者所提出可促進銷售量成長的理論開始，包含了「商品學派」、「實體配送學派」、「消費者行為學派」、「行銷決策學派」及「行銷策略學派」共計五大學派，後來再由其他學者結合「心理學」或「消費者行為科學」產生不同的「行銷管理學理論」。為了便於說明與應用，本書則大致上將整理為三大理論學派，包含「商品物流配送學派」、「行銷與競爭策略學派」與「消費者行為學派」。

其實行銷的目的即是能妥善處理「賣方」與「買方」關係，以達到兩方願意交付有價值的標的物給予對方，包含買方所提供以金錢為主的任何有價物質，以及賣方所提供的貨物、服務、時間或資訊等物質（如圖 2-4），因此，對於買方與賣方的關係建立（客戶關係管理）以及賣方對於買方（消費行為管理）或其他競爭者的賣方（競爭策略管理）的瞭解與熟悉程度，便是「行銷管理」的成敗關鍵。

但本書要特別強調，賣方與買方的關係，是建立在動態平衡的變動之下，也就是說，即便是建立了良好的客戶關係及完善的售後服務，隨著競爭者的新型產品發表、替代性新產品的問市，甚至是消費者喜好或口味的改變，都將可能造成原有的客戶（買方）轉向購買其他競爭者（賣方）的商品或服務。

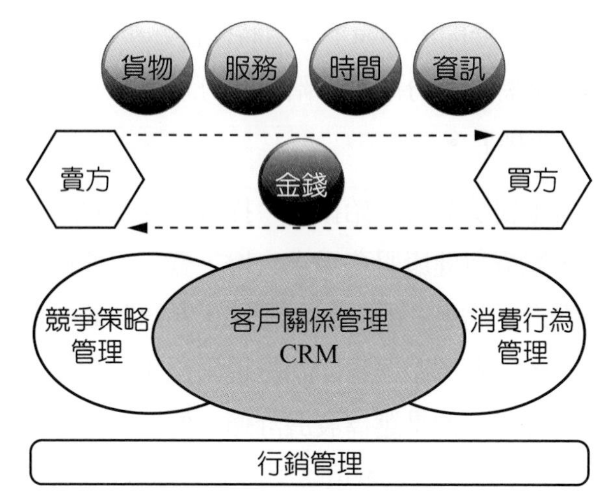

圖 2-4 「賣方」與「買方」關係與行銷管理之理論架構圖

如何能妥善地處理好「賣方」與「買方」關係呢？首先我們必須先了解市場需求，也就是要評估當時的市場結構，屬於「買方市場」亦或是「賣方市場」，以醫療產業而言，我們可以很清楚地觀察到，臺灣在 1995 年 3 月 1 日全民健保開辦之前，是很明顯的「賣方市場」，因爲醫療資源的普遍不足，醫療市場屬於經濟學中的「寡占市場」；醫療服務亦屬於經濟學中的「自然財」，也就是本書所提及的需求 / 必要（Needs）層次的商品。所以當時的醫療產業是非常典型的「絕對賣方市場」，因此買賣雙方的關係並不重要，賣方也就是服務提供者（Provider）只要關心所提供出去的商品，在傳遞的過程是否即時與便利。

這便是較早期的「商品物流配送學派」所提出的行銷概念，這個學派較注重通路與商品的差異，因爲是典型的「賣方」>「買方」的市場型態，所以早期臺灣的醫療院所只要地段選擇恰當，便會門庭若市。即便是好的地段有多家診所一起競爭，只要醫師也就是「產品」夠好，不需要任何行銷或包裝，門診一樣是大排長龍，掛號則是一號難求。從 50 年代到 90 年代，這樣的市場結構在臺灣的醫療產業中發展了 40 多年，直到 1995 年全民健保開辦以後，臺灣的醫療產業才產生了一些結構性的變化。

在 1995 年到 2015 年期間，臺灣由於開辦全民健保的關係，醫療費用從十分昂貴的價格，直接變成一般平民百姓都可以負擔的價格，尤其是洗腎這類的重大傷病，過去多被視爲絕症，因爲在沒有健保給付的時代，即便是十分富裕的家庭，只要有一名洗腎患者，都將可能面臨傾家蕩產，也無法長期供應患者的龐大洗腎費用。因此，在買方需求大增，賣方紛紛前仆後繼地投入市場的時期，賣方開始擴充據點，提升服務品質，甚至是大型化、聯盟化或集團化地展開市場競爭；這時候便逐步進入了「買方」>「賣方」的「買方市場」結構，而這個時期又分成兩個階段，分別是第一階段的「買方選擇市場」與第二階段的「挑選買方市場」。

在健保開辦初期，各地醫院紛紛開始擴建，提升服務品質與產能，民眾享受健保給付的平價優惠醫療服務，醫療與健康服務需求大增，賣方只要擴充地夠快，服務的醫療品質夠好，便會贏得消費者（病患）的忠誠與青睞，在這時候的買方有許多的選擇，而賣方多存在競爭關係，臺灣的醫療產業也開始呈現兩極化的發展，醫療院所不是朝向醫學中心或大型教學醫院的擴充，便是選擇發展舒適、便民且服務親切的特色專科診所，這個時期的醫療行銷，符合「行銷與競爭策略學派」的理論，強調的是賣方（醫療院所）的大型化或差異化，買方（病患）有多重的選擇性，因此買賣雙方的關係呈現「買方選擇市場」（如圖 2-5）。

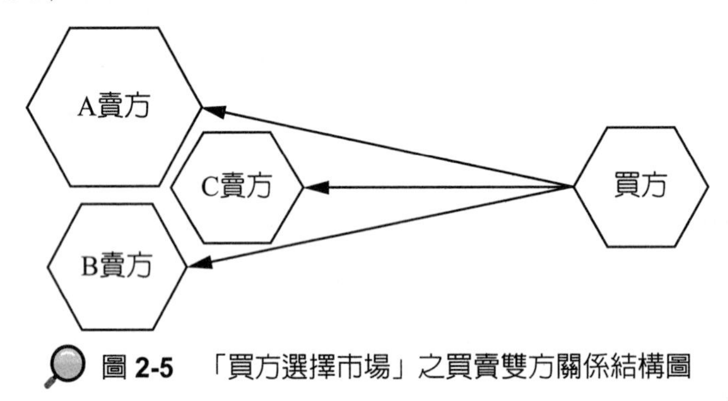

圖 2-5　「買方選擇市場」之買賣雙方關係結構圖

到了 2015 年之後，臺灣各地的醫療院所已趨近飽和，尤其是都會區的醫療市場，已經競爭到達十分激烈的階段。這時候的「賣方」爲了能將自身最好的醫療服務或產品讓「買方」接受，「賣方」必須透過妥善的「溝通」聯繫與「互動」方式來傳遞其產品的「價值」或善用適宜的社區公關或媒體資源來「包裝」，以形塑其產品或機構的品牌「形象」，也因此「賣方」對於「買方」必須要有深入的認知與了解。

在這個時期的醫療行銷，才開始符合「消費者行爲學派」學者所強調的理論，醫療市場中存在不同的買方，也就是包含不同型態的病患，例如：男性、女性；老人、小孩；上班族、學生，甚至是病患、家屬等等，這個學派的理論強調，賣方必須考慮買方的「異質性」與「動態性」，隨著人口老化、少子化等因素，市場結構會不斷地變化，因此賣方（醫療院所）必須定期評估市場結構並進行市場的定位（Positioning），才不會讓新進入市場的競爭者取得最新的買方（病患）需求，建立競爭優勢，所以這時期買賣雙方的關係呈現「挑選買方市場」（如圖 2-6）。

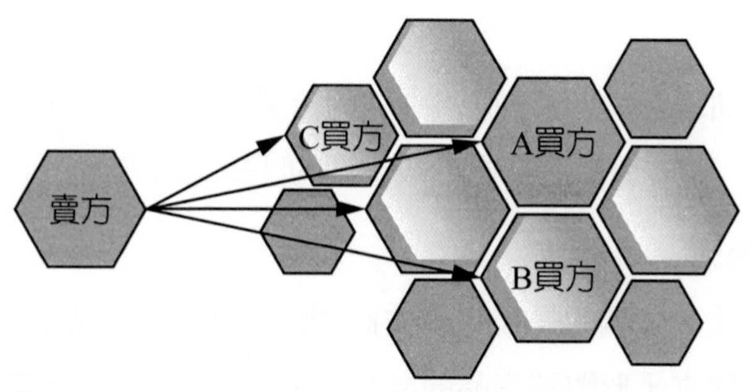

圖 2-6 「挑選買方市場」之買賣雙方關係結構圖

「消費者行爲學派」的學者同時提出 STP 的概念，也就是賣方爲了有效地挑選最有利於自己的買方，首先必須進行市場區隔化（Market Segmentation），也就是說不需要迎合所有的消費者喜好，只要在自己最專精的產品或服務下，挑選合宜的市場區隔，就如同一個醫院只有婦產科與小兒科的專科醫師較強，或許不一定要再像以前一樣發展大型化且各科齊全的教學醫院，也許婦幼專科醫院可以在競爭激烈的市場中存活下來。

在完成市場區隔之後，賣方接下來便要鎖定目標客群（Market Targeting），正如上述所舉的案例，如果只設定提供專業婦幼專科的服務，可以先鎖定適婚年齡的目標族群，同時應包含家庭主婦、菜籃族甚或更年期婦女，針對這些目標族群，透過適當的管道，將醫院最好的婦科、產科或兒科醫師的專業形象與醫療服務行銷出去，這樣便能達到最好的成效。此外，因爲產科發展可以合併包含產後護理、產後坐月子中心，以及之後新生兒的相關醫療服務，因此只要服務好產婦，後續的新生兒醫療照護也是由媽媽做爲最終消費行爲的決策者。

在完成 ST 之後，賣方才能準確地進行 P，也就是商品或機構的定位（Product Positioning; Provider Positioning），「消費者行爲學派」認爲，行銷著重在消費者的差異，因此，先做好市場區隔（S），鎖定目標客群（T），進行產品定位（P）十分重要，筆者認爲在臺灣醫療產業發展的後期，我們已經慢慢步入「挑選買方市場」的階段了，過去只要訂定發展全科服務的大型化醫療院所的策略目標，努力提升服務品質，都會得到消費者的青睞，但隨著都會地區各大醫學中心已經屹立不搖了，醫療院所在發展大型教學醫院或醫學中心只會增加成本並形成惡性競爭，加上政府推動「分級轉診」的政策勢在必行，目前這個階段可能是醫療機構需重新評估審視，並進行市場定位的適當時機。

針對不同時期的醫療市場所對應的醫療行銷理論，本書將三種不同學派的理論對應到醫療產業的三個不同時期，並分別加以彙整說明如下：

1. 商品物流配送學派

著重商品的服務品質與差異化，強調通路的優勢與完整性，只要有好的產品與通路，就能創造最佳的營收。這在醫療產業屬於較早期的「絕對賣方市場」。

2. 行銷與競爭策略學派

此學派重視差異化，強調的是競爭者彼此間的差異，賣方需要把優點與強項給突顯出來，透過差異化的建立，形塑該商品的品牌在消費者心目中的印象，以達到行銷的目的。這在醫療產業屬於中期的「買方選擇市場」。

3. 消費者行為學派

此學派也在意差異化，但此學派著重在消費者的不同，重視不同消費者之間的差異，強調必須區隔市場，選擇適合自己的消費族群，才能創造出亮麗的營收。這在醫療產業屬於較後期的「挑選買方市場」。

2-3 行銷策略六大構面

行銷管理的思維與各類企業管理或策略管理的技巧一樣，不管是進行所謂的「行銷企劃」或「銷售方案」，都需要用以下六大面向去思考問題，也就是所謂傳統的 6 個 W，它包含了以下說明的幾個構面，除了傳統的 6 個 W，本書也對應行銷管理的思維提出了 6 個 O 結合 6 個 W，繪製出一個對照圖（圖 2-7），供讀者對應比較之。

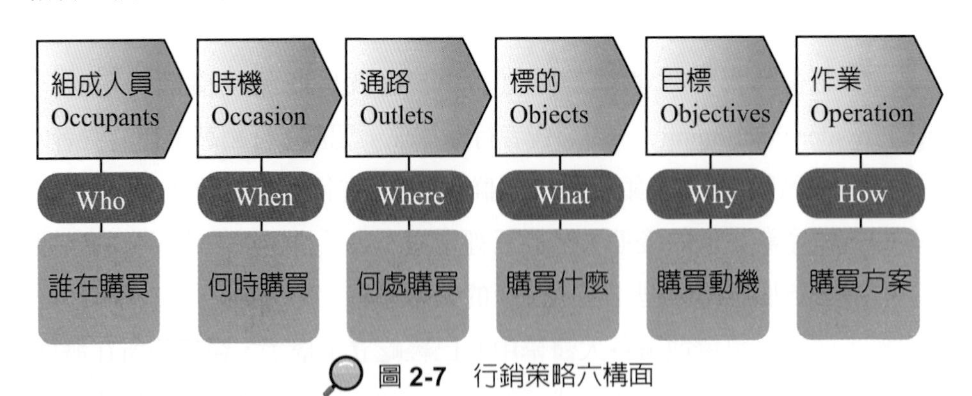

圖 2-7　行銷策略六構面

1. 行銷對象（Who）

面對這個面向主要是思考「誰在購買？」，如表 2-2，它與「組成人員」（Occupants）有關，是探討「目標市場」及「目標客戶」族群的「市場區隔」。

2. 行銷契機（When）

面對這個面向主要是思考「何時購買？」，如表2-2，它與「時機」（Occasion）有關，是分析對應行銷企劃的「市場淡旺季」與「介入市場時機」

3. 行銷區域（Where）

面對這個面向主要是思考「何處購買？」，如表2-2，它與「通路」（Outlets）有關，是評估「市場特性」與「市場機能」及選擇適當的「市場通路」。

4. 行銷物件（What）

面對這個面向主要是思考「購買什麼？」，如表2-2，它與「標的」（Objects）有關，必須視「目標市場需求」提供適切功能且符合其預算的「產品或服務」，主要是建立高性價比（CP值）。

5. 行銷主題（Why）

面對這個面向主要是思考「購買動機？」，如表2-2，它與「目標」（Objectives）有關，須配合「目標族群」的「需求動機」，擬定正確的主題進行「議題行銷」。

6. 行銷策略（How）

面對這個面向主要是思考「購買方案？」，如表2-2，它與「作業」（Operation）有關，需進行完善的「市場調查」，針對上面五個W進行完善的分析，才能擬訂正確的「行銷方案」，它與以下要分析的「行銷策略」息息相關。

對應上述有關行銷思考面向的6個W，本書將其對應到6個O，並彙整如下表：

表 2-2　行銷管理思考的六個面向，「6 W」與「6 O」

組成人員	Who	Occupants	購買者、使用者是誰
時機	When	Occasion	購買時機：平時或促銷期間、應景或季節性、月初或月底、平時或假日等
通路	Where	Outlets	購買通路的種類及其相對的重要性
標的	What	Objects	消費者需要的物品用途、品牌、數量
目標	Why	Objectives	消費者在意的產品功能、形象、服務
作業	How	Operation	購買決策的成員、決策的過程、資訊的來源

行銷策略包亦含了以下六個構面（如圖2-8），透過此六大構面的整合才能創造出最大的策略價值，此部分可參考作者的另一本書「醫療產業策略管理」，其中有完整的說

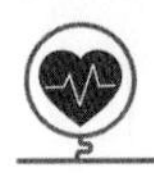

明，有關部分行銷的相關重點亦將在行銷 4P 的章節中完整地介紹。

1. 產品線的深度與廣度。
2. 目標市場的區隔。
3. 地理涵蓋範圍。
4. 垂直整合程度。
5. 相對經濟規模。
6. 競爭武器。

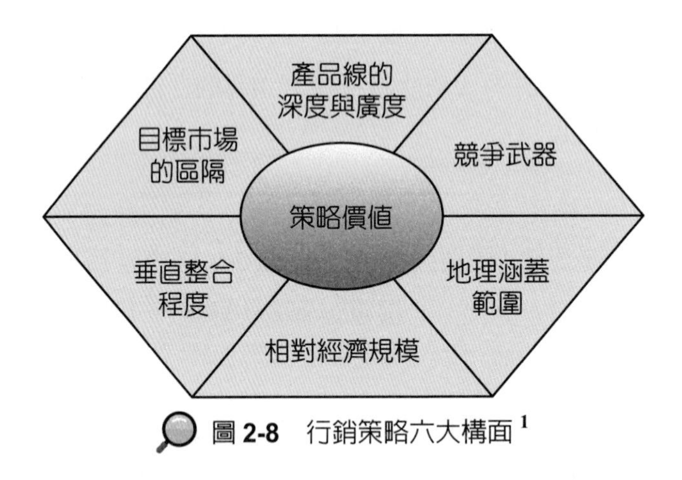

圖 2-8　行銷策略六大構面[1]

課堂小組　討論

就您所了解的醫療服務中，請您找出一個實際的案例，並說明 6 個 W 的具體內容。例如：小朋友得到急性流感，媽媽帶去看醫師。

請完成附錄 A-7 頁的表格內容。

EX：Who：媽媽購買；When：立即購買；Where：就近診所；What：看小兒科醫師；Why：緩解流感症狀；How：醫師給予克流感治療。

[1] 陳銘樹，第二章，第二節，策略的涵蓋面與六大構面，「醫療產業策略管理」（2012），華杏出版社

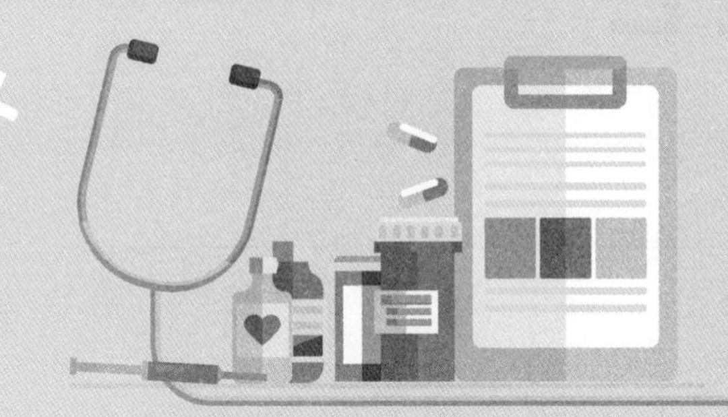

章後習題

一、選擇題

(　　) 1. 人類最早使用什麼方式來進行「交換」的活動？

(1) 以物易物　(2) 稀有貝殼　(3) 特殊金屬　(4) 鑄造錢幣。

(　　) 2. 「實物交易」的模式中，雙方試以何種物件進行交易，以下何者爲非？

(1) 服務　(2) 物品　(3) 貨幣　(4) 實物。

(　　) 3. 「交換理論」的三個層次中，將某物給予他人而未取得任何價值物件、實物或貨幣來作爲代價，屬於哪個層次？

(1) 交換　(2) 交易　(3) 轉移　(4) 贈與。

(　　) 4. 隨著時代的變遷，我們大致上可以將整個交易平台使用的價值物件分成幾個階段，以下何者並非主流交易模式？

(1) 以物易物交換時代　(2) 寶石玉器交易時代　(3) 貨幣紙鈔支付時代　(4) 行動支付時代。

(　　) 5. 以下幾種臺灣目前的塑膠貨幣支付方式，哪一種的發行量最大？

(1) 一卡通　(2) 悠遊卡　(3) 愛金卡 -iCASH　(4) 遠鑫卡 -Happy Go。

二、問答題

1. 在賣方與賣方的關係，在三種不同行銷學派的理論包含哪些？它們分別對應到的醫療產業的哪三個不同時期？

2. 行銷管理思考的六個面向的「6 W」爲何？「6 O」爲何？（請寫出中英文）

3. 行銷策略的六大構面，包含哪六個？

NOTE

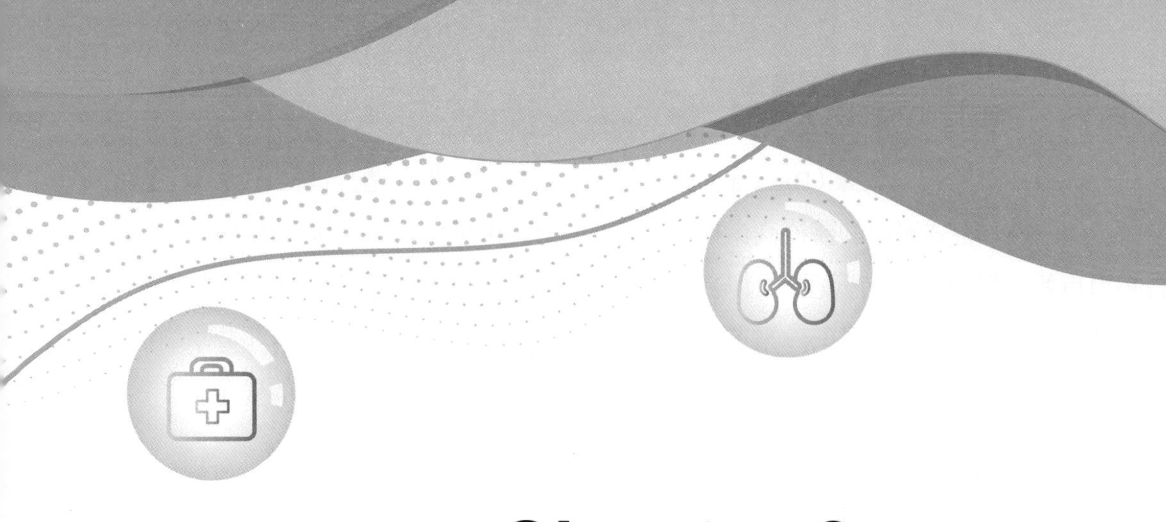

Chapter 3
醫療行銷組合－產品、價格

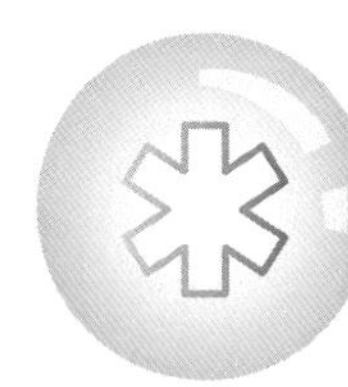

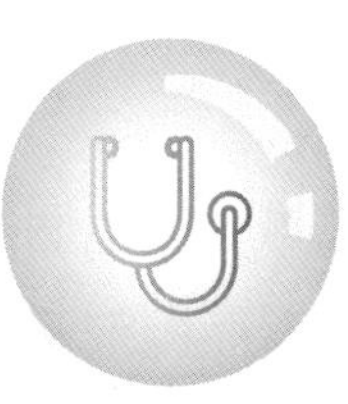

學習目標

1. 了解傳統的行銷 4P 與健康醫療的行銷組合 4P。
2. 思考如何定位產品或服務，以及何謂病患導向。
3. 何謂產品線的廣度與深度、性價比與定價模式。

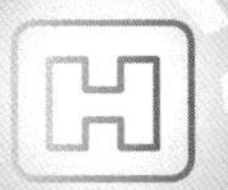

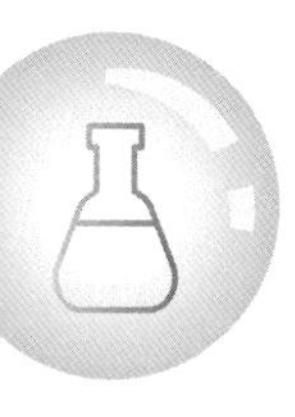

隨著高科技帶動的大數據（Big Data）與互聯網（IoT）的結合，配合著人工智慧（AI）的發展日趨成熟，各式嶄新的醫療商業模式迅速地在市場中發展。在這個十倍數的年代，我們必須重新認識醫療行銷管理，因爲有了不同於以往的科技與通訊技術，醫療產業結合各式健康管理的「行動載具」、電子「行動支付」的收費平台，以及創新「分享經濟」的快速竄起，這些新工具或創新模式都將促使醫療行銷商業模式產生巨大的變革。

本章除了將結合原有的行銷組合的 4P 理論，更進一步探討了在現今數位行動通訊十分普及的科技環境中，所產生的新媒體行銷，或者我們可以將它統稱爲電子數位行銷（E-Marketing），以及它所帶來的新思維。同時，我們也將一併探討在醫療產業中，較爲合宜且合法的行銷手法，那就是「品牌行銷」也就是「口碑行銷」，並結合「客戶關係管理」的理論，加以一起探討。本章的最後一節，我們也將針對醫療產業必須認眞面對的「媒體與公關」進行探討，第 4 節將以大型醫療機構爲主體，探討如何因應臺灣各式媒體，進而同時產生行銷醫院的效益。

3-1 何謂產品及病患導向

面對現今資通訊化的時代（如第一章所提到的五化之一），醫療行銷也必須重新思維、重新定位（Remind & Reset），我們必須思考如何發展出一套「以客戶爲導向的行銷方案」，本書將它稱之 Customer Orientation Marketing Program, COMP。

何謂 COMP ？其實它並不是一個嶄新的觀念，它已經應用在很多的領域中，這個概念說穿了，十分容易了解，就是透過目前的大數據與資訊系統即時回饋，進而擬定適合各個不同醫療產業或醫療機構的行銷策略或行動方案。舉例而言，我們都知道臺灣的本土劇常常一部戲就上檔了一兩年，且每週一至五都必須有新的錄影節目。然而，爲了維持高的收視率，編劇必須即時參考收視率調查與線上的粉絲團或社群系統回饋意見，如有哪個角色受到廣大收視群眾的喜愛，他的戲份便會增加，劇情也會隨之調整；反之，如果有哪個角色不受歡迎，劇本也可能立即修改，讓這個演員因爲一場車禍或意外而消失，如果劇情中，該演員仍必須存在，編劇也可能透過車禍後的醫療手術，讓演員換角，重新粉墨登場。

在醫療產業中，尤其是醫療機構，我們很難做到隨時調查病患滿意度，如果哪個醫師或哪個病房服務不好，我們就換掉醫師，換掉病房護理長，但是這種所謂的客戶導向（Customer Orientation）的觀念必須被建立，在大健康或醫療產業的相關行業中亦是如此，在醫療機構中，我們可以用病患導向（Patient Orientation）更爲適切。何謂病患導向的行銷或服務呢？簡言之，就是站在以病人爲出發點的立場去理解或感受病人接受醫療服務後的心情或滿意與否，病患或病患家屬的需求在哪裡？商機與機會就在那裡。而具體應該如何做呢？讓我們從以下的 4P 行銷組合中的「產品」開始介紹吧。

一、產品（Product）

產品的意涵包含了實體的「產品」與非實體的「服務」，過去的傳統 4P 已經有很多的相關書籍闡述其內容，故本書將著重在醫療產業的 4P 加以探討。

產品是行銷的主體，所謂眼見爲憑（To See is To Believe），所以行銷 4P 的第一個 P，多半會先介紹「產品」，過去所謂的貨比三家不吃虧，除了比價格，更重要的是比較產品的設計或品質；因此，針對產品本身的好壞，消費者重視程度常常更高於價格的多寡。

在醫療產業中，因爲醫療服務是以產品的主軸，因此醫師或醫院的好壞，是否可以留住病患，主要還是在於是否可以做到「藥到病除」，這也包含了整個就醫的過程中，醫療機構是否提供好的進口原廠藥、清潔又舒適且沒有藥水味的等候環境；從掛號櫃檯到看診間的護理服務，到檢驗抽血、放射 X 光或其他超音波檢查的過程，一直到之後的領藥服務或批價繳費的櫃檯人員，整個就醫過程的服務經驗，這些都是廣義的「產品範疇」，這一整個就醫服務的過程都是讓消費者體驗的產品範疇之一。因此，有了好的產品，是成功行銷的利基，只要這個環節做好了，後面的行銷 3P 就會變得相對容易，因此產品（Product）可謂 4P 之首。

何謂產品（Product）？何謂產品定位（Product Positioning）？產品不單單是指有形的商品，它其實也包含了無形的服務，行銷管理大師 Philip Kotler 曾經對於產品做過以下的定義：「產品係指可提供於市場上，並滿足慾望或需求的任何東西」。可作爲行銷對象的產品包含了傳統的實體商品（Physical Goods）與特殊服務（Special Services）[1]。

---

[1] 方世榮譯（1998），行銷管理學：分析，計畫，執行，與控制，第 9 版，台北：東華。譯自 Philip Kotler（1991）。

何謂「實體產品」？ Kotler 所指的實體產品，除了我們一般所常見的消費商品外，它甚至可擴大到人物、地點、組織、信仰與理念等抽象商品。在產品的層次上，從過去的核心利益、有形產品與附加產品的三層次逐漸走到今日的五個層次，以醫療服務爲例，我們可將這五個重要的層次大致分類說明如下：

1. **核心利益（Core Benefit）**：如何將痛苦解除或是把疾病醫好。
2. **基本產品（Basic Product）**：包含各式檢驗檢查、醫師診察、護理照護、藥物治療與病床服務等。
3. **期望產品（Expected Product）**：乾淨的病床、親切的服務、快速的檢查、醫師的查房與住院的安寧等等。
4. **附加產品（Augmented Product）**：專人照護、單人床、直撥電話、外送訂餐、有線電視與無線網路服務等。
5. **潛在產品（Potential Product）**：創新的服務或與眾不同的驚奇與享受，例如：慢性病患的病友會結伴出遊與癌症病患的慶生 Party 等等。

何謂「特殊服務」呢？美國行銷協會 AMA 在 1960 年曾對服務做過以下的定義：「服務乃指純爲銷售或伴隨一般商品銷售而提供之各種活動、利益或滿足感」。行銷管理大師 Kotler 在 1997 年也對服務做了定義：「服務泛指一個組織提供另一個群體的任何活動或利益，其基本上是無形的，且不涉及所有權轉移的問題。服務的產生可能與某一項實體產品有關，也可能無關」。

除了看得見的「特殊服務」，作者認爲廣義的醫療服務還包含了「無形的服務」。所謂無形的服務應具備了以下四點主要特性，這四點特性分別爲：(1) 無形性（Intangibility）、(2) 異質性（Heterogeneity）、(3) 不可分割性（Inseparability）、(4) 易逝性（Perishable）。這四點特性便是醫療服務與實體的商品最大的差異，諸如健康檢查的醫療服務行爲或其他醫療相關產業所提供診斷與治療等活動多半屬於「無形的服務」。

由下圖 3-1（產品與服務結構與關聯圖）所示，我們更可以清楚地發現「醫療診斷」具有無形的要素，多半要靠信用與品質來吸引消費族群。

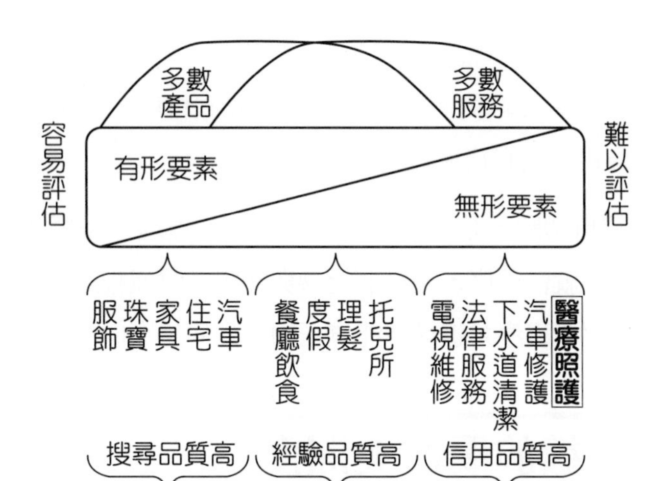

圖 3-1　產品與服務結構與關連圖[2]

但在整個醫療環境中，因爲過去一直存在醫療不對等的關係，尤其是早期醫療資源不普及的年代，醫療機構或診所，雖然不算是獨佔或壟斷（Monopoly）市場，也幾乎可以稱之爲寡佔（Oligopoly）市場；但自從全民健保開辦以來到現在，臺灣的就醫環境已經有極高的可近性。或許有極少數的醫院或少許較資深的醫師仍存有一些傳統的思維，覺得病患應該配合醫院，或是病患等候醫師是很正常的；但這些觀念必須隨著時代的變遷而轉換，醫療機構必須以病患導向（Patient Orientation）去思考或設計每個就醫的環境與流程，這樣才能眞正發揮行銷 4P 組合之首一「產品」的效益。

配合本書第一章所提到的行銷策略的六個構面，其中「產品線的深度與廣度」，這個部分也是必須在「產品」的部分闡述的重要觀念，如何定義產品（包含服務）的廣度與深度，如何進一步設計或組合醫療產業中的產品線或產品組合？接下來本文將鎖定醫療產業並針對「病患導向」與「產品線的深度與廣度」這兩個部分加以的說明。

二、病患導向（Patient Orientation）

如何才能做到病患導向（Patient Orientation）呢？在筆者曾經服務過的某大醫學中心中，早在 2010 年左右，院長便提出「病患導向」這個概念，爲了落實提升服務品質，院長帶頭，充當一日病人，親自住進病房一晚，並安排明日到開刀房體驗手術前後的程序。在病房，除了應有的點滴、麻醉評估，甚至該有的檢查項目，均逐一按表操課，無一遺漏，隔日依照開刀的時間，戴上手圈、換上病患的手術服，在指定的時間推到開刀房；這個

2　Walker（1989）, “Service encounter satisfaction: conceptualized”, Journal of Marketing, Vol.9, pp.5-14

擬眞的演練，雖然還是會讓許多就醫過程的醫護人員戰戰兢兢，但是它讓主治醫師親自體驗了病患的就醫過程，能發自內心的去主導整個醫療程序，這樣便可以做到「病患導向」的思維，重新去檢視各個服務流程與系統。

此外，除了院長親自體驗，該醫院更要求各醫療、護理、醫事及行政主管，各自去體驗屬於自己服務的各種就醫程序，讓每個能參與制定就醫流程的主治醫師或主管們，共同決定新的就醫流程與服務程序，這樣便能眞正的做到病患導向（Patient Orientation）。

3-2 產品線的廣度與深度

談到產品線，一定要先知道產品生命週期（Product Life Cycle, PLC），如下圖 3-2 所示，任何一種產品或服務模式都有生命週期，只是時間的長短不同。

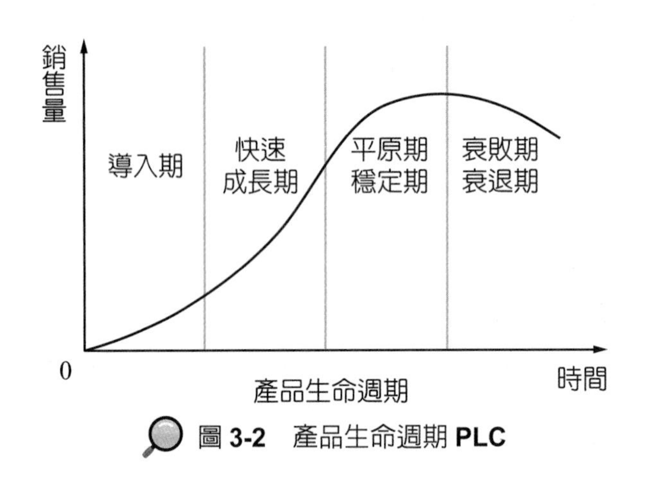

圖 3-2　產品生命週期 PLC

隨著數位化與十倍數時代的來臨，速度決定勝負，因此像過去一種產品或一項服務可以一賣十幾年的年代已不復存在，好比是「大同電鍋」。現在的廣告訴求也跟著時代在改變了，不再像過去強調耐用保固，而開始主張外觀與功能的新穎，智慧型手機更是典型的案例，目前各家大廠的智慧型手機 PLC 平均都不足兩年，可能半年或一年就必須推出新的型號，以刺激消費者的買氣。

醫療產業的各項產品或服務，PLC 雖然不至於短到半年，但也要視不同的醫療服務的新技術，或醫療相關周邊產品的推陳出新而調整產品或服務流程。舉例而言，拜科技與醫學的進步，大型的醫學診斷儀器不斷地投入醫療市場，例如：多切片的電腦斷層掃描（MSCT），從 16 切，演進到 64 切，再到 128 切，不足五年的時間，目前各大型醫學中心已多採用 640 切，甚是雙射源（Double source）可以擬眞到 1280 切的精密低劑量電腦斷層掃描儀器，加上達文西機器人手臂應用在微創手術，各種光學技術應用在顯微內視鏡手術等等。因此我們必須了解，醫療產品或服務已不像從前一般，可以只要熟悉一樣技術就能一直服務下去，從事醫療行銷者必須思考產品的生命週期以及產品線的廣度與深度。

產品（或服務）是任何組織或企業與顧客之間最直接接觸的介面，是組織或企業求生存最基本之依據。如下圖 3-3，醫療產業的相關產品（或服務）也包含了產品的廣度與深度，每個產品線 PL（Product Life）下所屬每種產品或服務都有它的產品生命週期 PLC（Product Life Cycle），而相關或同屬性的產品可以形成一個產品組合（Product Mix），例如：家庭的 3C 產品組合中包含了數位電視、影音機上盒、劇院音響組合或是其他如卡拉 OK、家庭 KTV 設備等相關產品，而它屬於同一個產品組合，在產品的開發策略與通路的行銷策略中都可以一併構思、一起整合。而在醫療產業中，例如：以小兒科爲主，包含新生兒問題、過敏、發展遲緩、預防保健、小兒感染、感冒或腸病毒等相關服務，可以整合爲一產品組合；骨科或復健系列的產品，就包含了各式失能輔具、輪椅、電動車、矯正用鞋墊、肩帶、運動塑身組合等等[3]。

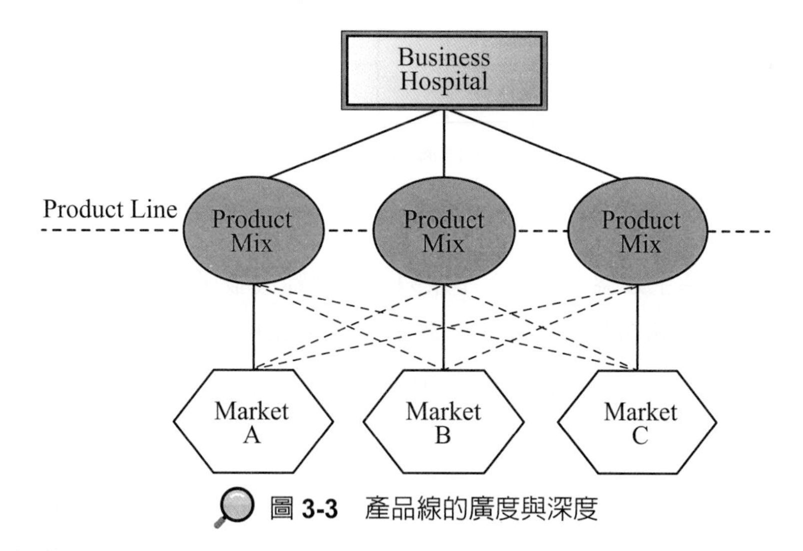

圖 3-3　產品線的廣度與深度

每個產品組合基本上都有針對某個特定市場族群，例如：上述案例，居家客廳之家電產品的市場族群主要是父親、丈夫或是較懂 3C 的男性族群，而小兒服務的市場族群並非兒童，而是媽媽或祖母。這些市場族群都有其獨特性或特殊性，因此，要了解產品的深度與廣度，最重要的就是要先了解每個機構、公司或組織的產品組合或特殊的市場族群。

[3] 陳銘樹，第二章，第二節，策略的涵蓋面與六大構面，「醫療產業策略管理」（2012），華杏出版社

每的組織或企業可能不只提供一個產品（或服務）的組合，且銷售或服務的對象也可能不只一個市場族群。例如：一家大型的醫學中心，其所提供的服務可能包含了內、外、婦、兒四大科別，且包含心臟科、腎臟科、新陳代謝科、腦神經科、骨科、眼科、耳鼻喉科、身心科或是中醫科等等的次專科，甚至提供了一些特殊的科別或服務，例如：毒物科或職業病專科等。而這樣的大型醫學中心或區域教學醫院所針對的市場或族群也可能包含了男女、老幼、胖瘦，甚至是健康與疾病都包含了。

下圖 3-4 展示了同一個產品組合可以提供給不同的市場族群，便可產生更大的效益，當然，相同的市場族群也可能會產生不同的產品組合的需求，讓原本提供單一產品組合的組織或企業，可以進而思索是否要增加不同的產品組合，來滿足原本經營得很好的市場族群。

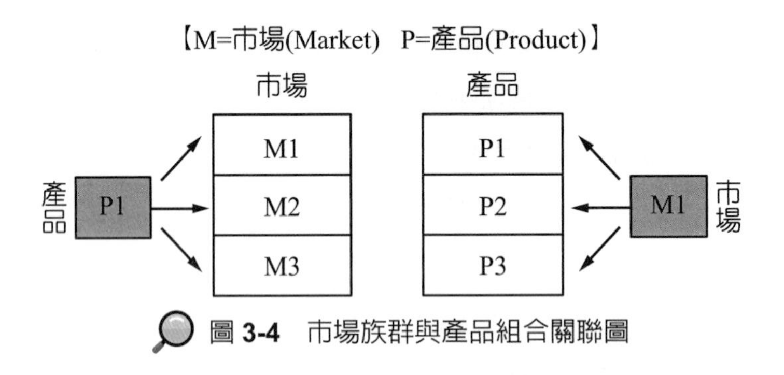

圖 3-4　市場族群與產品組合關聯圖

以醫療產業爲例，針對不同的產品組合除了本身的市場族群之外，也可能對於其他產品組合的市場族群產生效益，例如：本來只有針對婦女服務的婦產科診所或婦科醫院，突然發現它的產品組合也可以提供給青少年或男人，因爲婦產科醫師面對許多產後婦女需要雕塑身材，提供了產後瘦身的服務；因爲效果卓越而聲名大噪，所以許多肥胖的青少年或上班族的中年男性也紛紛前來求診，產品組合跨足了不同的市場族群（女性病患→男性病患），如圖 3-4 左半邊所示。

同樣的案例，當您的醫院婦產科服務非常得好，所有的婦女幾乎從生小孩到更年期都到您這的婦產科診所或醫院接受服務，而這群婦女到了更年期以後開始出現許多問題，可能包含骨質疏鬆的骨科問題，也可能有高血壓或糖尿病的新陳代謝科的問題，同樣的這些市場族群（女性病患）可能需要不同的產品組合來滿足她們的需求，因此這時候您的診所或醫院可以提供其他的產品組合來滿足這一群同樣的市場族群，如圖 3-4 右半邊所示。

表 3-1 市場族群與產品組合之範例

哪些產品（或服務）組合可以分別提供給三種不同市場之族群	請就三個不同的市場族群，分別說明可以提供哪些產品（或服務）組合
EX：健檢 - 兒童健檢 (著重視力；齲齒)	EX：老年人：保健食品、輔具等
健檢 - 婦科健檢 (著重子宮頸抹片；乳癌)	EX：婦女族群：衛生用品、醫美等
健檢 - 老人體檢 (著重 3 高慢性病)	EX：兒童：疫苗、嬰幼兒副食品等

產品線的廣度與深度是最容易掌握與描述的組織或企業特性，也是企業在策略上可以具體追求精進與變化之所在。在從事大健康產業或醫療行銷管理者，對於自身產品（服務）線之廣度與特色進行深入的分析與了解，是十分重要的。

課堂小組 討論

請問，醫療產業或大健康產業的產品（或服務）組合有哪些？

請列舉出 3 至 5 個案例，並填寫於附錄之 A-9 頁中。

請試著針對（M1）老年人；（M2）婦女族群；（M3）12 歲以下的兒童，以上三種族群，各舉出適合的產品（或服務）組合。

EX：傳統產業中，家電類產品組合（Product Mix）包含：平板電視（P1）、立體環繞音響（P2）、家庭劇院（P3）、家庭 KTV（P4）、電視遊樂器（P5）等。

3-3 性價比 CP 值及定價模式

針對行銷組合的 4P 中，第 2 個 P 便是價格，現在的消費者或顧客常常拿性價比（CP 值）用來當作評量「價格」的重要指標，而何謂 CP 值呢？

一、性價比 CP 值（Cost-Performance ratio；Contribution-Price ratio）

性價比（CP 值）更恰當的說法應該是價格效能（Price-Performance），也就是大家較爲熟知的成本效益（Cost-Effectiveness），因此許多人將「價格效能比」（Price-Performance ratio）直接簡化成爲「成本效益比」（Cost-Performance ratio），後來就統稱爲 CP 值了。CP 值是效能或性能與價格的一種比例，在經濟學和工程學，性價比指的是一個產品根據它的價格所能提供的性能的能力。在不考慮其他因素下，一般來說有著更高性價比的產品是更值得擁有的[4]。

性價比字面上看起來像是價格對於性能的比值，實際上是「效能或性能相對於價格的比值」，所以 CP 值除了可以譯爲 Cost-Performance ratio，筆者認爲譯爲 Contribution-Price ratio 或許更爲貼切。CP 值的意涵是說：當一個產品或一個服務進行一定程度的改善時，CP 值就會上升；換句話說，在整個就醫服務的過程中，當 CP 值上升時，實質上是反映出整個醫療品質或醫療服務的貢獻能力對於價格比值的上升。目前 CP 值已成爲非常普遍的習慣用法，亦有人可直接以 Capability ÷ Price 解釋 CP 值，本書彙整各種說法，如下列公式所示。

$$
\begin{aligned}
\text{CP Value} &= \text{Performance} \div \text{Price} \\
&= \text{Performance} \div \text{Cost} \\
&= \text{Contribution} \div \text{Price} \\
&= \text{Capability} \div \text{Price}
\end{aligned}
$$

課堂小組 討論

降低價格的策略可以提高 CP 值，但在醫療機構多無法直接降價，如果您是醫院的行銷或企劃專員，請問您如何提高醫院各醫療單位的性價比「CP 值」？請列舉出 3 至 5 種具體的方法提升 CP 值，並填寫於附錄之 A-11 頁中。

EX：提升服務滿意度（請具體描述內容）…。

二、定價模式

對於許多企業體的興衰，多半決定在其對產品的定價能力，任何商品的價格經常會存有一定程度的彈性機制，並不會過於死板。但就目前臺灣的醫療體系而言，因爲仍存在一個具有獨買獨賣議價能力的健康保險署，也就是所謂的單一支付系統 (Single Payer System)，所以對於健保給付價格的變化就會顯得較呆板且了無新意，不像美國多元保險人的健康管理機構 (HMO) 制度，擁有不同支付標準的訂價策略。

在一般傳統的定價策略中，我們通常會採取以下四種策略來加以定價，它們分別爲：

[4] Kurzweil, Raymond. The Singularity is Near. Penguin Books. 2005. ISBN 0-14-303788-9.

1. **依法規（政府）定價策略（Mandate Pricing Strategies）**：臺灣的醫療界自從 1995 年 3 月 1 日全民健保實施後，就被迫採取第一種依法規定價的策略至今，目前除了少數的高階健檢、醫學美容或整形雕塑、自費的坐月子中心、高壓氧等自費項目可選擇其他的定價策略，其餘也就只剩下法規上較無規範的掛號費部分留有一些空間，目前在合理門診量的實施下，少數如台北國泰或馬偕醫院等大型醫院也開始在此項費用上做文章了。
2. **以成本為基礎之定價策略（Cost-Based Pricing Strategies）**：以成本爲基礎的訂價是最廣爲大家使用的訂價策略，通常在投入金額較爲龐大或技術門檻較高的產業中，相對的競爭者也較少，這類市場中的產品或服務，可以在成本的基礎上，考量需要制定多少利潤後再給予定價，在醫療界或大健康產業如果沒有上述的健保署的給付限制，各式自費的醫療服務應該也可以列爲此類的特殊高競爭門檻的產業，採取成本爲基礎的訂價策略。
3. **以競爭者為考量的定價策略（Competitor-Focused Pricing Strategies）**：此類的訂價策略多半發生在某些擁有 3 家或 3 家以上的大型同質性企業或廠商，且彼此市佔率差異不大的競爭產業中，如電信產業、汽車產業、百貨業或手機產業等，除了透過差異化的服務可以擺脫競爭著的價格戰，但如果服務相似或同質性極高，就必須跟隨著競爭者一起思考價格，正如博奕或賽局理論（Game Theory）所述，當主要廠商降價，競爭者將隨之降價，而消費者將是最後的贏家。
4. **以市場 / 顧客為導向的定價策略（Market / Consumer Pricing Strategies）**：此類的訂價策略是指企業根據市場需求狀況和消費者的不同反應分別確定產品或服務價格的一種定價方式。原則上，顧客對產品的感受價值主要是通過詢問在不同時間、地點及場合的情況下，消費者願意爲產品付出的最高價格，也就是通過市場調查、人員訪談或大數據資料分析的方式來獲取定價訊息或制定定價策略。

姑且不論臺灣醫療機構的定價策略，反觀其他產業別或廣義的大健康產業，當一個壟斷或寡斷的市場在面臨開放的前夕，首先消費者可以感受到的便是諸多競爭廠商利用價格戰來掠奪競爭者的市場。以臺灣四大主要電信公司（中華電信、遠傳電信、臺灣大哥大、臺灣之星）在行動電話或網路業務的一波波價格戰爲例，各家廠商所採取的種種行銷策略都是所謂的定價戰術（Pricing Tactics）。何謂戰術？一般戰鬥、戰術與戰略分別是指不同層級的作戰思考策略，單兵作戰稱之爲戰鬥，組織作戰便可稱爲戰術，而戰略思考通常會放在整個軍團的整體規劃。戰術就字面上的解釋爲：「爲解決某一特定問題或是在短期內得到機會的優勢所採取的作爲或方法稱之爲戰術」。而整個定價戰術本書彙整出以下 13 種，茲說明如下，或許讀者可將其套用在醫療界或大健康產業之中。

1. **割喉式定價（Psychological Pricing）**：又稱最低價策略（Lowest Pricing），即是所謂的「紅海價格戰」，當市場上出現較低的價格時，必須透過降低採購成本、通路成本的方式，甚至是遠赴產地直接購買，或直接製造生產原物料的手段來降低單價成本，以求在利潤不減少或減少不多的前提下，繼續維持市場上最低價的定價策略。

2. **畸零式定價（Odd Pricing）**：市場上又稱爲心理定價（Psychological Pricing），企圖透過視覺模糊（Optical Illusion）來提供消費者的價值係數，例如：將 100 元的定價改成 99 元，藉此讓消費者產生由三位數變成兩位數的視覺模糊，這樣在感官上就有比較便宜的感覺，也會增加購買意願。

3. **脫脂式定價（Skim Pricing）**：引進新的附加服務、新功能或新技術並收取差額費用，讓消費者以爲最低價，但不知已經過脫脂，所以最後加上配件或選配功能，價格便會到合理的價位，其目的在創造利潤而非佔有市場。

4. **下滑式定價（Slide-down Pricing）**：隨著該市場上的產品或服務日趨成熟，無法再透過提升服務品質或增加新功能來與競爭者抗衡，市場上的價格勢必日漸下滑，需把握最後之低需求層次的消費族群，透過一波波的下滑式定價來留住客戶或將潛在客戶激發出來，目的在創造業績或服務量以增加市場佔有率。

5. **滲透式定價（Penetration Pricing）**：以非常低的價格導入市場，不計成本地吸引顧客，目的在搶奪競爭者原有顧客，增加市場佔有率，當市場穩固或競爭者陣亡後，再逐漸提高價格，此定價策略通常應用在新的市場進入者或企業轉投資投入新的市場，利用原本的品牌形象加上滲透定價，搶攻新市場。

6. **底價式定價（Floor Pricing）**：產品本身需有較長的生命週期（PLC）且具有高度的價格敏感性，利用嚴格的成本控制，推出底價商品迫使既存競爭者離開或嚇阻欲進入市場的新競爭者，此通常會發生在相對市佔率較高的企業，因爲市佔率高的廠商經濟規模大，所以相對各項成本較低，也才有能力採用底價式定價。

7. **區隔化定價（Segmented Pricing）**：在需求彈性低的市場以高價定價，而在需求彈性高的市場以低價訂定之，也就在買方市場以較低的價格定價，在賣方市場則以較高的價格來定價，以藉此定價獲得較大的市佔率與毛利率。

8. **式微式定價（Phase Out Pricing）**：對於高危險的服務或高風險的商品，透過提高價格以降低市場需求。當一個新的替代型服務出現後，可將原有的舊商品或服務價格提高，以促使新的商品或服務的需求增加，一種類似聲東擊西的行銷策略。

9. **清除式定價（Clearance Pricing）**：此種戰略只能運用在產品而無法運用在服務上，利用低價將庫存商品清倉，藉此減低貨底或庫存的壓力，許多人以爲庫存也列爲資產，美化財務報表；但其實恰恰相反，庫存應視爲負債，企業對於沒有銷售出去的庫存，除了必須租借倉庫擺放，還要有人員管理，當保存或使用期限一到，庫存立刻成爲垃圾，還需要花錢處理。因此，如果過季商品或具有效期限的滯銷商品，低於成本的訂價，只要能成功銷售出去，都是獲利；這種定價策略，經常發生在高科技產品或有效期的商品上。

10. **折扣式定價（Discount / Allowance Pricing）**：有人也將其稱之爲「折讓式定價」，常見的折扣方法有三種：分別是功能性（如發放會員卡、貴賓券等）、大量性（利用購滿多少金額後的折扣來吸引大量消費或網路上的揪團一起買東西等）、支付性（採取現金消費可享免一成服務費的優惠等），此種折讓訂價主要的目的便在於刺激買氣，擴大消費族群或吸收新客群以增加營收。

11. **包裹式定價（Bundled Pricing）**：對於原有的定價提供附加的價值，如電腦安裝、維修；專人送貨到府；附贈教育課程或提供售後服務等。如此可以增加此價格的潛在價值。另一種包裹式定價，是將冷門或滯銷的商品，搭售著熱門或暢銷的商品，早期唱片市場中的紅（金曲唱片）配綠（新歌手唱片）；屈臣氏的一元商品加價購，也可以算是另類的包裹式定價。

12. **拆除式定價（Unbundled Pricing）**：將價格與成本敏感度最低的部分首先自包裹內刪除，例如：當產品成本提高了，爲了不提高定價讓消費者產生購買障礙，因此減少了外送的服務或包裝的間接成本，以求產品利潤平衡。隨著許多科技產品的日新月異，通常會有許多的附加配件可以組裝包裹式行銷，但由於價格不親民，所以寧可選擇拆除式定價，以提升消費者購買意願。

13. **對比式定價（Contrast Pricing）**：此種定價策略是透過消費者產生比較效益，由於目前電商通路比價機制透明且快速，只要在同類商品上，對比後產生相對較低一些的訂價，這樣可以快速達到提升銷售量的目的；相對低價可以刺激消費者買氣，包含大賣場在打烊前的生鮮商品貼出每日最低價的手板，並標示原價及特價的金額，這除了是一種清除式訂價，也是對比式訂價。此外，百貨品牌專櫃旁推出花車，提供限量幾款相對低價的同品牌商品，其主要的目的雖然都是在清庫存，但卻能產生因對比式定價所造成的效益。

課堂小組 討論

有兩個知名品牌的企劃行銷團隊同時推廣一種相似的健康食品，其成分及功效相同，但兩家品牌優惠配合方式不同，如下：

- A 品牌：每瓶定價 2,000 元，4 個瓶蓋換 1 瓶，2 個空瓶換 1 瓶。
- B 品牌：每瓶定價 1,000 元，買 5 瓶送 1 瓶。

請列出計算方式，並填寫於附錄之 A-13 頁中。

(1) 小明想多購買幾瓶分送給親朋好友，如果小明預算只有 5,000 元，買哪個品牌的健康食品可以拿到較多瓶？

(2) 小明想多購買幾瓶分送給親朋好友，如果購買的預算可提升到 10,000 元，A 品牌可以購買幾瓶，B 品牌可以購買幾瓶？

(3) 承上題，小明因為親朋好友太多，還是不夠分配，再拿出 2,000 元，請問 A 品牌可以再買幾瓶，B 品牌可以再買幾瓶？

由於過去健保支付制度的規範和大環境的競爭，定價策略在臺灣的醫療界並未扮演相當重要的角色，但面對未來支付制度的改變，總額預算的實施或多元保險人的開放，各醫療院所在發展新的組織架構與經營策略時，應將定價策略融入其中，並培養相關的人才，以因應市場未來更劇烈的競爭與挑戰。

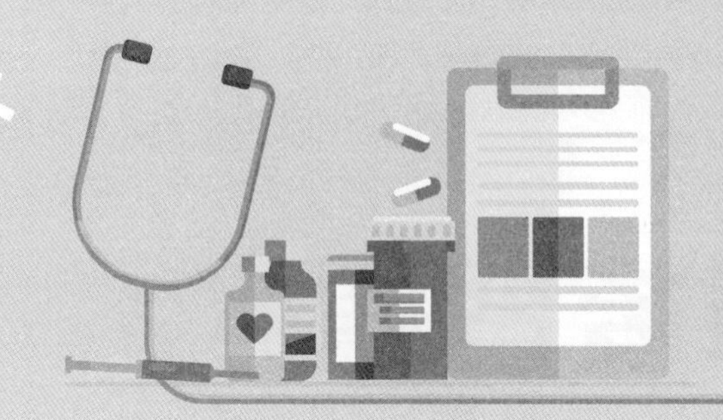

章後習題

一、選擇題

(　　) 1. 目前的行銷方案已走向「以客戶爲導向的行銷方案」，本書簡稱它爲？
(1) COMD　(2) COPD　(3) COMP　(4) COPP。

(　　) 2. 「產品」是 4P 之首，包含了實體的「產品」與非實體的「服務」，在醫療服務的過程中，通常病患會關心的部分包含了以下幾種，哪個最爲重要？
(1) 是否使用原廠藥　(2) 門診的護理服務　(3) 抽血、X 光檢查等候　(4) 是否藥到病除。

(　　) 3. 下列何者是目前醫療機構主要的訂價策略，不包含自費醫療服務項目？
(1) Cost-Based Pricing Strategies　(2) Mandate Pricing Strategies　(3) Competitor-Focused Pricing Strategies　(4) Market / Consumer Pricing Strategies。

(　　) 4. 「醫療照護」在產品與服務結構與關聯圖中，較不屬於以下何種要素？
(1) 多數爲服務　(2) 屬無形要素　(3) 經驗品質高　(4) 搜尋品質高。

(　　) 5. 下列何者並非「性價比 CP 值」常見公式？
(1) Performance / Price　(2) Performance / Cost　(3) Price / Cost　(4) Contribution / Price。

二、問答題

1. 行銷管理大師 Philip Kotler 曾經對於產品曾做過以下的定義：「產品係指可提供於市場上，並滿足慾望或需求的任何東西」，可作爲行銷對象的「產品」包含了哪兩個部分，分別爲「實體產品」與「特殊服務」，其英文爲？

2. 「實體產品」，從過去的核心利益、有形產品與附加產品的三層次逐漸走到今日的五個層次？包含哪五個層次？請簡單說明之。

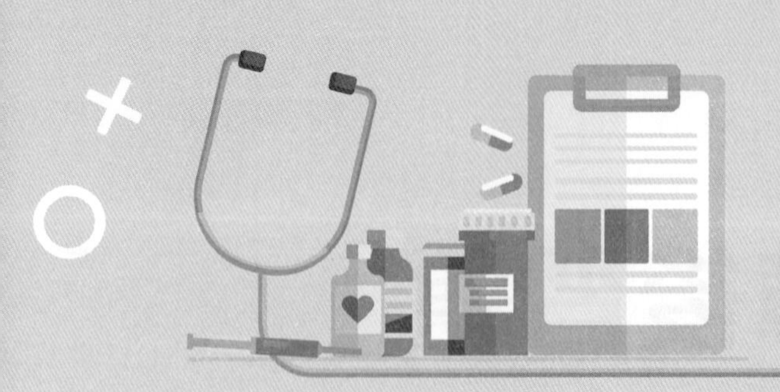

章後習題

3. 「特殊服務」，Kotler 在 1997 年也對服務做了定義：「服務泛指一個組織提供另一個群體的任何活動或利益，其基本上是無形的，且不涉及所有權轉移的問題。服務的產生可能與某一項實體產品有關，也可能無關」。所謂無形的服務應具備了哪四點主要特性？請簡單說明之。

4. 何爲性價比「CP 值」？請問其計算公式大致上可分爲哪幾種？請寫公式並舉例說明之。

5. 本書提供了十三種「定價策略」中，請針對目前大健康產業中的某些特定商品，或醫療機構所提供的自費服務項目，您曾經看過那些訂價方式？屬於本書所提出的哪種定價策略？請列舉至少五種，並加以說明與解釋之。

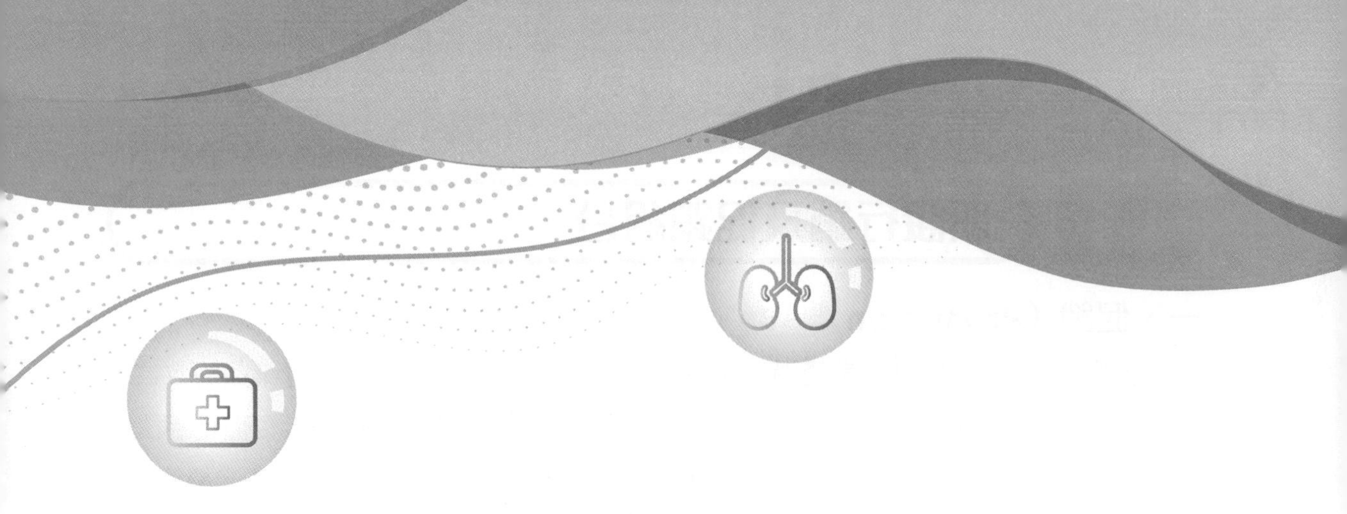

Chapter 4

醫療行銷組合－促銷、通路

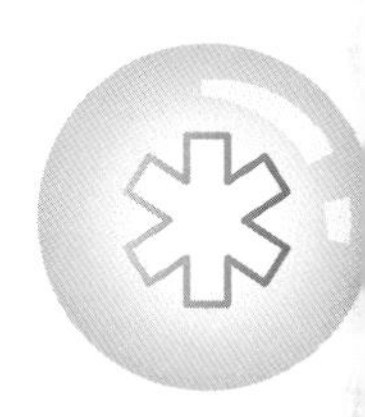

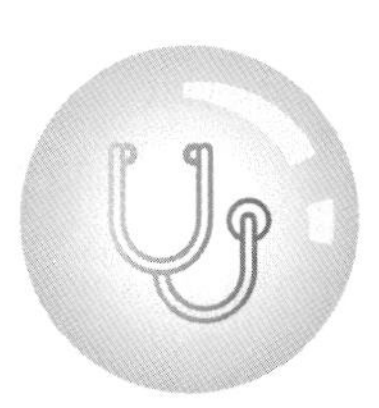

學習目標

1. 了解傳統飢餓行銷的手法，以及五種促銷組合。
2. 如何應用互聯網的社群通訊平台進行數位行銷。
3. 以演化與革命的思維探討共享經濟或分享經濟。

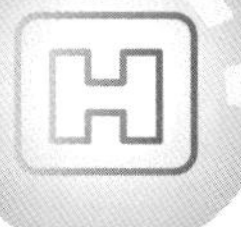

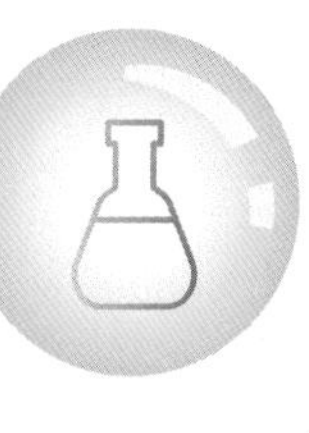

4-1 飢餓行銷及促銷組合

一、促銷（Promotion）

促銷在一般人的眼裡就是透過不同的手法來刺激買氣，以達到擴充營業額的效益，但事實上促銷內含了很大的學問，近年來，在百貨業已經非常成熟的周年慶促銷手法，從實體的店面通路，走到了虛擬的電子商務（電商）通路。以2017年的雙11的光棍節（11月11日）爲例，阿里巴巴的天貓平台在大陸市場的單日電商整體營業額超過1,682億的人民幣來看，換算成台幣，幾乎已經超過臺灣2016年整體醫療健保總額的預算（約六千多億台幣），到2020年天貓銷售額再創新高，雙11檔期成交人民幣達4982價元，由此可知，如果能正確地應用促銷活動，其產生的效益會有多麼驚人。以下將具體介紹幾種促銷方案的行銷手法。

（一）飢餓行銷（Hunger Marketing）

行銷或促銷手法有很多種，大多時候都是混合使用，最廣爲人知的行銷手法就是飢餓行銷（Hunger Marketing），其顧名思義就是，透過限量或特定規格來控制市場上的供給，讓大家無法取得，進而產生物以稀爲貴的效應。飢餓行銷的具體促銷方法包含以下幾種：

1. **名牌限量商品**：在廣大的女性消費市場中，名牌包的慣用促銷手法最常使用飢餓行銷，尤其在名牌專櫃中經常會發生，當某限量的商品有兩組客人同時喜歡，只要銷售服務員說，這是限量商品，就剩一個了，這時候便會立即產生兩組客人爭搶的現象。
2. **經典款式商品**：以男性爲主的消費市場，如汽車或名錶（如圖4-1），許多廠牌會推出特殊顏色或造型的經典款商品，品味獨特的消費者便會立即落入此促銷手法的陷阱中。
3. **地區限量商品**：許多人的童年都有一些喜好收藏品，譬如Kitty貓（如圖4-2）、芭比娃娃，甚至可口可樂，都有在不同的地區發行不同款式商品的行銷策略，這種促銷手法除了會增加銷售量，亦可讓收藏者更珍惜這些商品。

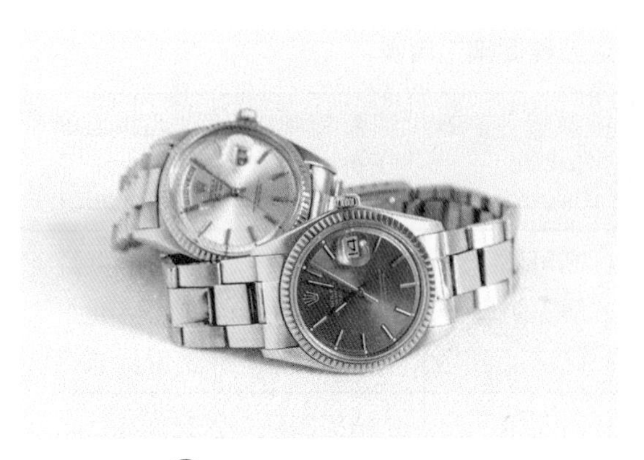

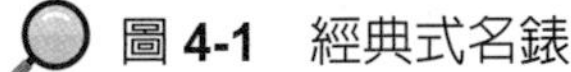

圖 4-1　經典式名錶

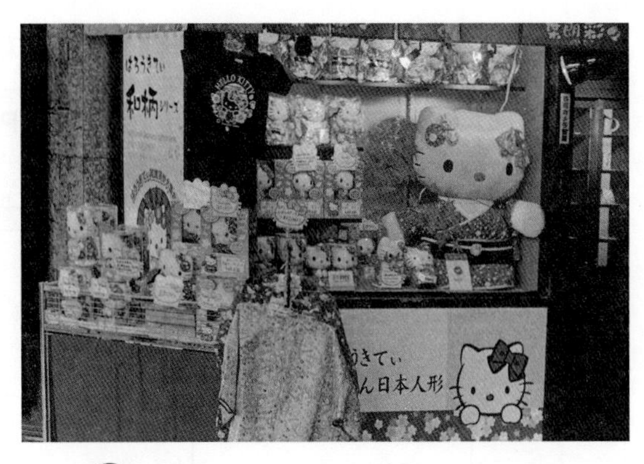

圖 4-2　日本 Hello Kitty 收藏品

4. **售票系統秒殺**：台語天后江蕙尚未「封麥」前，演場會門票一票難求，而本土天團「五月天」的演唱會門票也不遑多讓，應用某些特殊少量的門票產生秒殺的效應，就是一種飢餓行銷。
5. **限時搶購商品**：爲了刺激買氣，讓淡季能夠增加銷售量與營業額，例如：網路上的機票與酒店的整合銷售平台，或部分航空公司，會不定期推出限時搶購的廉價機票或住宿名額，以刺激買氣；部分電商爲增加客戶的黏著度，也會採用限時搶購提供極爲超值的商品，例如：推出低於市價很多的最新款 iPhone 手機，限時限量搶購，這都是飢餓行銷。

飢餓行銷也經常發生在醫療產業中，以目前大陸的醫療環境，許多大型的三甲級醫院，多數專家門診一號難求，甚至必須提早到醫院外搭帳篷或買黃牛票，才掛到自己指定的名醫專家號，這也是一種飢餓行銷的延伸。在其他的醫療服務或相關商品，上述的各種手法，都可靈活應用在各健康或醫療相關產業中。

（二）促銷組合（Promotion Mix）

談起促銷手法，大家會直覺聯想到多采多姿的廣告，但其實廣告只是整個促銷組合（Promotion Mix）的五大工具之一，何謂促銷組合呢？其包含了五種促銷工具如下表 4-1 所示：

表 4-1　促銷組合之五種促銷工具表

工具 特色	廣告 AD （Advertisement）	銷售促進 SP （Sales Promotion）	公共關係 PR （Public Relation）	個人推銷 PS （Personal Sales）	直銷 DM （Direct Marketing）
特質屬性	1. 公開化 2. 普及化 3. 大眾化	1. 溝通 2. 誘因 3. 邀請	1. 高可信度 2. 解除防備 3. 建立友誼	1. 面對面 2. 人際關係 3. 快速反應	1. 非公共性 2. 顧客化 3. 互動式
活動型態	1. 報紙 2. 電視 3. 廣播 4. 雜誌 5. 網路 6. 戶外看板 7. 車廂廣告	1. 折扣優惠 2. 免費贈品 3. 試吃活動 4. 摸彩活動 5. 有獎競賽 6. 優惠措施 7. 週年慶	1. 新聞稿 2. 記者會 3. 說明會 4. 發表會 5. 展示會 6. 世貿活動 7. 贊助活動	1. 銷售訓練 2. 電話訪談 3. 售後服務 4. 推廣行銷 5. 深度訪談 6. 問卷行銷	1. 型錄行銷 2. 直接郵購 3. 購物頻道 4. 電話行銷 5. 電子購物 6. 投幣購物 7. 層次傳銷
醫院行銷	1. 院訊院刊 2. 門診表 3. 媒體專訪 4. 醫師海報 5. 衛教宣導 6. 藥袋指標	1. 病友會 2. 院慶活動 3. 接駁公車 4. 轉診服務 5. 社區義診 6. 節慶活動	1. 新開幕 2. 新聞稿 3. 特殊門診 4. 新進設備 5. 大量傷患 6. 自殺案件	1. 大廳服務 2. 警衛打傘 3. 禮貌運動 4. 微笑運動 5. 義工諮詢 6. 下車服務	1. 網路諮詢 2. 病患投書 3. 電腦掛號 4. 滿意調查 5. 訪視病患

廣告（Advertisement）是標示資助者名稱，並以付費方式將理念、商品或服務，透過各種非人員與促銷工具來溝通。想要成功地發展一個廣告方案前，執行者必須先確定目標市場與消費者動機，然後進行五 M 的決策分析，所謂五 M 即指：1. 使命（Mission）；2. 經費（Money）；3. 訊息（Message）；4. 媒體（Media）；5. 衡量（Measurement）廣告效益。廣告一般可分告知性廣告、說服性廣告與提醒性廣告等三類，以創意為最大的設計主軸，以求達到理性的、感官的、社會的與自我滿足等廣告訴求。

醫療界由於受到法規的限制，以致於各醫療院所無法在廣告上多作文章。但就健康檢查的市場而言，臺灣的聯安診所在早期便以廣播為工具，鎖定三高（高所得、高學歷、高階級）族群，先後在台北愛樂與中廣的電台等廣播頻道中大肆宣傳，隨之在後的還有永越健康管理中心與北投健康管理醫院等，其之所以會選擇這兩個頻道，主要考量的因素有三：1. 接觸率（Reach, R）、2. 頻率（Frequency, F）、3. 效果（Impact, I）。雖然廣告確實能夠為醫療服務帶來不少的效益，但有礙於法規的限制，在此便不多做介紹。

4-2 其他促銷手法

現階段的醫療健康產業中，各式的促銷活動並非普遍可見，醫療機構的行銷雖然受到法規的限制，但是大健康產業，包含未來長照 2.0 所延伸的相關養護產業，仍可應用各式的促銷手法以增加營業收入或招攬客戶，以下列舉出 12 種促銷手法以供讀者參酌使用。

1. **揪團活動**：三人同行，一人免費、買一送一等；在網路上亦有提供同商品招募買家集結，可享高折扣優惠。
2. **集點活動**：各類的集點活動應用在促銷手法屢見不鮮，最常看到用餐集點蓋章；商品贈送折價券或抵用券；信用卡刷卡集點或像是 Happy Go 銷售集點等促銷活動，都可以算是此類的促銷手法。
3. **議題塑造**：不打價格戰的促銷策略，設定議題、製造新聞熱潮，讓消費者追逐議題產生促銷的目的，是一種高明的促銷策略，最經典的案例是台東池上的「伯朗大道」，透過一支金城武在航空公司的廣告，成功製造出一顆「金城武樹」的議題，結合當地的觀光旅遊，透過議題行銷，產生極大的商機。
4. **數字遊戲**：早期的刷卡帳單末三碼可比照統一發票兌獎；遊樂園宣布身分證末兩碼數字為某個數字者，其可以免費入園，亦或幾歲以下兒童入園免費；當月壽星打折或贈送蛋糕等等，此類促銷活動均與數字有關。
5. **體驗試用**：此類不用花錢就可以先享受的促銷方式，多半會出現在新的餐廳或商店開幕，推出一元商品以造成排隊搶購熱潮，最近在臺灣竄起的電商「蝦皮線上購物」，其主打 80 元以上商品免運費，就是一種另類的體驗行銷；台北忠孝東路的醫美一條街，有需多診所提供免費果酸換膚體驗等，這類都是屬於體驗適用的促銷手法。
6. **贈品行銷**：有許多大型促銷活動或展示會，現場都會贈送很多精美禮品；很多電商通路為了吸引到訪人次，也會推出抽獎提供高單價禮品的活動，例如：提供 iPhone 最新款手機當作參加者的抽獎禮品；許多大學、高中的招生博覽會提供成績優異的同學高額獎學金等等。在醫療產業，包含健檢中心或醫學美容單位，也會提供一些與健康有關的精美小禮物，贈送給老客戶，或在舉辦活動時當作贈品，部分贈品會在上面標示單位的名稱或 LOGO，這類均屬於贈品行銷。

7. **置入行銷**：電影、電視影集、網路或手機 APP 中，經常出現一些品牌商品；偶像劇中經常出現的相關商品，以及目前各節目的冠名製播等這些都是置入行銷，而醫療產業中，透過專業演講、社區健康活動以推廣某個醫師或手術，也都屬於置入行銷。

8. **分享行銷**：分享式行銷早期出現在網路的部落格，許多部落客透過撰寫美食或旅遊景點的體驗心得，加上美輪美奐的照片，讓許多人可以透過網路搜尋，產生大批前往朝聖的客群。包含許多店家推出打卡或按讚贈送商品或打折，都算是分享行銷的一種，許多平面文字的部落客，已轉成用影音視頻呈現的 YouTuber 或直播平台的體驗行銷，這些也是新時代的一種分享行銷。

9. **福袋行銷**：福袋行銷最常使用在一些重要的節慶日，例如：在臺灣或大陸的農曆年節期間，或是有些大型賣場會利用耶誕節或周年慶推出福袋；福袋的行銷方式，是提供一些所謂超值的禮品或昂貴的特獎，讓消費者在購買時有抽獎或買樂透的驚奇感。例如：過去多是百貨公司利用周年慶或是農曆年節推出每個一千元台幣左右的福袋，特獎可能包括進口知名品牌汽車，或是其他如最新款的 iPhone 等高人氣商品刺激買氣。購買者多是因爲過年試試手氣而去購買，當特獎的商品特別吸引消費者時，甚至可能造成排隊購買的風潮，而對於推出福袋的廠商，其實是將一些過季的商品或看起來較好的滯銷商品組合成超值的福袋；看似超值（一千元）的福袋，其成本往往不高，且除了清庫存外，廠商可能因此吸引大批的消費族群，也有廣告的效益。許多高價商品也是來自其他廠商配合或置入性行銷，因此整個活動可能不會花費很高額的行銷企劃預算，此促銷手法尚未廣泛使用在醫療機構，但對於大型藥妝賣場是可以參考選擇的促銷手法之一。

10. **黏著行銷**：在這個年代，唱片業十分不景氣，但日本的人氣偶像團體 AKB48 每次發片仍可維持一定的唱片銷售量，其採用的黏著行銷策略便是在唱片中放入一張握手券，這樣買唱片的歌迷，就可以跟偶像握手一次。又例如：許多直播平台，透過影音互動發紅包或抽獎等，以增加觀看者的黏著度等，這類促銷手法是當今網路時代，很重要的促銷手段或策略。

11. **恐怖行銷**：很多商業廣告、網路上的業配影片或節目置入性分享廣告都會出現標榜坊間一些健康危害或有防腐劑等的商品，藉此提出相關的健康產品或保養品等，這類的促銷手法最常出現在電視購物的相關節目中，確實能產生不少的迴響，在醫療產業中，例如：癌症篩檢或戒菸門診，有時我們也會看到這類的恐怖行銷手法。

12. 感動行銷：感動行銷應用在促銷的活動中，可以看到許多商業廣告或公益廣告採用感動行銷的手法。在網路上會看到一些分享泰國的感人保險商品廣告視頻，其主要的目的就是透過發人省思、感人肺腑，進而達到其商業目的；而醫療產業的感動行銷，多半採用公益廣告的手法，例如：拍攝急難救助或偏鄉醫療的點點滴滴，藉由籌建分院或安養照護機構或其他主題進行募款，這類的行銷，都可以歸納爲感動式行銷。

課堂小組 討論

在常見的促銷活動中，針對以下健康照護（Healthcare）的服務，試著各舉出2至3種促銷手法。

請列舉出3至5個案例，並填寫於附錄之A-15頁中。

EX：應用在老人養生村、健檢或醫學美容中心、坐月子中心等。

4-3 何謂通路

接續上一節的行銷3P，本章節要闡述的是第4個也是最重要的一個（P），這個P就是通路（Place），一般商場上習慣把通路當成開店鋪的地點或地段（Location），傳統實體銷售店面的地段優劣通常可決定整個店鋪營運的成敗，因此坊間常聽到一句話「Location, Location and Location」，就是地段（通路）決定一切，這也是學習行銷管理必須知道的一句很重要的話。在電商（E-commerce）充斥的年代，隨著時代的變革，網路是行銷最重要的通路之一，因此，本章節除了介紹傳統的通路行銷外，更加入了當今最夯的電子數位新媒體行銷與網路行銷的概念，期望讀者能適當地應用到醫療產業作爲醫療行銷管理的工具。

一、通路（Place）

廣義的地點就是指行銷通路（Marketing Channel），亦可稱之爲交易通路（Trade Channel），也有人將此P稱之爲區域（Location）或分佈（Distribution）。在傳統的製造業中，從最上游的生產者到最下游的消費者，可能需要經過一個到三個或甚至數個不等的中間機構（Intermediary Mechanism），如下圖4-3（通路層次分配圖），這些中間機構分別爲：

1. 經銷商或批發商（Wholesaler）。
2. 中盤商（Jobber）。
3. 零售商（Retailer）。

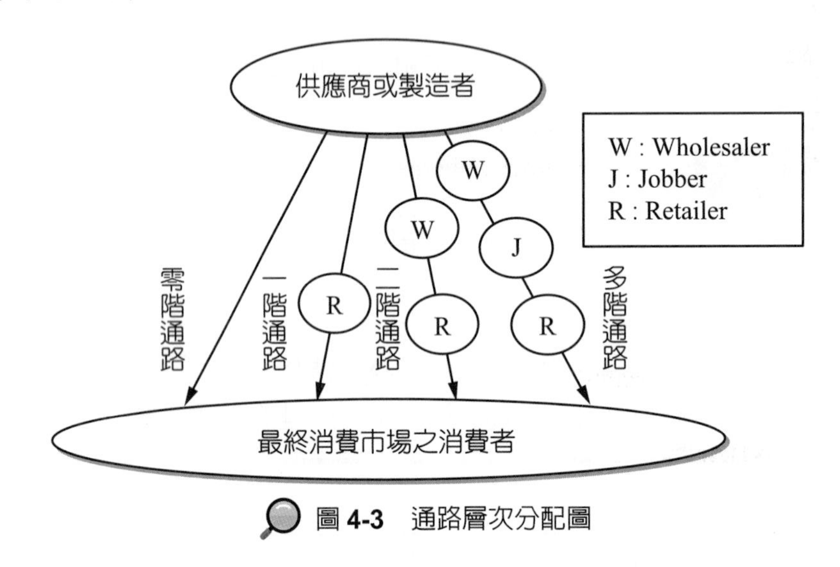

圖 4-3　通路層次分配圖

零階的行銷通路（Zero-Lever Channel），又稱爲直接行銷通路（Direct-Marketing Channel），此乃製造商直接提供產品給顧客的通路模式，他們一般常用的銷售手法有陌生拜訪、逐戶推銷、家庭展示會、郵購目錄、TV 購物頻道、多層次傳銷、世貿展覽或自營店經銷等等。在傳統產業中，人壽保險或是美容產品的直銷最爲常見，在大健康或醫療產業中，健康食品或甚至一些運動器材或輔具，也都有直銷的通路，而電視購物或最近的網路直播平台銷售，也可以算是直接銷售的另一種新型態銷售模式。

多數的醫療服務或其他服務業多半爲零階通路，目前有些製造業甚至也採行零階通路模式。這些業者將產品或服務直接提供給消費者，它的好處是可以免除各種中間機構的層層剝削，以獲取較好的利益或報酬。但往往也因爲沒有了中間機構的幫襯，使其無法在短時間內讓產品或服務觸及更大範圍的市場，爲公司或機構帶來更大的效率。

一階通路乃是包含了一個銷售的中間機構，如零售商，有兩個中間機構者稱之爲二階通路，三個以上的中間機構，我們稱之爲多階通路模式，像是日本的肉品市場，從畜牧業者到大賣場的冷凍包裝肉品或加工肉品的販賣，其間通路便高達六階之多。由於目前市場區隔與行銷通路的多元化，許多業者多採行多重通路配銷系統，亦稱混和行銷通路（Hybrid Marketing Channel），例如：近期興起的家樂福、大潤發或 Costco 等大賣場，便是將倉庫與賣場結合爲一體，其本身便兼具了批發商、代理商或零售商等多重角色。

能夠建立自己的通路系統的製造商，雖然必須在其主要的業務上增加投資，但其可能獲取的報酬率也會相對增加，最典型的例子便是我們所熟知 7-11 便利超商。統一食品企業利用 7-11 建立起自己的通路系統，進而多元地發展通路產業成爲食品界的龍頭。隨著 7-11 的成功，不少新興的高科技產業也競相發展自己的通路，如神通電腦、震旦與 NOVA 等企業都想藉由通路的系統來整合市場，但並非每種產業都需發展自己的通路系統，若公司在製造方面能夠獲取 20% 的投資報酬率，而預估投資在直接零售商的投資報酬率只有 10%，則它便沒有理由去從事直接行銷的業務。

傳統醫療產業通路與一般產業的通路系統不同處有三點，分別爲：

1. 醫療產業的通路乃是病人的流向，而非產品的流向。
2. 醫療產業的通路是由病人去尋找服務的開始到接受服務完成的過程，此過程需要花費很長的一段時間，並非單純地購買商品。
3. 醫療服務費用的給付常是由保險公司或政府來負擔，其使用者與付費者是分離的。因此在訂定醫療產業的通路策略時我們必須考慮到其間的差異。

醫療服務業和許多大賣場或百貨公司等服務業的市場特色相近，正如先前所述，一個賣場要成功，最重要的三個要素就是：地點、地點、地點，由此可知通路對於醫療產業亦具有相當程度的影響力。在訂定通路決策之前，我們必須先考量一般病人在接受醫療服務前會考慮的因素，以及病患決定就醫後，其選擇醫療機構的考量因素爲何？本書歸納了以下幾點病患看病前常考慮的因素，大致上包含了：

1. 本身的人口學變項（性別、年齡、種族、信仰、婚姻狀態等等）與社會結構因素（社經地位，如收入、教育程度、職業別或職務高低等）。
2. 就醫的可近性因素（居家距離遠近、有無大眾交通系統、接駁車等）。
3. 自覺疾病嚴重程度（罹患急症、重症、罕見疾病或慢性病等等）。
4. 個人的所得與保險（單純健保、一般醫療保險、額外的健康保險等）。

除了上述幾點，部分民眾在其決定接受醫療服務後，選擇醫療機構時也常考慮以下幾點因素，包含了：

1. 交通便利性（包含是否有足夠停車位）。
2. 服務品質差異（包含專業的醫療技術與自費醫療價格）。

3. 特殊醫療服務、後續追蹤或轉診服務（包含是否有完善科別與轉診機制）。
4. 醫院的自身文化特性、屬性、型態或宗教色彩（屬於哪一類型的醫療院所）。
5. 醫院外在形象（Image）或醫院氣氛（Atmosphere）（是否有良好的口碑）。

臺灣的醫療產業自從開辦全民健康保險之後，各醫療機構便產生了生態重組，長時間下來，臺灣的醫療市場已經慢慢發展出幾種不同型態或風格的族群，若我們要仔細地區分各個陣營，就其幕後老闆的型態的差異，大致上可以將目前臺灣醫療供給市場粗略地分爲六大族群，分別爲：

1. 以台大醫院爲首的「教育部附屬的醫學大學附設教學醫院」。
2. 以林口長庚醫院爲代表的「醫療財團法人醫院」。
3. 以馬偕醫院或慈濟醫院爲代表的「宗教型態教學醫院」。
4. 以台北榮民總醫院爲代表的「退輔會系統的各榮民醫院」。
5. 以三軍總醫院爲代表的「國軍體系醫療院所」。
6. 以各直轄市所屬市立醫院或衛生福利部轄下所屬的部立醫院爲主的「公立國營體系醫院」。

這些不同型態的醫療體系各自有其不同的通路策略。但除了這些類似大型百貨公司的大型教學醫院或醫學中心之外，近來也有一些標榜著小而美的連鎖式區域聯合診所想要以 7-11 的模式整合醫療通路。再加上網際網路與物流業的蓬勃發展，新型態的通路模式也正以電子商務（Electronic Commerce）的形式在醫界吹起一陣不小的旋風。

4-4 數位行銷通路及共享經濟

一、數位行銷通路（Digital Marketing Channels）

隨著網路的普及化，再加上當今的社會中幾乎是人手一機（智慧型手機），結合資訊、通訊與物流系統的物聯網（Internet of Things, IoT）時代已經正式來臨了。因此，本書除了探討上述傳統的醫療產業行銷通路之外，更必須討論目前大家關注的「數位行銷通路」。

電子數位通路行銷即是所謂的「網路通路行銷」，本書將其統稱爲 E-Marketing，在網路上的行銷（E-Marketing），多半以社群網站的行銷爲主，目前常見的網路行銷或社群行銷的途徑與種類大致上可歸納爲以下五種，如下圖 4-4 所示：

1. **關鍵字行銷**：例如：Google、百度、雅虎奇摩等大型入口網站的搜尋引擎。
2. **粉絲團行銷**：例如：Facebook、微博等社群網站建立個人或團體粉絲頁。
3. **直播平台**：例如：Facebook、Instagram、17 直播、Twitter（電競）等直播平台。
4. **影音平台**：例如：YouTube、NETFLIX、Spotify、KKBOX、TikTok（抖音）短視頻等影音平台。
5. **群組平台**：例如：LINE@、WeChat 微信、Twitter 推特、What's App 等等各國的主要社群軟體 APP 群組，包含已註冊爲個人或公司的專屬群組。

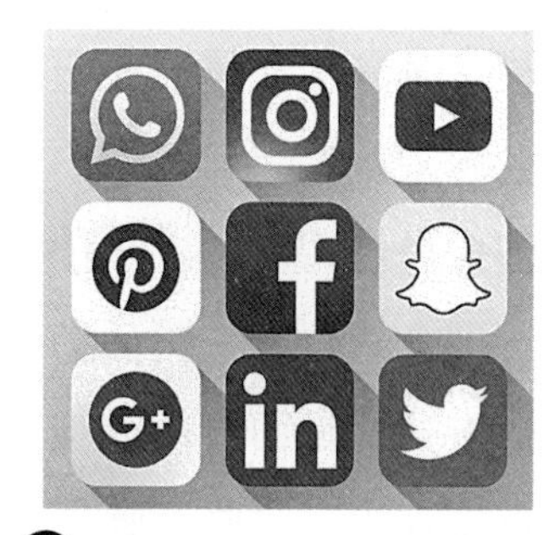

圖 4-4　社群行銷種類圖

要如何操作社群行銷，迅速地增加瀏覽人次或大量招募按讚的會員人數，以其讓瀏覽的粉絲或會員最終可成爲有效的顧客，此類社群行銷的操作步驟，包含以下三個重要的階段，如下圖 4-5 所示：

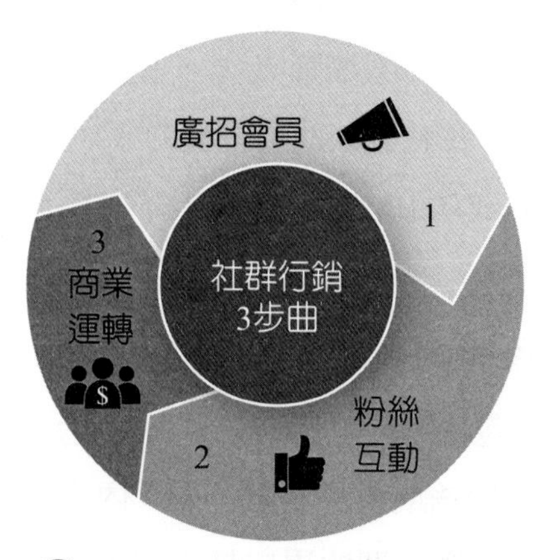

圖 4-5　社群行銷操作步驟圖

步驟一「廣招會員」

目前在全球的各類社群網站或相關群組平台 APP 中，已充滿了許許多多的影片與資訊，因此，一個成功的 YouTuber、直播頻道或 FB 粉絲專頁的經營者要能夠迅速地廣大招募會員，成功地吸引所加入好友定期瀏覽，或進而點擊訂閱成爲會員，必須創造出一定程度的目光焦點。在早期的平台經營與管理中，通常男性的網站或平台經營者多會採用較爲驚悚、血腥、稀罕，甚至以危險指數較高的表演等方式來拍攝影片，以求快速地創造出點擊率或關注的瀏覽人次；而女性的平台管理者，則多採用溫馨、俏皮、賣萌，甚至以展露身材、美貌或歌喉的表演等方式來製錄內容。但不管採用何種方式，其主要的目的只有一個，就是希望能在最短的時間，累積出大量的瀏覽人次或經營創造出最多的會員人數，「廣招會員」藉以創造平台頻道或粉絲網頁的知名度與人氣。

步驟二「粉絲互動」

有了較多的觀看或瀏覽人次後，第二步便是要與這些會員們展開互動，摒除第一步只有單向的點閱或按讚，平台經營者須創造出有互動的雙向交流才能維繫平台的熱度。典型的作法，包含鼓勵粉絲或訂閱會員們留言，之後積極主動回覆；也有些平台經營者會舉辦相關活動，提供精緻贈品、現金或舉辦抽獎活動，以產生平台的分享或會員的互動；有些直播平台，其主要的經營方式便是與會員或線上的瀏覽民眾互動，包含可以聊天、分享心事、教導化妝、教授英文等等，這些互動平台本身最大的價值就是持續地與瀏覽者保持互動。因此，「粉絲互動」是經營與管理「數位行銷通路」最重要的步驟。

步驟三「商業運轉」

有了百萬的瀏覽人次或訂閱會員，且也經常與會員或粉絲們保持互動，之後便要思考如何創造出可以「商業運轉」的商業模式（Business Model），除了部分平台（如 YouTube），Google 本身會透過影片的瀏覽人次，主動支付廣告費的分潤給頻道經營者（YouTuber），許多互動平台本身就能創造出各種的成功商業模式（BM），至於商業模式的實際操作與醫療產業中的成功 BM 案例分享，本書將於第三章之後的相關章節中完整地闡述與說明。

社群行銷的具體作法，除了上述的三個主要步驟之外，亦有部分平台經營管理者認爲，社群行銷成功的關鍵，應包含「內容行銷」+「社群互動與擴散」，一旦成立了專屬的社群平台，首先要大量招募粉絲或會員人數，但「內容行銷」才是能否永續經營的王道，在這個資訊爆炸的年代，閱聽群眾的胃口越來越大，如果內容僅僅是較爲清涼火辣的美照亦或是血腥驚悚的影片，可能隨著新鮮感的流逝，會員瀏覽人次便會慢慢地退潮，因此透過「社群互動與擴散」方能與社群粉絲持續互動並讓會員們持續地分享擴散，也才可以讓自己的社群平台或直播頻道持續保有人氣，如下圖 4-6（社群行銷程序圖）所示，社群行銷程序包含六個程序，分別爲 (1) 廣招粉絲；(2) 訊息溝通；(3) 粉絲互動；(4) 社群擴散，最後才能走到 (5) 品牌認同，進而產生 (6) 群組經濟，也就是上述所謂的商業模式（BM），創造出經濟價值，進而讓平台經營者可以永續經營。

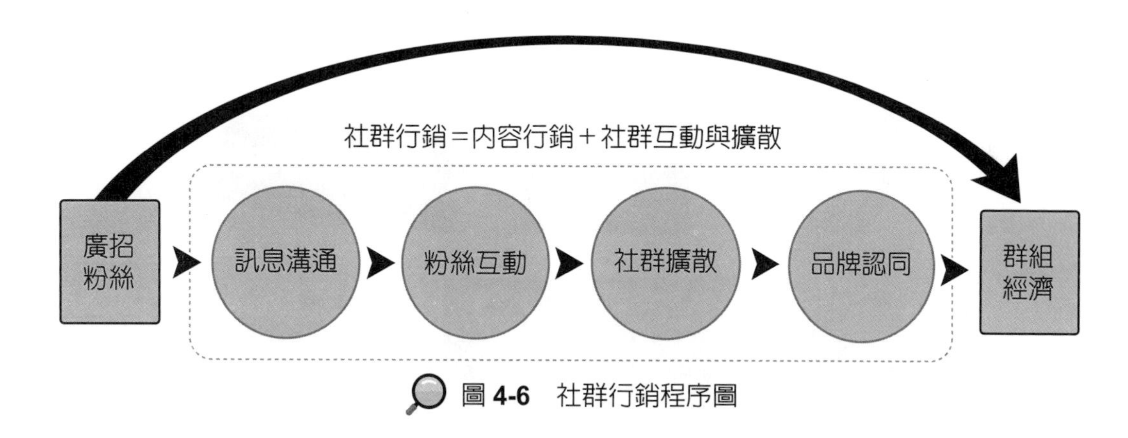

圖 4-6　社群行銷程序圖

綜觀以上各項「數位行銷通路」的種類與操作程序的介紹，在醫療機構亦可參考應用之，例如：(1) 成立醫院官方粉絲團；(2) 協助各類病友會成立 LINE@ 群組；(3) 安排年輕主治醫師參加與健康議題相關的直播平台；(4) 搭配網路著名的 YouTuber 拍攝影片，置入行銷醫院相關自費單位（例如：高階健康管理中心或醫學美容中心）；(5) 添購新儀器設備或發表新的治療手術或罕見疾病時，可邀請網紅搭配 FB 線上直播等等，以上方式都是讓醫療機構藉由新媒體的數位行銷通路進行社群行銷，以達到增加醫院知名度，鞏固病患忠誠度，進而達到增加初診病患的具體作法。數位行銷通路創造出了大家所熟知的「眼球經濟」，其顧名思義，就是有越多的「眼球」關注，就越能產生出強大的「經濟」效益，這是先前醫療行銷管理所未思考到或提及的新思維。

二、共享經濟（Sharing Economy）

隨著全球暖化所帶來的「循環經濟」思維，加上資通訊化與 AI 自動化的日益成熟與快速發展，許多的商業模式都在不斷地改變中，著名的經濟學人雜誌 The Economist 在 2017 年的報導指出，包含音樂 CD、錄影帶、計程車、傳統的書籍與服飾等通路，將在傳統的店面中或是一般傳統的市場上逐漸消失。自 2000 年起，隨著智慧型手機不斷增加功能與提升效能，加上 3G 到 4G 的無線寬頻網路技術日趨成熟且覆蓋率不斷地擴大，其實我們已經看到不少知名的品牌或企業已逐漸消失或幾乎被遺忘在我們的日常生活之中，例如：過去最知名的諾基亞（NOKIA）品牌的手機、市占率最大的柯達（Kodak）軟片、PAPAGO 汽車導航、百事達（BLOCKBUSTER）連鎖 DVD 出租店、知名的玫瑰唱片與大眾唱片的連鎖唱片門市、快譯通語言翻譯機等等，如下圖 4-7 所示，這些曾經在市場上獨霸一方的產業或企業品牌，在短短十年左右的時間，隨著智慧型手機興起而日益沒落，甚至已經完全退出市場，無法再出現在消費者的面前。

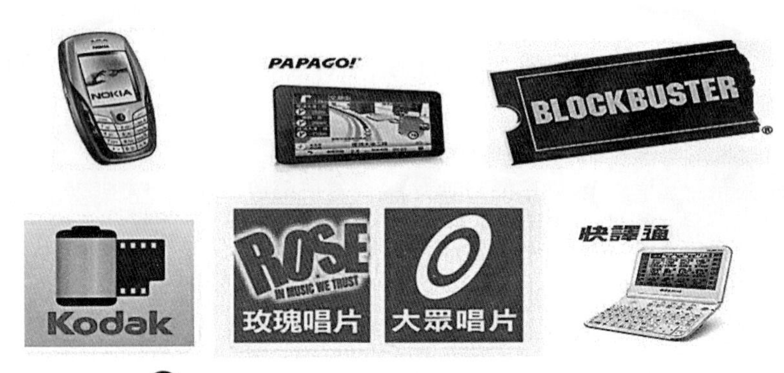

圖 4-7　消失或被遺忘的知名品牌或企業

為了避免成為下一個提早關門打烊的店舖或被迫退出市場的知名品牌，許多企業的商品或服務模式正在快速地演進（Evolution）或重新地革命（Revolution），在中國古代，曾被視為完全不會發生的「馬不拉車、夜不點燈」的情況，在現今這個年代已經被完全顛覆了，如下圖 4-8 所示，主要能源為「糧草」的「馬車」已經走入歷史，取而代之的是以「汽油或瓦斯」作為主要能源的「汽車」大量在馬路上奔馳；相信不久的將來會出現以「替代環保能源」為主的「電動車」會成為市場主流，且兼具人工智能（Artificial Intelligence）的無人駕駛「航空飛行器」，很快會成為人類的主要交通工具之一。正當大家都還在討論「煤燈」演化成「日光燈管」的時候，未來 LED 可能將成為人類最主要的照明燈具，甚至會有其他的照明設備被創造出來。

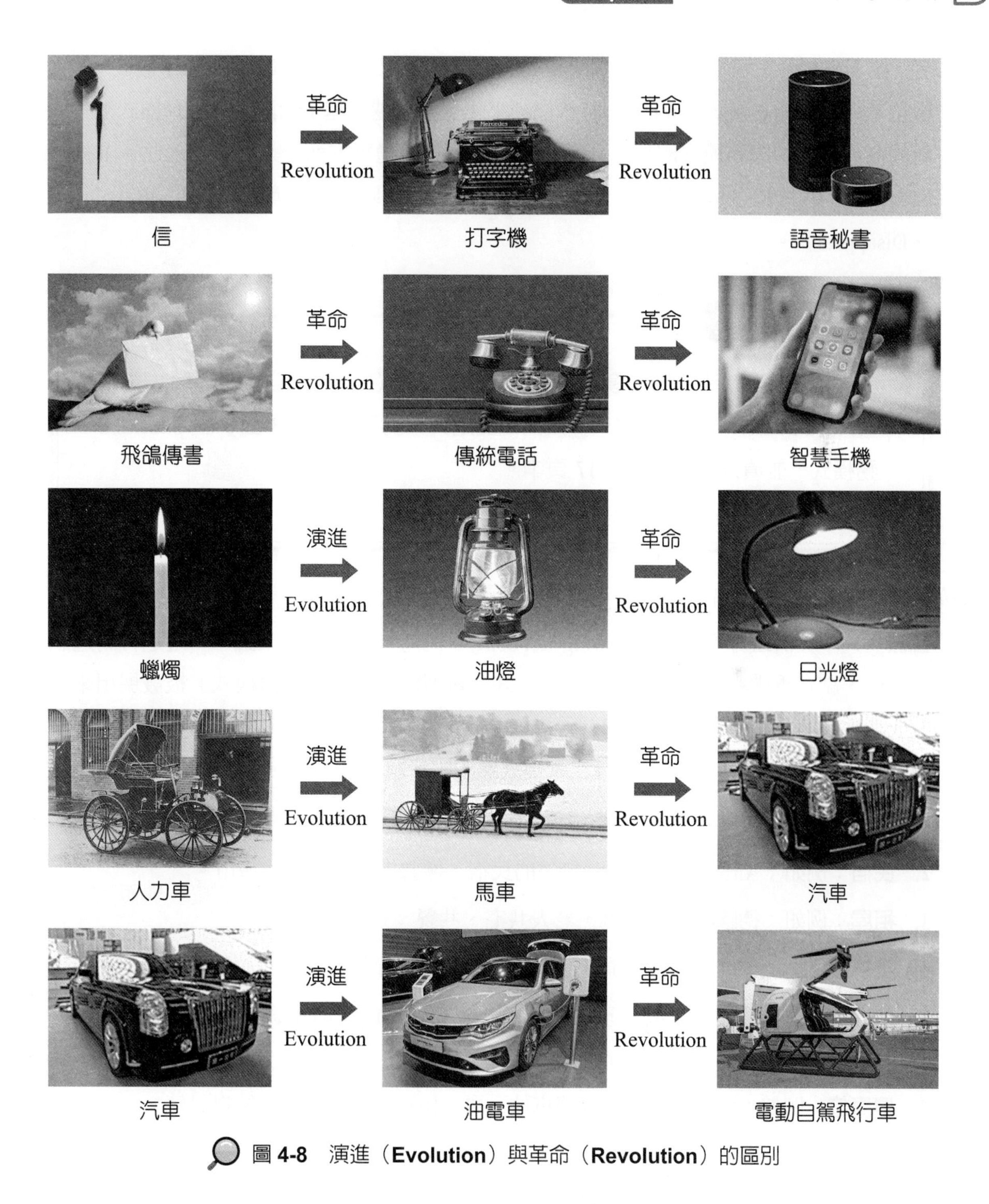

圖 4-8　演進（**Evolution**）與革命（**Revolution**）的區別

哈佛商學院名師，也是當代最具影響力的創新大師暨管理學之父「彼得 · 杜拉克」（Peter Drucker）在 1985 年便曾提出：「不創新，就等死！」（Innovate or Die），在過去十多年，企業不斷地創新求變，驗證了這位管理大師的理論，但本書必須提醒各位讀者，接下來在人工智能（AI）、互聯網（IoT）以及行動支付（Mobile Payment）的衝擊下，數位革命（Digital Revolution）的時代已經來臨，會有越來越多的商品或服務模式被其他新的商品或新的服務模式取代，甚至是被消費者完全拋棄進而走入歷史。因此，本書提出一個新的思維給各位讀者：「不思變革（革命）、終將滅絕（消失）」！（Revolution or Disappear）。

課堂小組 討論

許多企業的商品或服務模式正在快速地演進（Evolution）或重新地革命（Revolution），除了本書所提及的商品之外，請再列舉出 3 至 5 種商品或服務模式，並填寫於附錄之 A-17 頁中。

EX：附錄之 A-17 表格中商品。

永續（Sustinable）的概念在全球暖化的威脅下，成爲各國政府施政的重點及追求的目標。共享經濟或分享經濟（Sharing Economy）的時代已經正式來臨了，透過行動通訊的介面，結合雲端智能與大數據的應用，許多新型態的「分享經濟模式」被發展出來，並成功地展開新的商業模式（BM），這些分享經濟已成功地應用在以下各個不同的服務模式之中，本書試著列舉以下幾種已較爲成熟的服務模式，以供各位讀者參考，包括：

1. **車子**：例如：美國或臺灣的 Uber；大陸的滴滴打車；泰國的 LINE Taxigo。
2. **民宿**：例如：Airbnb，預訂獨一無二的民宿，像當地人一樣體驗城市。
3. **租屋**：例如：德國的租屋 60%，老人共宅、共餐、共用廚房廁所。
4. **食物銀行**：例如：目前在醫療產業的精子銀行、血庫銀行、臍帶血銀行等。
5. **住家 / 店面**：例如：臺灣一玖樓（https://www.9floorspace.com/），以 5 年至 20 年屋齡的小坪數房子爲主，提供年輕人與老人跨時代共居。
6. **停車位**：例如：將城市中的自家停車位，白天租給上班族，下班給自己停。
7. **共餐 / 共食**：例如：邀請單身獨居年長者或單親媽媽與單身上班族一起付費共享晚餐，或是台北市政府推出的各鄰里設點邀請老人共餐等。
8. **外語家教**：例如：TutorABC；Amazing Talker，集結世界各地的英語家教，分享線上教學。
9. **家俱出租**：例如：IKEA 在臺灣成立「翻修中心」以租代買，搶進都會區式辦公大樓市場。

以生活中最不可或缺的飲食為例，「共食」不但建立起人們的連結，正如網路上 FB 臉書所分享的一段話：「便利的外食文化，解放了我們烹調的時間，卻換來對所食的無知及卸責，重新走回廚房，從自煮開始，奪回自主的一點可能，就讓我們一起成為更好的人，一起溫暖這座城市。」共餐或共食的分享經濟應該會慢慢地發展出成熟的商業模式，以上各類分享經濟的案例或許都將逐漸成熟，進而衍伸出了好的商業模式，例如：輔具 / 輪椅，隨著人口老化，諸如日本、德國等老人化國家，65 歲以上的老年人口數均已超過總人口的 20% 以上，居家或個人輔具，或是輪椅等輔助設備的需求越來越大，有些是手術後因復健所需的短期需求，有些則是慢性病的長期需求，這些輔具或設備，應該適合採用分享經濟的商業模式。除了輔具之外，筆者也試著再提出以下幾種「分享經濟新思維」，藉此拋磚引玉，讓讀者可以思考延續其後續發展的可能性。

1. **辦公樓**：例如：將辦公室白天晚上分開出租、分季出租（淡旺季區隔）。
2. **企業設施**：例如：將私人度假別墅共享、露營車或登山器具共享。
3. **校園設施**：例如：在校園內的重要設備、運動場館或會議室共享。
4. **超跑 / 重機**：例如：將平常使用率較低的私人禮賓車、重型機車或私人遊艇共享。
5. **名錶 / 精品**：例如：將名錶、名牌包、貴重珠寶或晚禮服等精品共享。
6. **農地 / 農具**：例如：鼓勵有機農業再生，農具共享、田園城市（屋頂綠化）。

課堂小組 討論

隨著智慧型手機的日新月異，多數知名品牌或商品已經幾乎被完全取代。

請試著再舉出被 5G 通訊及遠距服務取代的 3 至 5 種服務模式，並填寫於附錄之 A-19 頁中。

EX：傳統手機、汽車導航、錄影帶店、相機軟片、傳統唱片、英語翻譯機。

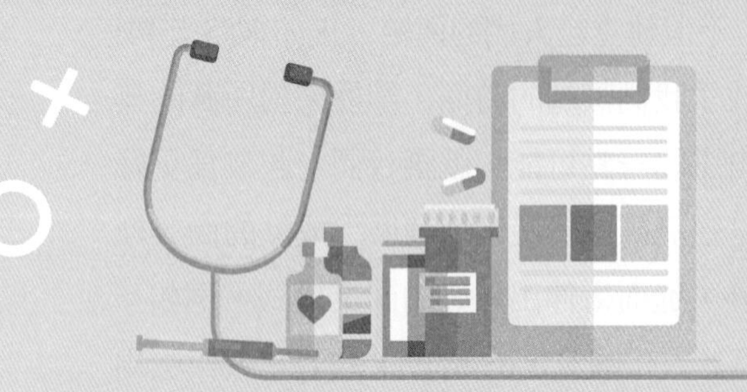

章後習題

一、選擇題

(　　) 1. 下列何種促銷方法不屬於典型的「飢餓行銷」活動？
(1) 名牌限量商品　(2) 地區限量商品　(3) 集點兌換商品　(4) 售票系統秒殺。

(　　) 2. 想要成功的發展一個廣告方案前，執行者必須先確定目標市場與消費者動機，然後進行五 M 的決策分析，所謂的五 M，以下何者為非？　(1) 使命 Mission　(2) 經費：Money　(3) 媒體：Media　(4) 人力：Manpower　(5) 訊息：Message。

(　　) 3. 行銷人員選擇適當媒體來進行促銷方案，在判斷哪個頻道或媒體適合自身產品或服務時，通常會優先考量的因素主要有三項，以下何者為非？　(1) 接觸率 -R　(2) 費用 -C　(3) 頻率 -F　(4) 效果 -I。

(　　) 4. 傳統的製造業中，從最上游的生產者到最下游的消費者，可能需要經過一個到三個或甚至數個不等的中間機構（Intermediary Mechanism），以下何者為非？
(1) 自營商　(2) 零售商　(3) 經銷商　(4) 批發商　(5) 中盤商。

(　　) 5. 操作社群行銷的主要步驟中，迅速的增加瀏覽人次或大量的招募按讚的會員人數，屬於以下哪個步驟？　(1) 廣招會員　(2) 訊息溝通　(3) 粉絲互動　(4) 商業運轉。

二、問答題

1. 促銷組合（Promotion Mix）中，包含了 5 種促銷工具與手法，請列舉醫療機構在這 5 種工具中所使用的促銷方法，每種手法須至少列出 3 項。

2. 傳統醫療產業通路與一般產業的通路系統不同處有三點，請逐項說明。

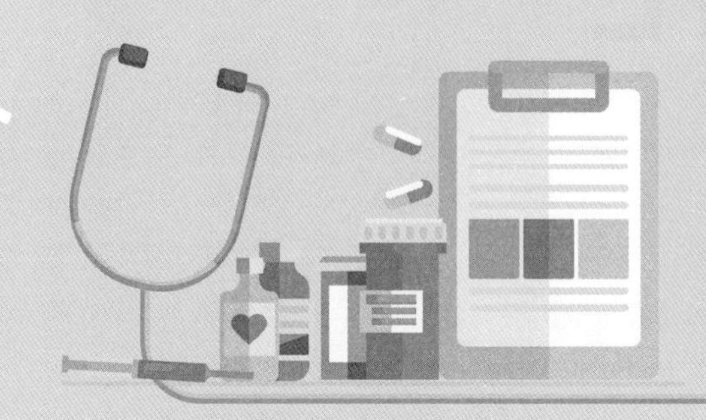

章後習題

3. 在訂定通路決策之前，我們必須先考量一般病人在接受醫療服務前會考慮的因素，以及病患決定就醫後，其選擇醫療機構的考量因素為何？請至少列舉出五項，並稍作說明。

4. 在網路上的數位通路行銷（E-Marketing），多半以社群網站的行銷為主，目前常見的網路行銷或社群行銷的途徑與種類大致上可歸納為哪五種？

5. 共享經濟或分享經濟（Sharing Economy）的時代已經正式來臨了，透過行動通訊的介面，結合雲端智能與大數據的應用，許多新型態的「分享經濟模式」被發展出來，並成功地展開新的商業模式（BM）（請列舉出三種）？

NOTE

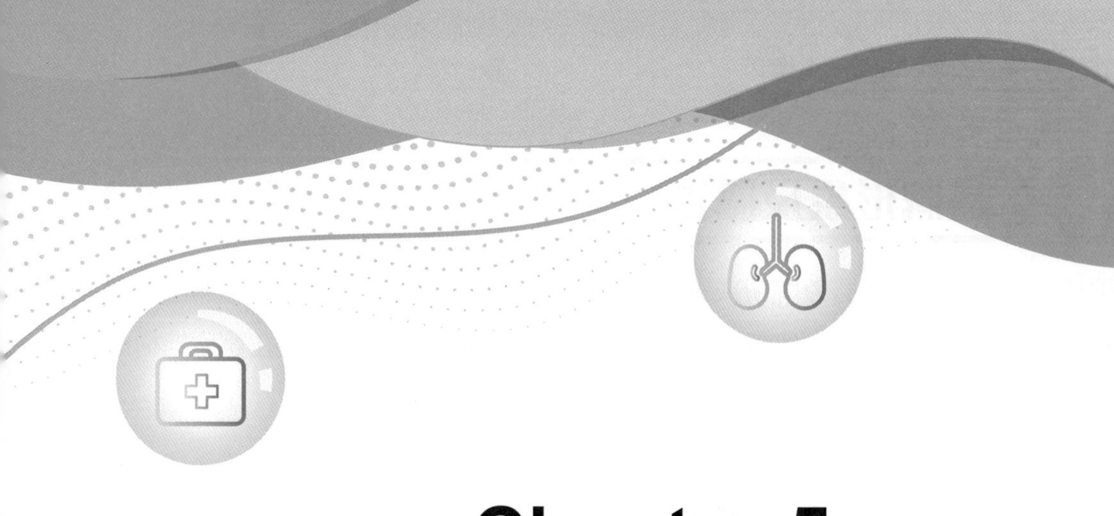

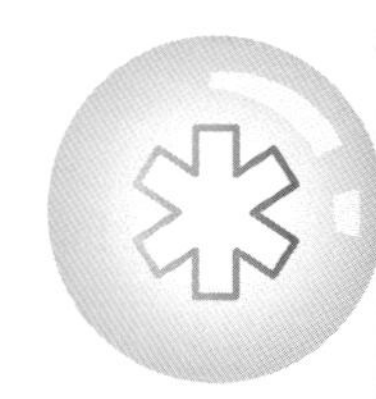

Chapter 5

品牌行銷與消費行為決策評估

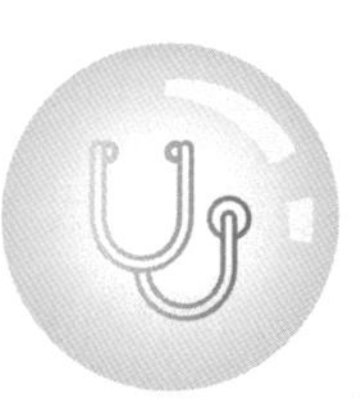

學習目標

1. 了解品牌形象、品牌屬性與品牌定位的重要性。
2. 探討領導品牌與挑戰品牌間的正面與側面攻擊。
3. 了解消費決策分析模式以及產品或服務的選擇。

5-1 品牌形象及屬性

在醫療產業中，尤其是醫療院所或醫療機構，均受制於醫療法規的限制，無法大肆從事一般商業行銷活動或拍攝內容聳動且較吸引病患的文宣廣告，所以，在醫療機構的行銷管理中，品牌行銷與解析消費者行爲成爲重要的行銷議題。

在這個新媒體充斥的二十一世紀中，涵蓋著平面、聲音、影像與數位的整合式網路新媒體已經慢慢地在成長茁壯中。我們在日常生活中，時常接觸到形形色色的影音視頻與置入廣告訊息，但只有少數的廣告能夠打動消費者的心，進而引起購買的慾望，讓消費者購買產品。爲了達到這個目的，在大健康產業的各式醫療或健康產品的製造商或銷售商都必須成立相關的行銷部門，培養優秀的行銷企劃或業務人員，以求能充分了解消費者的心理，設計出最適合的行銷策略。

也正因爲如此，從事消費者行爲（Cconsumer Behavior）和消費心理學（Consumer Psychology）的研究便成了行銷工作的核心部分。市場的行銷者（Marketer）一直把消費者當成衣食父母，所有的行銷企劃皆要從消費者的角度出發，唯有先了解消費者的心理與行爲，如此才能眞正打動消費者的芳心，進而發展出適切的產品服務、價格、通路及推廣的基礎。

一、品牌形象（Brand Image）

在這不斷強調品牌的新時代，消費者似乎有著強烈的品牌認同感，只要是牌子大、形象佳的產品，在市場中便較能受到一般消費者的青睞，因此品牌形象的塑造就變得非常重要，在醫療產業也不例外。大型醫學中心，諸如台大、榮總、長庚等大品牌的醫院，就算是生個小病或感冒，民眾還是會願意花一個半天或晚上的時間，等候大排長龍的門診，只爲了到大醫院看病比較放心。

有很多研究報告指出，女性爲消費市場中的主要決策者，一般女性在消費時較容易受到品牌的左右；一個好的品牌不但可以賣到好價錢，甚至帶來許多象徵高貴或品味的附加價値。目前包含化妝品、嬰幼兒相關產品、流行服飾或精緻裝飾品等相關產品，幾乎都由女性來主導市場消費脈動。所以各家品牌廠商都以重金來塑造自身品牌或產品的形象，行銷方式也都以品牌塑造爲主軸，相信只要將品牌推到金字塔的頂端，其他相關產品也都能雞犬升天。

有部分學者主張，這是一個講究個人品牌的時代，總公司的品牌固然重要，但各別商品的形象或售後服務更是重要，品牌的威力在市場上能夠發揮到多大，會依品牌的不同而有很大的差異。

學者 Aaker 曾將顧客對品牌的態度區分成為以下五個層面，其層次由高至低分別為[1]：

1. 顧客對該品牌極為專情一致。 ……(1)
2. 顧客對該品牌有不錯的評價，並視其為朋友。 ……(2)
3. 顧客感到滿意，且若更換品牌將會引發額外的成本。 ……(3)
4. 顧客感到滿意，且沒有理由更換產品。 ……(4)
5. 顧客將會因為價格的因素而決定更換品牌。 ……(5)

上述的五個等級也就是表現出品牌忠誠度（Brand Loyalty）高低的區隔，若該品牌的顧客層次多座落於 (1)、(2) 或 (3) 級的範圍，這便表示該品牌權益（Brand Equity）很高，據 Aaker 的說法，若品牌權益愈高，則品牌名稱的知曉度、認知的品牌品質、堅強的心理性與情感性的品牌聯想以及其它的資產（如專利、商標或通路關係）強度便愈高。

品牌是一個很抽象的名詞，它可能是一個產品的名稱（Name）、一個符號（Symbol）、一個標誌（Logo）甚或是一種設計（Design）或一種標記（Sign），但不管它是以何種方式存在，重點在於這個符號或標誌背後的意義與其所能夠產生的力量與價值。一般要掛上品牌與否的決策在於公司是否欲將品牌名稱放在產品之前，但品牌的建立也有一定的流程與程序。如下圖 5-1（品牌建立決策綜觀圖）所示：

[1] David A. Aaker（1991）, Managing Brand Equity, New York: Free Press.

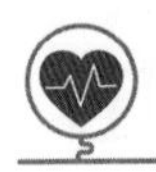

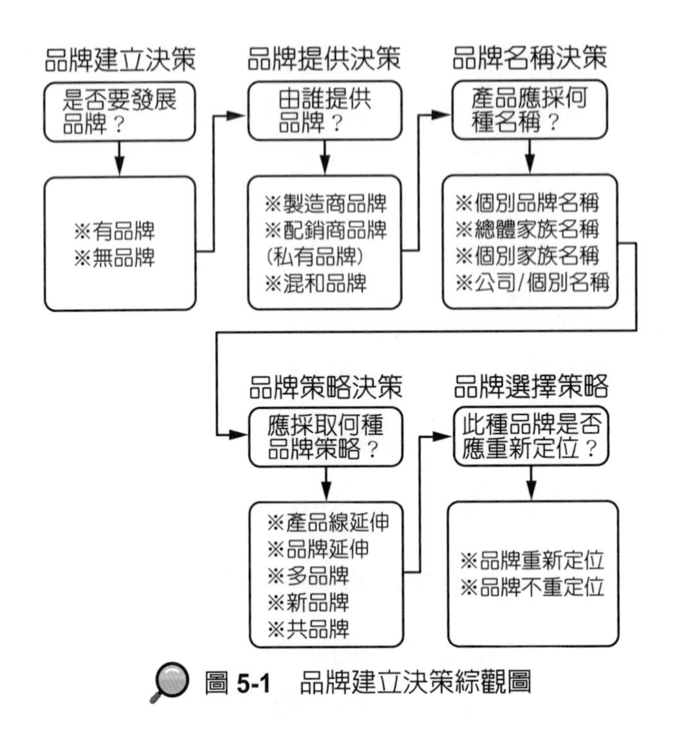

圖 5-1　品牌建立決策綜觀圖

當決定以品牌形象導入市場時，緊接著便面臨到進一步的品牌名稱選擇，我們又稱其為品牌名稱決策。在醫療界我們也可以看到類似的品牌，如台大體系、長庚體系、榮總體系、馬偕體系、北醫體系、中國附醫體系、高醫體系、慈濟體系等，以及佳醫集團、實和聯合診所等等。這些大致上可分成四類（如上圖 5-1），其分別為：(1) 個別品牌名稱；(2) 總體家族品牌；(3) 個別家族品牌；(4) 公司 / 個別家族品牌名稱結合使用等。例如：台大體系的醫院、長庚體系的醫院、退輔會的榮民醫療體系、衛生福利部立轄下醫院，甚至是桃園壢新醫院的聯新醫療體系等等都是典型的家族品牌策略。

二、品牌屬性（Brand Characteristic）

一般消費者在決定了產品或服務的型態以後，接下來便會面對如何在眾多相似品牌中挑選理想的產品。每項產品或服務其實都是一組相同屬性的組合，不同組的屬性象徵著不同品牌信念或品牌形象（Brand Image），消費者會在眾多品牌中找尋最符合自我需求的品牌。但不同市場區隔的消費族群對於品牌的認知也會有所差異，因此各家廠商除了會利用媒體或廣告大肆地打響品牌形象外，消費者亦會透過自身的消費經驗或記憶來評估其品牌在心目中的眞實形象。

對於廠商或企業如何正確地建立品牌形象，一般公司或組織若想吸引某特定市場區隔的消費族群時，他們通常採取的策略為：

1. **修正品牌（Modifying the Product）**：行銷企劃人員重新賦予品牌形象新生命，同時使其提供購買者想要的特性。此策略又稱爲實質重定位（Real repositioning）。
2. **改變產品信念（Altering Perception of the Product）**：行銷人員試著改變購買者對產品提供的重要品牌信念，換言之，就是改變該品牌在消費者心中的地位。
3. **改變競爭品牌之信念（Altering Perception of the Competitor's Product）**：行銷人員可試圖改變主要競爭商品在市場上的品牌形象，藉此來突顯出自身品牌的特色，通常廠商會以比較性的媒體廣告來加以強調，如現在普遍盛行的運動機能飲料舒跑與寶礦力水得，便是採行此種行銷模式。
4. **改變屬性的重要權數（Altering the Attribute Importance Weights）**：行銷人員透過各種工具來強調自身品牌較佔優勢的屬性，也就是在該特定品牌屬性上加重權數的行銷。
5. **喚起購買者注意被忽略的屬性（Calling Attention to Neglected Attributes）**：讓原本存在但沒有被消費者發現的品牌屬性突顯出來，藉此喚起購買者對其加以重視。
6. **轉移理想的產品（Shifting the Idea Product）**：行銷人員試圖降低一般消費者對本身缺乏之某些特殊品牌屬性的在意程度，也就是說，試著改變某些屬性的理想價值與水準。

雖說一般消費者會在選擇產品或服務型態後再決定購買哪個特定品牌，但也有部分消費者會在廠商長期經營品牌形象下，對某特定品牌產生所謂的品牌忠誠度（Brand Loyalty），因爲有著強烈的品牌忠誠，所以便產生了左右決策評估（Decision Evaluation）的效應，如美國的蘋果手機（iPhone）就擁有許多具有強烈品牌忠誠度的「果粉」。

5-2 品牌定位

正如本書先前所述，醫療機構的行銷，多採用口碑行銷，其實口碑行銷就是品牌行銷，談到品牌行銷，我們就不能不提宏碁電腦創辦人施振榮在 1992 年的《再造宏碁》一書中所提出的品牌行銷微笑曲線（Smile Curve），如下圖 5-2 所示，微笑曲線分成左、中、右三段，左段爲技術、專利，也就是「智慧財產」，中段爲「組裝、製造」，右段爲「品牌行銷」，將進入障礙較高的「智財」與「品牌」置於曲線兩端，在性質上，它是一條附加價值曲線，只要用心經營品牌與口碑，就能創造出附加價值，經營大型醫療機構更當如此，重視每個品質指標，累積民眾好的就醫經驗，以提升醫院品牌價值。

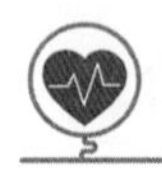

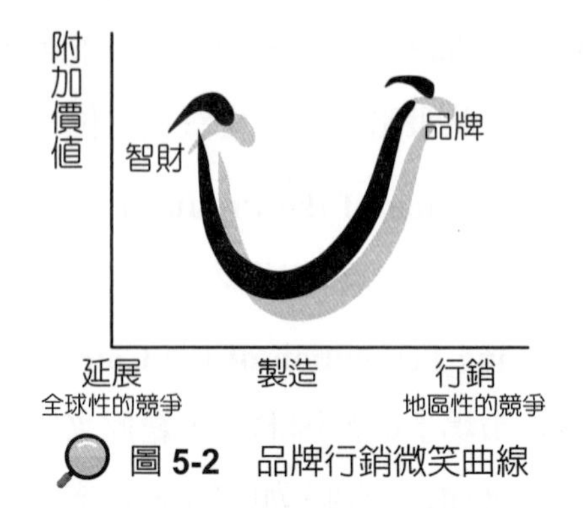

圖 5-2　品牌行銷微笑曲線

品牌在市場上與消費者的心中是存在價值的，一般的企業經營品牌喜歡以英文 A 開頭來命名，過去有一個說法是，A 開頭的品牌在搜尋引擎上，最容易被搜尋，也最容易讓消費者記住，例如：臺灣的雙 A 筆記型電腦品牌，宏碁（Acer）與華碩（ASUS）；目前在中國與美國最大的通路與電商的品牌，阿里巴巴（Alibaba）與亞馬遜（Amazon）；全球手機的領導品牌蘋果（Apple）等，但也有許多知名品牌並非以 A 開頭，在品牌的定位與價值上，我們可以將品牌區分為以下四種定位，包含：

一、市場領導者（Leader）

所謂「市場領導者」的品牌，其顧名思義就是坊間同類商品中，市佔率或銷售量最大的產品其所屬的品牌，例如：當我們提到可樂，立即會想到美國的可口可樂（Coca-Cola）品牌；談到汽車，我們便立即想到德國的雙 B 品牌，包含寶馬（BMW）與奔馳（Benz）；談到咖啡，消費者直覺反應的品牌多半是星巴克（Starbucks Coffee）；談到速食、漢堡店，多數民眾立刻會想到的應該是麥當勞（McDonald's）；談到運動品牌，直覺反應多半是耐吉（Nike）；而談到智慧型手機的領導品牌，必然非蘋果（Apple）莫屬；而在醫療機構的領導著品牌，至今應該仍屬台大醫院的醫療體系。因此，能讓消費者第一時間直覺反應的品牌，其實就是「市場領導者」；在確認了品牌領導者的市場定位之後，品牌行銷與品牌經營者便可以執行以下三個主要的領導品牌策略方針，包含：

1. 刺激市場使用量

(1) 提高消費者使用頻率以增加使用量。

(2) 開發產品新用途以增加新的消費者。

2. 提高市場佔有率

(1) 塑造獨特且無法超越的產品形象。

(2) 創造震撼且深植人心的產品口號。

(3) 推出新配方或新口味或新的服務。

(4) 靈活運用品牌體系下的配銷通路。

3. **保衛領導者地位**

(1) 研發領先挑戰品牌的差異化服務。

(2) 製造挑戰品牌同市場的進入障礙。

二、市場挑戰者（Challenger）

正如上述的市場領導者的品牌，可以讓消費者或顧客直覺反應，而「市場挑戰者」的品牌，多半是客戶第二個聯想到的品牌，在市場上的市佔率與銷售量也是緊緊直追著領導品牌，位居第二或第三的強大品牌。例如：談到可樂，想到百事可樂（Pepsi-Cola）；談到汽車，想到豐田汽車（TOYOTA）；談到速食、漢堡店，想到漢堡王（Burger King）；談到運動品牌，想到愛迪達（Adidas）；而談到智慧型手機，過去幾年的挑戰品牌可能是韓國三星（Samsung），但這幾年消費者可能聯想到的市場挑戰者，會是大陸的品牌，包含華爲（Huawei）、歐珀（Oppo）、小米（MI）等等；而在醫療機構的挑戰者品牌，應包含榮總、長庚醫院兩大醫療體系。這些市場挑戰者的品牌定位與行銷策略，多半是打擊市場領導者，搶攻市場佔有率，進而成爲領導品牌，其攻擊策略包含以下兩種：

1. **正面攻擊**

(1) **模仿式（山寨版）的正面攻擊**：意即當領導品牌推出什麼產品組合或服務模式，挑戰品牌就立即跟進，不僅如此，在定價、促銷及通路上，挑戰者都採取與領導者相同的行銷策略。

(2) **產品或服務為導向的正面攻擊**：研發一種新產品或創新服務模式，而其特色是競爭對手（領導品牌）所沒有的，此時可藉由產品差異化或服務領先的效果與領導品牌正面對決。

(3) **以價格競爭為導向的正面攻擊**：這是一種廣義的紅海策略，也就是削價競爭，在相同的產品功能或服務內容之下，主要以降價來爭取消費者的認同，直接挑戰領導品牌的價格底線，這種作法可能短期可以獲得市佔率的提升，但最終有可能陷入經濟學家所提的賽局理論（Game Theory），造成兩敗俱傷。

2. **側面攻擊**

(1) **市場區隔**：用鮮明與特殊的市場區隔來切割市場，鎖定特定對象或區域加強行銷的力度與深度，以獲得特殊消費族群或特殊地區消費者的認同，以求擴大市場佔有率。

(2) **高價攻勢**：以高於主要競爭者（領導品牌）的價格塑造本身產品的特殊性，藉由滿足高端消費者以突顯身分與品味與特殊慾求，爲自身的品牌提升高端形象與附加價值，爭取產品在市場上佔有一席之地。

(3) **低價攻勢**：在強大領導品牌尚未注意或還來不及反應之時，迅速採取低價策略，推出創新產品以搶攻市場佔有率，待市場領導者發覺時，挑戰者已在市場上擁有相當的市佔率與影響力。

(4) **通路攻勢**：當市場領導者的通路策略較僵化時，挑戰者可藉由比較靈活的通路設計搶佔市場的據點，包含線上到線下（Online To Offline, O2O）的服務模式。

(5) **文宣攻勢**：當市場挑戰者的品牌形象已經接近領導品牌時，消費者們普遍能夠認同挑戰者品牌，這時挑戰者會推出一波波密集的文宣，強調挑戰者品牌的某些服務、功能，甚至是附加價值勝過市場領導者，以餐飲業的兩大領導品牌爲例，如下圖 5-3，我們可以看到百事可樂推出攻擊可口可樂的廣告，藉此打擊其領導品牌的地位，也可以看到可口可樂的反擊；此外，我們也可以看到挑戰者品牌的漢堡王，拍出打擊領導品牌麥當勞的文宣廣告與兩大品牌的文宣競爭攻勢。

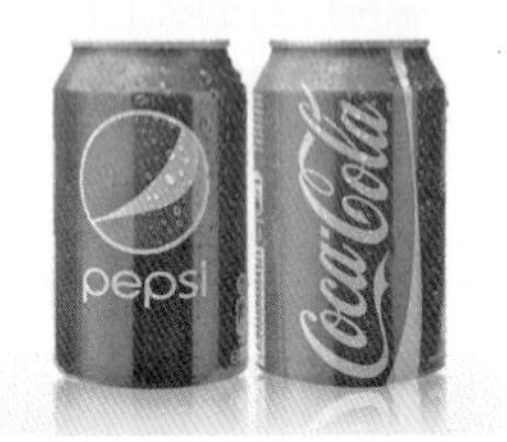

（A）可口可樂與百事可樂的針對領導品牌的競爭

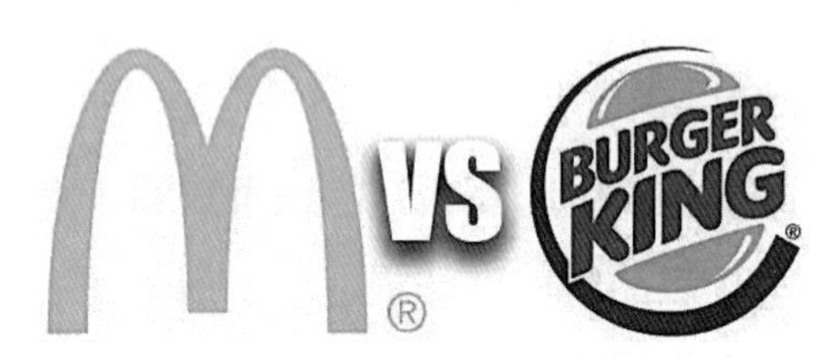

（B）麥當勞與漢堡王的針對領導品牌的競爭

 **圖 5-3**　市場挑戰者品牌的側面攻擊

三、市場追隨者（Follower）

在品牌定位的行銷策略中，除了上述兩種較爲強勢的品牌策略，還包含了較溫和的「市場追隨者」的品牌策略。所謂追隨者，言外之意就是主張追隨著領導者品牌或挑戰者品牌，並不想與其競爭或正面交鋒，而在醫療機構的市場追隨者品牌，在台大醫院的領導品牌之下，相同體系下追隨者的分院，包含新竹分院或雲林分院等，不同體系下的追隨者有新北市的亞東醫院，其醫院內部多以台大醫師爲主；而如林口長庚醫院的挑戰品牌之下，相同體系追隨者有高雄長庚或基隆長庚等，不同體系下的追隨者有策略聯盟的桃園聖保祿醫院，其醫院內部多爲長庚體系的醫師。我們通常可以將追隨者品牌分成以下兩者型態：

1. **相同體系追隨者**：以在強勢的領導者或挑戰者品牌下，推出姊妹商品或不同口味的品項，藉此打開新市場區隔，尋求新的特殊消費族群的青睞，例如：可口可樂推出櫻桃口味的「健怡可樂」以爭取年輕女性消費者市場，或是臺灣的可口可樂推出「美粒果」柳橙汁，成功打擊了原本味全品牌市佔率不低的「每日C」品牌的柳橙汁。
2. **不同體系追隨者**：以獨特的產品攻佔小市場或特殊區域，通常這類追隨者常常會推出外型、包裝或是口味類似於領導品牌或挑戰品牌的商品，以求讓消費者誤以爲其爲同體系商品，或即便非同體系的商品，該品牌可能會採取策略聯盟的方式，來與強勢品牌合作，以求增加一些偏遠地區的銷售服務量，如行銷成本較高或通路 / 物流較不成熟的地區的市場。

四、市場利基者（Niche）

何謂「市場利基者」的品牌定位呢？簡單來說，就是不管市場的強勢品牌如何競爭，也不追隨市場的領導者或挑戰者品牌，自己獨樹一格地經營某特殊區域或特定族群，進而創造出一個高市場佔有率的利基市場獨特品牌。舉例而言，目前速食連鎖通路中，除了在漢堡類有麥當勞與漢堡王，炸雞類可能是麥當勞與肯德基，但在菲律賓國內的各大小城市，知名度與市佔率頗高且享有消費者青睞的連鎖速食店品牌則是「快樂蜂」巧利比（Jollybee），這品牌並沒有要打開全球的通路，它們的品牌定位策略，就是市場利基者品牌；而在醫療機構的市場利基品牌，可能包含了鎖定高雄特定區域經營的義大醫院、台北的新光醫院、或是主打泌尿科專長的書田醫院等，這些醫院利基一方市場，自成品牌以爭取消費者的認同。市場利基者的品牌定位策略與經營理念包含以下三點：

1. **鎖定特別的族群發展**：以高價位取得特殊的小眾市場，或以市場區隔鎖定特殊的族群發展，例如：專攻更年期婦女或鎖定金字塔頂端的客群等。
2. **經營特定地區的市場**：先求在某特地區域深耕經營，取得在地消費者的品牌認同後，再伺機而動，爭奪更大的服務區域或全國性的市場。
3. **研發特殊專長或專利**：以獨特的專利產品或特殊專長（例如：醫院只有某位特定醫師有能力進行特殊手術或治療），藉此攻佔特定市場區隔的消費族群，這類的利基品牌不易受到強勢品牌太大的衝擊，通常還會被強勢品牌主動洽談合作甚至合併（Merge）。

成功的品牌行銷與品牌定位可能會爲該企業或機構創造出意想不到的「品牌效益」與「品牌價值」，在大健康產業或是醫療機構的品牌行銷，我們也會經常看到不同產業（異業品牌）透過結盟或合作的方式，來爲彼此的品牌加分，提升消費者對於自身品牌的認同與信賴。

課堂小組 討論

請試著列舉 3 至 4 個同一產品系列的知名品牌，說明各品牌屬於此產品系列的哪一個品牌定位，並填寫於附錄之 A-21 頁中。

EX：速食店與可樂

5-3 消費行為（Consuming Behavior）

就現今整個醫療的市場來看，我們可以將整個醫療市場大致分成三段，分別爲預防醫學（Prevent Medical）、急性醫療（Acute Care）與長期照護（Long-term care）。雖然目前整體的醫療環境在健保介入後，出現了市場失靈（Market Failure）的現象，每年數仟億的健保預算，多數集中在給付急性醫療的費用上，但在主要的急性醫療的服務中，除了急診外，民眾在就醫行爲上仍保有一定的就醫選擇權，如：「要不要就醫？」、「到哪一家？」、「選哪一科？」、「看哪個醫生？」等，一般民眾在選擇醫療院所時所考慮的因素通常包含了：費用多寡、專業能力、品質好壞、交通便利、態度親切、窗明几淨等因素，民眾對哪一項因素較爲重視，自然就會選擇較符合自我需求的醫療院所。

不管是一般消費行爲甚或是醫療消費行爲，消費者在決策購買某特定商品或服務的整個過程大致上可分爲六個階段，此又稱之爲消費者決策模式[2]，如下圖 5-4（消費者決策模式圖）所示：

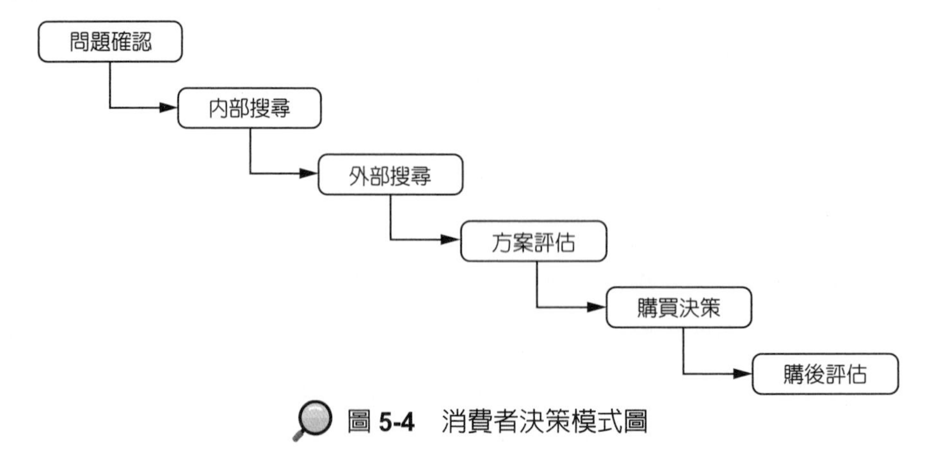

圖 5-4　消費者決策模式圖

[2] Engel, J.F., R.D. Blackwell, and P.W. Miniard（1994）, Consumer Behavior, 8th ed. New York: The Dryden Press.

除上述的消費者決策模式外，類似的研究尚有很多，Philip Kotler 與 Clarke（1987）也提出了所謂的消費者購買五階段模式，其分別爲：(1) 喚起需要；(2) 資訊收集；(3) 決策評估；(4) 決策執行；(5) 購後評估。我們把這五階段過程稱之爲消費者購買過程之五階段模式（Five-Stage Model of the Consumer Buying Process）如下圖 5-5 所示：

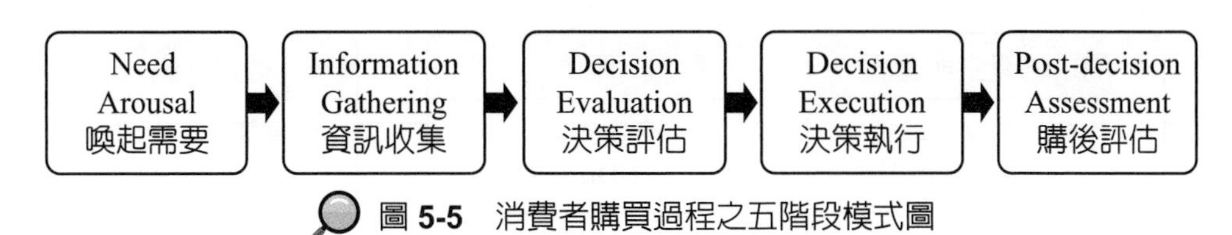

圖 5-5 消費者購買過程之五階段模式圖

由上圖的五階段模式可以充分回答下列有關消費者在購買產品時所產生的問題，以下本書將針對這「消費者購買過程五階段」加以仔細探討，並深入了解其涵義。

一、喚起需求（Need Arousal）

是何種需求與慾望能引起消費者的興趣，進而產生消費該產品或服務的動機呢？在醫療產業上，通常除了少數如醫美與健檢等，多半是解決疾病上的需求，首先消費者在對產品產生興趣進入喚起需求的階段中，可分爲三部分：(1) 誘發因子、(2) 基本需要、(3) 特定慾望。茲分別敘述說明如下：

（一）誘發因子（Triggering Factors）

誘發因子通常由內在因素或外在因素所產生。內在因素部分諸如飢餓、疼痛、倦怠、疲憊、焦慮或衝動等心理上的刺激。而外在因素的部分則包含了：

1. **個人因素**：譬如朋友、配偶、銷售員的推薦等。
2. **非個人因素**：譬如有報章雜誌、商店櫥窗以及任何平面或動態廣告的吸引。
3. **行銷主控因素**：廣告或推銷員的強力促銷。
4. **非行銷主控因素**：親友或家人的經驗分享。

各種誘發因子都可能形成消費者的購買動機（Purchase Motive），而一個好的行銷計畫則是調查出最能誘發出消費者興趣的產品或服務，針對不同族群的目標市場，不斷地以誘發因子來刺激其潛在需求並引發其消費動機（Consume Motive）。

何謂動機（Motive）？動機迄今仍未有一個普遍且被公認或接受的定義。但 Kotler 認爲，動機乃是一種被刺激的需求。它有著足以誘發個體採取行動來滿足需求的原動力。其他許多國內外學者也普遍認爲：「動機是一種是促使人們採取某種行爲來滿足某種需求的力量」[3]。

[3] 張春興（1994），現代心理學，初版，台北：東華。林靈宏（1994），消費者行爲學，初版，台北：五南。蔡瑞宇（1996），顧客行爲學，台北：天下圖書。

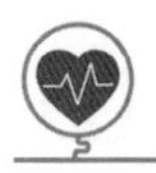

綜合國內外各家學者的看法，動機可說是一種行爲的內在因素，是爲了滿足需求所引發，目的在達成需求的滿足。透過圖 5-6 所示，我們可以了解，動機可說是行爲的原型，當有了需求後，內心就會感到一股壓力，我們將其稱之爲內趨力（Drive），當個體採取某種行爲後可以降低壓力，滿足需求。

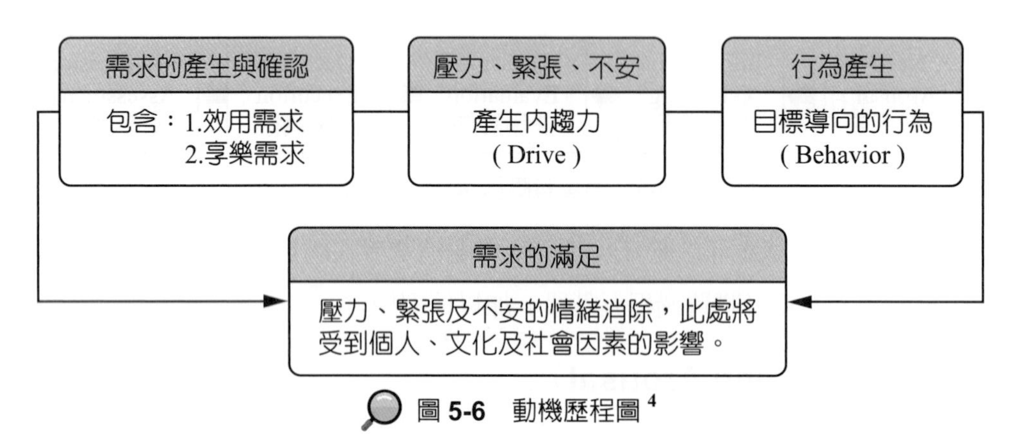

圖 5-6　動機歷程圖[4]

1929 年 Walter Cannon 提出內趨狀態（Homeostasis），其說明了有機體的生理系統常維持在所謂的適當水平，當生理系統偏離此狀態時，生理上便形成了需求（Need）。而需求轉爲一股推動適當行爲的動力，稱之爲內趨力（Drive）。行爲科學家 Hull 提出「內趨力消滅論」（Drive Reduction）如圖 5-7 所示，當需求受到剝奪後，個體將產生內在趨力，此種力量足以驅使個體產生力量來滿足需求。

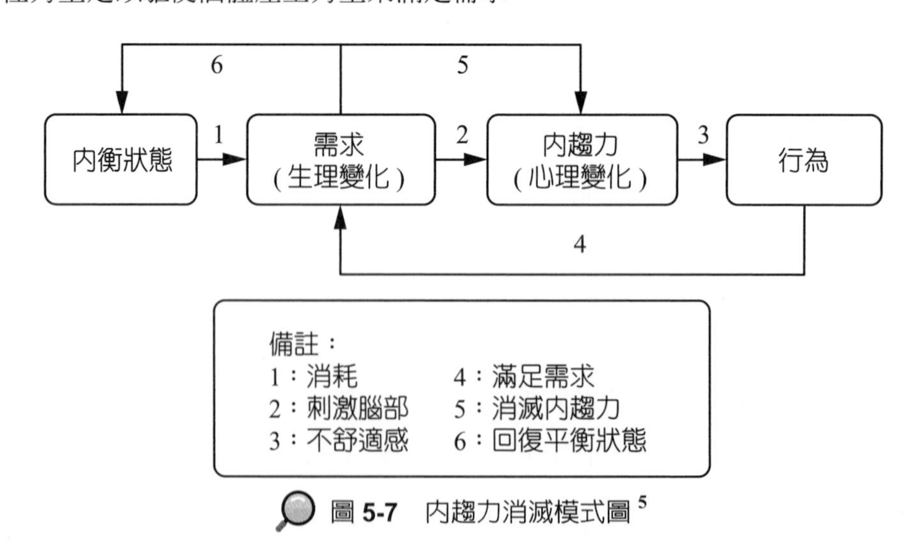

圖 5-7　內趨力消滅模式圖[5]

[4] Loudon, David L., Albert J. Della Bitta(1993), Consumer Behavior: Concepts and Applications, 4th ed., New York: McGraw-Hill.

[5] 高尚仁（1996），心理學新論，初版，台北：揚智。

經由內趨力消滅模式圖我們可以明顯地看出，動機是有方向性的。而近來學者也更將需求的概念拓展至生理原始性需求和心理衍生性需求兩大類。因此，內趨力的解釋對需求而言可說是相當重要的議題。

（二）基本需求（Basic Needs）

誘發因子並沒有直接創造需要，而只是將潛在的需求激發出來，行銷人員應就其基本需求，提供適切的產品或服務，才能產生最大的行銷效益，而在眾多需求理論中，以馬斯洛（Maslow）的需求層次理論（Need Hierarchy Theory）最被廣為運用。

在心理學家馬斯洛（Maslow）的學說中，他認為人類具有多種相關的動機，其間強弱消長的變化，與每個人的生活情境有著非常密切的關係，而人類的需求依照層次高低共分成五類。其中前四類屬基本需求，而最後一類則是衍生需求。其層次高低茲分述如下：正如本書第一章第二節所闡述的，包含了：生理需求（Physiological Needs）；安全需求（Safety Needs）；社交需求（Love and Belonging Needs）；尊重需求（Esteem Needs）；自我實現需求（Self-Actualization Needs）。Maslow 認為這五個需求層次有高低之分，個體總會先滿足低層次的需求，再進而轉向追求高層次的需求。

Herzberg 認為，雖然 Maslow 的需求理論可以解釋消費者在購買行為的某些動機，但對其消費行為的預測與解釋上卻仍有諸多不足。一般個體在從事某項活動時，可能包含了許多種層次的需求，此需求理論只能說明在不同心理發展時期，不同動機對其行為的相對影響力。

（三）特定慾望（Specific Wants）

一般消費者若對某特定產品產生興趣，他們通常都能解釋他們可以透過該產品來滿足哪些特定的需求或慾望。

例如：若詢問一名指定某醫師的婦產科病患，他們為何選擇該名醫師？或其能夠滿足哪些需求？常被回答的答案通常不外乎有：(1) 具有專業和臨床經驗；(2) 親切且有禮；(3) 願意花時間與病患溝通；(4) 能夠彈性地處理病患的要求；(5) 她是女性的婦產科醫師等等。

5-4 決策評估－產品或服務的選擇

一、決策評估（Decision Evaluation）

當消費者在累積了一定程度的購買慾望與內部驅動力後，便會開始蒐集完整的商品或服務資訊，他們將面臨到所謂的決策評估（Decision Evaluation），一般評估的過程有三個階段，分別爲：

1. 消費者的角色扮演？
2. 產品或服務型態的選擇？
3. 品牌屬性的選擇？

（一）消費者的角色扮演

消費決策或購買與否通常不是二分法的要買或不要買，在很多時候會有時間性或條件性的考量。譬如，消費金額較高的奢侈品在決定購買時常會附加一些條件說，如當我們的存款到了多少後再買，或兩年後再買等等。

決定購買與否的角色，常常未必是使用者或需求者，企業行銷或企劃人員必須思考消費者的角色扮演來決定行銷策略，一般銷售的過程中消費者或客戶可能扮演各種不同的角色如下：

1. **需求者**：感受有此需求的人，進而引發購買意願的人。
2. **發起者**：首先提議要購買某特定產品或服務的人。
3. **影響者**：其看法或意見會影響購買決策的人。
4. **決策者**：眞正有權力能決定要不要買？要買什麼？要怎麼買？或是到哪裡去買？等決策的人。
5. **購買者**：眞正去購買的人。
6. **使用者**：實際使用該產品或服務的人。

以醫療產業爲例：在小兒科的門診之中，「需求者」與「使用者」雖是幼兒或學齡兒童，但「影響者」與「購買者」可能是父親，「發起者」可能是爺爺奶奶，而最重要的「決策者」卻是母親。

課堂小組 討論

請試著列舉出 3 至 5 個醫院醫療科別，其決策者並非使用者，並說明這些科別的決策者與使用者為哪些人。

請列舉出 3 至 5 個案例，並填寫於附錄之 A-23 頁中。

EX：小兒科 / 精神科（身心科）/ 婦產科等不同領域。

二、產品或服務型態的選擇

消費者在選擇諸多競爭商品或服務前，都會依照個人本身的經濟條件、需求目的或影響因素的重要性加以評估，當然，選擇就醫的醫院與醫師也不例外。

例如：我們在選擇從台北到高雄的交通工具時，有四種型態的選擇方式：(1) 自行開車前往；(2) 搭乘台鐵火車；(3) 搭乘客運汽車；(4) 搭乘高鐵。消費者會因個人需求目的或本身經濟條件的不同而考慮不同影響因素對自身的重要性。假設消費者考量的影響因素有下列五點，包含：(1) 消費時間；(2) 消費金額；(3) 風險性；(4) 便利性；(5) 舒適性。如下表 5-1 所示，「大雄」想回老家探親，如果不趕時間，在選擇消費型態前，依照影響因素對其的重要程度加以評分，他可能選擇的消費型態應該爲「搭乘客運」：

表 **5-1** 選擇一般產品或服務型態之消費選擇模式表

消費型態 / 影響因素	自行開車	搭乘台鐵	**搭乘客運**	搭乘高鐵
花費時間（**-20%**）	8	6	**7**	10
消費金額（**-20%**）	6	7	**9**	4
風險性（**-20%**）	8	9	**8**	6
便利性（**-20%**）	9	6	**8**	8
舒適性（**-20%**）	5	5	**8**	8
總分（**100%**）	36	33	**※40**	36

如果前往參加重要會議，其對影響因素的權重可能會有所調整，例如：「花費時間」的權重可能增加爲 40%，因爲費用可以報支公費，所以「花費金額」的權重可能會被調整爲 0%，選擇的交通方式可能會從「搭乘客運」變成「搭乘高鐵」。以相同的方法

演練，如應用在選擇醫療機構的就醫選擇，可參酌下表 5-2，如果一般的小感冒，大部分的人可能會選擇到居家附近的「一般診所」就醫，但如果遇到嚴重的疾病如癌症或重大傷病，可能「疾病嚴重度」的權重可能增加爲 50%，而「所需費用」、「看診交通」、「花費時間」的權重可能會被調整爲 10%，這樣選擇的方式就可能變成到「大型醫學中心」就診。

表 **5-2**　選擇醫療機構或醫院型態之就醫選擇模式表

消費型態 影響因素	大型醫學中心	區域教學醫院	**一般診所**	另類醫療 如中醫 / 推拿
疾病嚴重度（**-20%**）	10	8	**6**	2
疾病緊急度（**-20%**）	8	7	**7**	5
所需費用（**-20%**）	4	6	**9**	7
看診交通（**-20%**）	7	6	**8**	8
花費時間（**-20%**）	5	6	**8**	8
總分（**100%**）	34	33	**※38**	30

課堂小組　討論

消費者進行決策評估（Decision Evaluation）時，對於產品或服務型態的選擇有一定的量化評估方式，消費者會因個人需求目的或本身經濟條件的不同而考慮不同影響因素對自身的重要性。

EX：請試著列舉 1 個案例，並填寫於附錄之 A-25 頁中，展示並完成以下選擇 5 種不同方式之型態選擇模式表，自行評估新增影響因素並設定不同影響因素對自身的重要性。

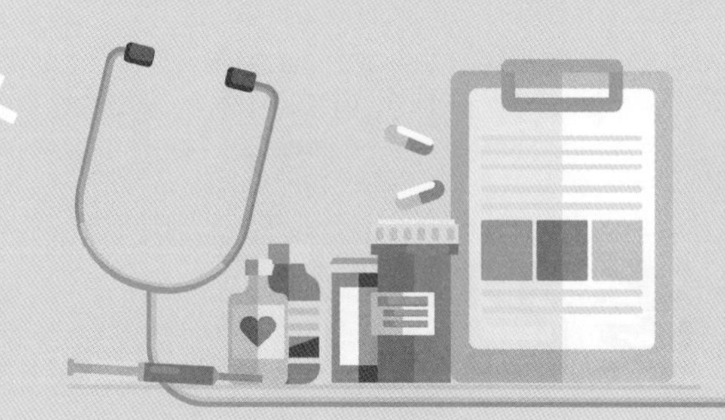

章後習題

一、選擇題

(　　) 1. 學者 Aaker 曾將顧客對品牌的態度區分成為以下五個層面，以下哪個層面屬於最高層次？ (1) 感到滿意且沒有理由更換產 (2) 更換品牌將會引發額外的成本 (3) 顧客對該品牌有不錯的評價並視其為朋友 (4) 顧客對該品牌極為專情一致。

(　　) 2. 品牌的建立也有一定的流程與程序，本書中「品牌建立決策綜觀圖」，不包含以下哪個決策或策略？ (1) 品牌建立決策 (2) 品牌提供決策 (3) 品牌設計決策 (4) 品牌策略決策 (5) 品牌選擇策略。

(　　) 3. 以醫療產業為例：在小兒科的門診之中，「使用者」是幼兒或學齡兒童本身，而母親多半會扮演什麼腳色？

(1) 需求者 (2) 發起者 (3) 購買者 (4) 決策者。

(　　) 4. Philip Kotler 與 Clarke 在 1987 年提出了所謂的消費者購買五階段模式的一個階段的「喚起需求」中的，其中「基本需求」較符合馬洛斯（Maslow）需求層次理論（Need Hierarchy Theory）的哪個需求層次？

(1) 自我實現需求 (2) 尊重需求 (3) 社交需求 (4) 生理需求。

(　　) 5. 「喚起需求」的三個部分中，特定慾望（Specific Wants）在醫療機構的案例中病患何選擇該名醫師？主要可能的原因不包含以下哪一個？

(1) 具有專業和臨床經驗 (2) 親切且有禮 (3) 醫師長相特別帥氣 (4) 能夠彈性的處理病患的要求 (5) 她是女性的婦產科醫師。

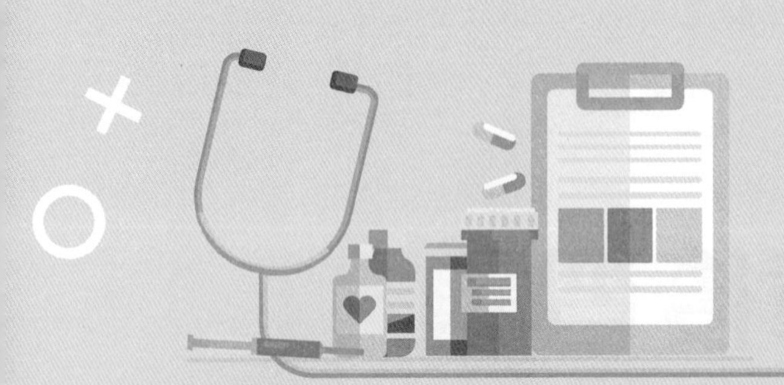

章後習題

二、問答題

1. 品牌定位（Brand Positioning）十分重要，在品牌的定位與價值上，我們通常將品牌區分爲四種定位，請詳細說明之。
2. 消費者進行決策評估十分重要，如何採取量化的方式建立消費選擇模式表，請試著列舉一案例，展示並完成消費型態選擇模式表，並請詳細說明之。
3. Philip Kotler 與 Clarke 在 1987 年提出了所謂的消費者購買五階段模式，分別爲哪五個階段？其中第一階段又包含了哪三個部分？

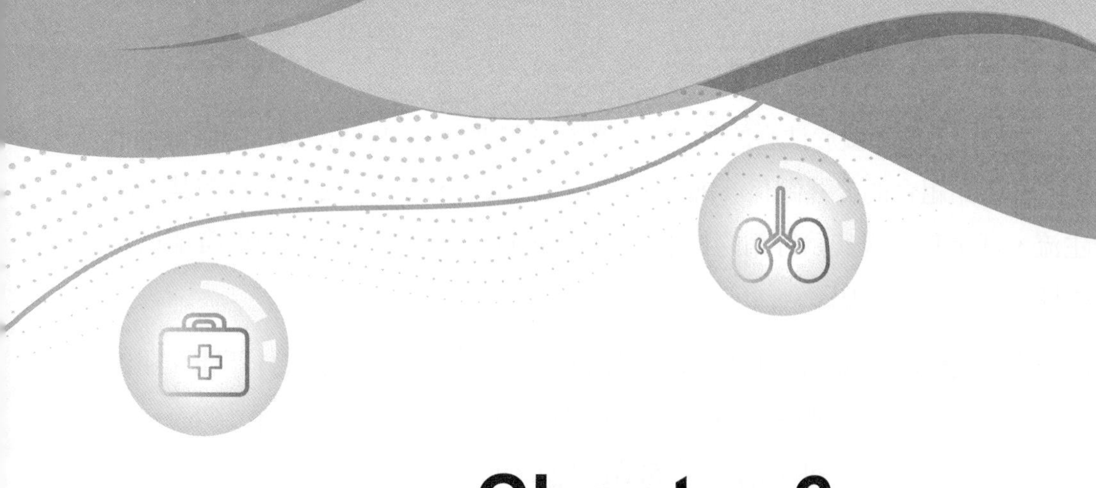

Chapter 6

醫療產業媒體公關與溝通行銷

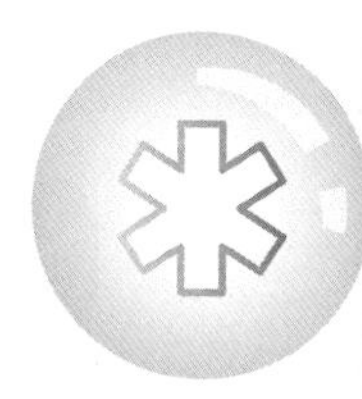

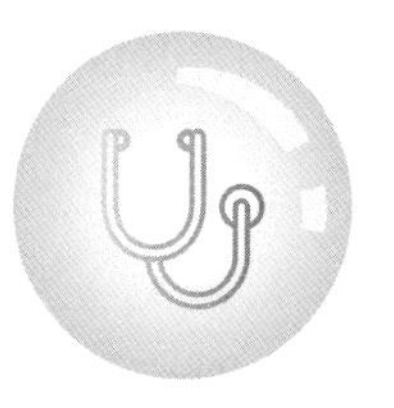

學習目標

1. 了解醫療產業關係行銷之媒體公關與貼心服務。
2. 認識體感行銷的意涵以及社區公關行銷的種類。
3. 建立醫療機構與媒體關係並學習媒體危機處理。

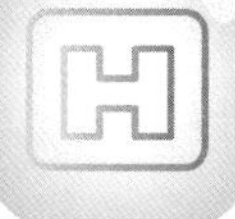

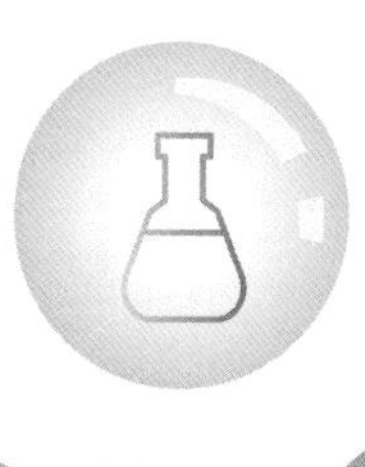

在目前的醫療體系中，礙於法令的限制，多數行銷活動（Market Event）的重點多半集中在先前五種促銷組合的公共關係（Public Relation, PR），雖然此促銷工具在其他產業中並非主流，甚至有人視其為行銷的拖油瓶（Stepchild），但醫療產業的推廣卻以其為主軸，並將其發揮得淋漓盡致。

一般的企業或機構的公關部門通常有五項主要的業務，它們分別為：(1) 新聞界關係（Press Relation）；(2) 產品或服務報導（Product Publicity）；(3) 公司溝通（Corporate Communication）；(4) 遊說（Lobbying）；(5) 諮詢（Counseling）。傳統產業將其視為行銷的後勤單位，但醫療院所的公關部門卻是主要的第一線戰鬥單位，與公關部門配合的各單位通常為客戶服務部門（Call Center）、企劃處行銷組、管理中心行銷組、秘書處或院長室，甚至是醫療事務處等單位，它們最主要的業務與工作就是執行醫療關係行銷（Medical Relationship Marketing）與社區公關行銷（Community Public Relation Marketing）。

6-1 醫療產業的關係行銷

何謂關係行銷（Relationship Marketing）？關係行銷乃是以個別的顧客為基礎，以資訊技術與資料庫提供個人化產品或服務，並進而建立與顧客的關係，從中塑造顧客的忠誠度並取得顧客的信賴以獲取其終身價值。在醫院或各式醫療照護機構中，所謂的關係行銷包含了以下幾種模式：

一、媒體公關（Media PR）

媒體公關便是讓醫療機構與各媒體間建立起良好的關係，以達推廣醫院形象之目的，通常許多社會新聞、急難救助或重大交通意外的新聞事件，第二現場多半在醫療院所的急診室，因此尋求與媒體朋友們保持良好互動的方法，可藉由提供一些急診救助的即時現況新聞，建立起互利雙贏的關係，進而主動邀請院內營養師或各專科醫師針對社會關注的健康新聞議題（包含食品安全、三高危害等），給予一些專業諮詢或專訪，便可大大拉近醫院公關部門與媒體記者們的關係。

醫療機構多半會透過一些活動來提升醫院的整體形象，並行銷醫院的新醫師或新設備，常見的媒體公關活動包含以下幾種，例如：

1. **記者招待會**：舉凡醫院有一些值得慶祝活動（如院慶活動），多會藉此機會同時舉辦記者招待會，贈送一些精美的小禮物，以提供給媒體記者朋友們，藉此獲得置入醫院的相關新聞或報導。

2. **醫療發佈會**：當醫療院所研發出新的醫學技術（如治療不孕症新方法）或採購新儀器設備（購買外科達文西機器人手臂），都會盛大舉辦類似醫療發佈會的活動，藉此吸引媒體記者前來報導，以換取在媒體上曝光或露出的行銷效果。

3. **推出新服務**：舉凡各醫療院所提供新的措施或服務（如夜間門診開辦），或新醫療專科（癌症質子治療中心）的開幕活動，甚至與哪個大企業或知名大學進行產學合作，共同開發或共同發表，都可以成爲新聞事件以吸引媒體報導。

4. **配合節慶活動**：臺灣隨著各種商業活動的蓬勃發展，每每有不同的節慶活動，例如：元宵節、情人節、端午節、中秋節等，醫療機構都可藉此節慶搭配一些慶祝活動，包含農曆年節後讓腸胃科醫師接受專訪，以提醒民眾腸胃保健，亦或端午節、中秋節，請新陳代謝科醫師配合專訪報導，教導糖尿病患如何吃出健康等。

5. **特殊疾病個案**：舉凡醫院醫師如有新的醫學研究發表在國際知名期刊；院內某位醫師收治一位特殊罕見疾病的患者（如 8 歲女童罹患了大腸癌等，抑或心臟移植成功的案例，歡慶 90 歲生日等），這些都可以當成特殊疾病個案，吸引媒體記者前來報導相關新聞事件。

6. **事件行銷（Event Marketing）**：當有特殊新聞事件發生，也是最好的媒體公關行銷的契機，如先前八仙塵爆事件，收治燒燙傷病人的新聞，醫院可隨時提供相關救治情形與恢復狀況，並展現醫院良好的醫療品質形象。

7. **議題行銷（Issue Marketing）**：配合當今的新聞議題的焦點，提供相關的專業報導，便是議題行銷。最典型的就是先前爆發的食品安全議題，林口長庚醫院毒物科醫師，接受媒體專訪，以專家的形象，爲民眾解除健康危害的疑慮，此舉除了可以行銷該名醫師，更可同時提升醫院的整體知名度與形象。

二、醫師行銷（Physician Marketing）

醫院的公關部門透過幫助醫師提高曝光率，以達增加醫師知名度與病患來源之目的，是在醫療機構常見的醫師行銷手法，常見的活動有以下幾種，例如：

1. **院內海報**：每當醫院招募新的主治醫師，醫院則會透過院內的海報牆，或電子海報看版、張貼出新進醫師的專業美照、學經歷與特殊專長或專科證照等，行銷地點包含門診大廳、診間門口。

2. **院內文宣**：除了上述的海報行銷，針對院內發行的門診時刻表、院訊中，甚至是院內的官網等處，也都會有相關的簡介與推薦。
3. **社區講座**：醫院公關室或企劃部門會不定期地安排新的醫師，或需要行銷的醫師到社區演講、上電台或電視的健康相關主題特別節目或接受平面媒體專訪等。
4. **網路行銷**：已有越來越多的醫療院所在網路上提供一些與民眾或病患的網路諮詢互動服務，這些服務大多是免費的，主要也是行銷醫師的知名度。部分醫師還會自行參加一些公開的網路醫院平台，提供免費的衛教或諮詢服務。
5. **病友互動**：許多外科諸如心臟科、乳房外科、骨科甚或是腎臟科都會成立病友會，並定期舉辦病友會活動，有些還會舉辦出國的多日活動，年輕的醫師可透過參加該病友會活動，藉此加強醫病關係的互動，以提升知名度。
6. **相互轉診**：在大型的教學醫院或醫學中心，各科別完善且不同專科醫師充足，每個科別都有數位，甚至是數十位的主治醫師，有些醫師會營造較好的人際關係，透過不同科醫師轉診、會診病人給自己，甚至會請前台掛號人員推薦以增加自己的初診病患來源等。

6-2 溝通行銷與社區公關

一、溝通行銷（Communication Marketing）

醫療院所可透過各式文字形式的文宣與病患接觸，以達到讓病患或其家屬能更了解醫院整體文化、品質能力與各醫療專科強項或特殊醫療服務等，常見的方法有以下幾種，例如：(1) 院訊、院刊；(2) 美工海報、指標；(3) 文化走廊；(4) 媒體新聞稿；(5) 門診時刻表；(6) 衛教宣傳品；(7) 專屬網站；(8) 專屬 FB 粉絲團；(9) 專屬 LINE@ 群組等。此外，隨著網路時代的來臨，有不少醫院開辦了自己的數位溝通行銷模式，例如：醫院專屬的 APP，甚至提供了線上預約、掛號、就診等候時間查詢、批價等服務；不同醫療專科或部門，成立自己針對病患、病患家屬的群組或通訊平台。以達到可即時與病患溝通或與服務客戶互動的目的，這些都是很好的溝通行銷。

（一）貼心服務（Touching Service）

何謂貼心的服務？其實就是提供病患或病患家屬這些客戶們超過心理預期的服務，這些服務包含了專業醫療服務或其他有關就醫流程的管理服務，醫療院所內的所有成員，舉凡門診或住院的主治醫師、護理師、藥師、檢驗師、放射師等醫護相關人員，亦或是批價櫃檯、出院櫃檯等醫務管理或行政服務人員，甚至是病房的清潔人員、供膳服務人員、美食街的服務人員、急診或各單位或服務台的志工人員等，都有機會透過任何方式與病患直接或間接接觸，而這些接觸，只要能有貼心的服務，都可以達到提高病患滿意度並增加其忠誠度之目的。

本書在此要提出一個「1 % More」的概念，我們都知道每項服務要達到「最好」不容易，但可以做到「更好」，只要比自己以往更好，或比起同儕醫院更好一點點，病患或其家屬都很容易可以感受得到，這便是貼心的服務。在醫療機構內可以增進服務品質的活動有非常多，作者僅列舉以下幾種以提供讀者進一步發想，例如：

1. **行政總值班**：醫院內可設置行政總值班，讓醫務行政二級主管以上人員及各門診、病房單位的護理長職務以上的人員等，共同輪值行政總值班；值班人員白天或下午可在門診大廳或急診處不定期巡視，到了晚上或夜間則可採取值班手機聯繫，如此便可即時協助處理門診、急診或住院的突發事件，進而增加服務品質。
2. **大廳服務台**：過去許多醫院的服務台多採用志工進行服務，如果改由專任的醫務行政人員搭配輪值服務，相信一定會讓病患可以得到不同的感受。目前大陸地區的醫療院所，在門診區多已設置導醫的服務櫃檯，由專任的行政人員穿著整齊且端莊的制服，提供門診病患諮詢或協助掛號等服務。
3. **舉辦禮貌運動**：醫院可不定期舉辦禮貌運動，讓第一線批價、掛號的醫務行政人員，以及門診護理、抽血、X 光、超音波檢查、領藥的專業護理或醫事人員共同參與，推行各式微笑活動或禮貌運動，例如：耶誕節讓各部門接觸病患服務人員戴上耶誕老人的帽子，以讓民眾感受到醫院的活力十足。
4. **票選微笑天使**：醫院可針對各科門診、住院病房、開刀房甚至加護病房等單位的護理人員，進行年度的微笑天使票選活動，讓門診或住院的病患及家屬共同選出每個醫療單位最具有親和力的微笑白衣天使，授予證書與獎勵，並將其專業美照與具體事蹟表揚在門診大廳的電子海報或醫院官網上。
5. **大廳藝文活動**：醫院可以在大廳門診區設置文化走廊，免費提供牆面或空間，讓未成名的藝術家可以展出或義賣畫作、雕塑等藝術品；亦或可提供簡易的表演舞台的場地，讓院內醫事單位行政人員、志工朋友們，以及醫護專業人員可進行演出，包含彈奏鋼琴、小提琴、古箏等，或於小兒科門診區進行魔術表演等；教會醫院於聖誕節、感恩節或復活日等節慶於門診區唱聖歌，舉辦應景活動等，這些藝文活動，都可以增加就醫的舒適度，藉以提升服務品質與貼心程度。

6. **門口貼心服務**：醫院的大門口與急診部門的出入口，每天都有許多病人進進出出，多數的病人可能行動不便，須由家屬陪伴，如果醫院可以與外包的警衛或簽約的計程車公司約定，讓門口警衛在下雨天時，爲剛下車的病患打傘、攙扶行動不便的病患；計程車司機，可以主動地爲病患拿輪椅，或給予個人化協助，都會大大提升醫院整體形象。
7. **門診特別服務**：大型醫院的門診服務量，一個上午多達四、五千人次，許多病人在門診就醫時必須面臨排隊等候，因此如果能有一個工作人員或志工，能穿著顏色醒目且註明「爲您服務」的小背心，穿梭在門診各區，提供即時的特別服務與協助，例如：協助沒有輔具且行動不便的老人，導引至檢查區等。
8. **住院特別服務**：大型教學醫院或醫學中心的住院病房多半是一床難求，許多人都必須在急診病房等候多日才有空床可入住。因此，許多 VIP 會透過民意代表或醫院的高層主管，希望能協助更快入住病房，針對這些久候的 VIP 病患，一旦入住病房後，醫院可以比照五星級飯店主動提供一張由院長親筆簽名的的小卡片，或提供鮮花或水果，讓這些 VIP 感受到院方高層的特別關照，雖然院長或副院長不一定前往探視，一樣能讓病患或家屬感受的貼心的服務。

（二）形象塑造（Image Creation）

醫療院所較常使用於提升醫院整體形象的方法就是參加醫療品質競賽或評鑑活動，醫院透過參加各種院外品質競賽或內部客戶滿意度調查 / 客訴處理等活動，都可以達到提升形象、增加口碑之目的。在醫院中常見的形象塑造方法有以下幾種，例如：(1) 參加外部品質認證，如參加美國的 JCI 國際醫療品質認證、國家品質獎 NQA、全國認證基金會（TAF）的 ISO 認證等；(2) 提供以客爲尊的服務，例如：增設早安門診、夜間門診甚至是全年無休；(3) 參加醫策會舉辦的全國品管圈 TQIC 競賽活動；(4) 自費科別或特殊專業科別的形象推廣活動，例如：健康管理中心、醫學美容中心、坐月子中心、減重班、燒燙傷、開心手術、高壓氧等；(5) 鄉鎮偏遠地區巡迴醫療與鄰近社區健診或義診服務；(6) 全院門診滿意度調查或各科部門內部滿意度調查；(7) 提供顧客各式申訴管道並即時處理；(8) 提供院內各式服務人員，包含清潔服務人員、警衛或志工人員相應的教育訓練或優良員工選拔活動等。

（三）體感行銷（Somatosensory marketing）

體感行銷是一個新的名詞與新的概念，其顧名思義就是提供「體感服務」，而體感服務也就是「有感服務」，針對醫療機構在就醫流程上所提出的服務，亦或是醫師對於病患給予的醫療照護或醫病關係，如果能讓病患「有感」，便算是達到所謂的體感行銷，本書提出以下兩個觀念，以茲參考。

1. **感動（Emotion）**：塑造讓病患或家屬感動的氛圍，這是一種很高的境界，要感動客戶，先要感動自己；想想易地而處，怎樣的服務可以感動自己，這樣的服務就能感動客戶。有些醫療院所，曾經舉辦讓醫師當一日病人，感受當自己病人的所有服務過程，例如：外科醫師親自到病房住院，進行開刀前空腹的準備，麻醉諮詢、打點滴，推進冰冷的開刀房再推到麻醉恢復室，親自感受過程的點點滴滴。只要多用一點心，就能創造出感動的服務。又例如：寒流來襲，某醫師在聽診前，都會先將聽診器用手臂或掌心摩擦加熱，再接觸病人；又譬如某醫師的門診病患掛了一百多號，知道病患在門診外等候多時，期間想出去上個廁所，醫師會用小跑步的方式快速地來回，這樣會讓門口不耐久候的病患，感受到醫師也很辛苦，連上個廁所的時間都不夠，這樣也就忘了等候的時間。這種能創造出讓病患感動氛圍的服務，就是最好的體感行銷。
2. **感恩 — 創造動機（Creat Motivation）**：Motivation 的英文原意爲「動機」，在此是形容利用感恩的心來創造眞誠服務的動機，以建立自己的服務動能，讓服務人員有源源不絕的服務熱忱，只有懂得感恩的服務人員，才能服務好客戶。在傳統產業中，消費者或客戶就是企業或廠商的財神爺；尤其是服務業，顧客的反應不管是否合理，第一線的服務人員都要保持著一顆感恩的心，這樣才能發自內心，給予最眞誠的服務，如此的服務也才能有溫度，讓客戶感受得到。同樣的，在醫療機構服務，醫師們都知道，病患是醫師的導師，名醫是透過許多複雜病情的病人所培養出來的，沒有病人，就不需要醫師；沒有醫師，醫療機構就開不成了。因此，不管任何身分的工作人員，只要在醫療機構服務，都應該常常保持一顆感恩的心，感謝病患與病患家屬的信賴，給予我們提供服務的機會。

成功的「醫療關係行銷」能爲醫療機構帶來許多好處，包含以下幾點：(1) 提高醫院知名度；(2) 與競爭者做出差異化的定位；(3) 教育大眾並提供需求的正確選擇；(4) 創造病患來源與轉介機會；(5) 激勵民眾使用新服務或新設施；(6) 爲醫院創造更好營收。正所謂「人要衣裝佛要金裝」，醫療機構也必須依靠一些行銷活動來增加知名度，研究報告指出：多數的行銷活動只能爲醫院帶來 25% 的初診病患，60% 以上的初診病患還是得靠良好口碑（Word of Mouth），因此建立一個高度專業且高服務品質的醫療團隊，才是永續經營的根本之道。

二、社區溝通與公關行銷（Community Communication & Public Relation Marketing）

醫療機構除了採用醫療關係行銷外，另一個較常使用的行銷手段，便是帶著醫療或健康專業人員走入社區，增加與鄰近社區民眾的接觸機會，並試圖讓民眾留下良好印象，這就是社區溝通與公關行銷（Community Communication & Public Relation Marketing）。醫院所從事的社區溝通行銷活動多採用：提高就醫可近性、促進民眾的健康意識、解決健康照護的需求等訴求爲號召，以達到提升醫院形象與好感度，並進而達到增加初診病患來源之目的，較常見的社區健康促進或公關行銷活動包含以下幾種，例如：

1. **健康講座**：許多大型醫院，爲了讓民眾提升健康意識，多採取在醫院大廳或醫院內不同會議場所舉辦健康講座，但多數會來醫院的民眾或家屬，已經是醫院的忠誠顧客或至少已經來過醫院，有體驗的機會，如果欲達到較佳的社區行銷效益，應配合鄰近社區的鄰、里長，或當地的社團或民間組織（扶輪社、青商會、農會等），不定期舉辦相關主題的健康講座，效益會更佳。
2. **義診服務**：部分大型教學醫院會承接相關計畫，到偏遠地區提供義診的巡迴服務，雖然其直接效益較低，常常需要搭配申請政府部門的計畫預算，才能勉強負擔所需成本，但如果不中斷地持續服務，其日積月累所產生的影響效益也十分可觀；臺灣早期的天主教或基督教會附設的醫院（如馬偕醫院）就是這樣慢慢積累出民眾對其的強大信心與良好的醫院形象。
3. **社區免費接駁專車**：早期醫院（如林口長庚醫院）多設置在離市區較遠的地方，交通十分不便，尤其是大型醫院，每日門診需求量大，民眾多必須千辛萬苦地解決交通問題才能看到理想的醫師。因此，醫院如能提供免費的接駁專車，確實能爲醫院帶來更多的病患，也可以提升醫院的就醫可近性。
4. **社區免費篩檢服務**：配合臺灣國民健康署所推行的國人免費四癌篩檢與成人預防保健的健康檢查活動，許多醫院會設置乳房篩檢巡迴車，或經常配合鄰里社區舉辦社區免費篩檢服務，雖然有些時候服務人次不如預期，但日積月累的服務，確實能提升醫院的知名度與形象，且如有篩檢異常，也很自然地通知民眾回醫院複診確認，如此確實可以增加醫院的初診病患。

5. **社區民眾互動活動**：近幾年，臺灣吹起國民運動風，越來越多人喜歡騎腳踏車或參加路跑活動，已有許多企業每年定期舉辦大型路跑活動，以提升企業的形象；路跑活動具有促進健康的價值，醫院亦可與鄰近社區，定期舉辦路跑活動或運動園遊會等活動。此外，醫院每年可定期舉辦小小華陀營，與鄰近地區的國中、國小合作，讓學生到醫院參與醫護工作坊；亦或可定期舉辦社區美姿美儀或減重活動等等。這類與社區民眾互動的活動，除了可增進與社區民眾互動交流的機會，更可藉機對醫院提升形象與知名度。

6. **社區獨居老人送餐服務**：隨著人口老化，且臺灣因為少子化造成獨居老人的比例日益增加，位居花蓮、台東等在地所屬老化人口較多的地區，已有不少醫院（如花蓮門諾醫院）開始提供社區獨居老人送餐的服務，且一做就是好幾年不間斷，這樣的服務除了能實質的幫助獨居老人們，也為醫院提升了良好的形象，讓社區民眾更認同醫院，產生增加病患忠誠度與提升擴建募款成效的附加價值。

7. **社區學校視力口腔篩查**：臺灣的國中、國小學生每隔幾年需要定期篩檢視力與口腔篩查，通常學校會找診所醫師配合，但如果社區的大型醫院，願意派遣眼科醫師與牙科醫師配合到校篩查，這些國中、國小學生具有一定比例的近視與齲齒的問題，雖然醫師配合這樣的活動對醫院與醫師的直接收益並不好，但其可能間接地增加了年輕的潛在病患；如果有好的服務，包含其父母親與這些學生，日後都會成為醫院的忠誠客戶，這絕對是一項值得投資的社區行銷活動。

8. **當地社區民眾減免掛號費**：有些醫院會提供社區部分民眾減免掛號費用，通常是公立的政府部門醫院，為配合當地政府的衛生政策，提供一些特定人士的掛號費減免（如各地榮民醫院針對榮民減免掛號費等），但有些私人醫院剛剛開幕時，為了提升初診病患或增加門診量，也會提供類似的服務；例如：讓院外的勞工巡迴體檢簽約公司所屬的員工回醫院複診或就醫時，可享有減免或優免一次掛號費的服務，這樣的合作方式，配合勞工巡迴體檢的合約，每年檢視其效益再評估做調整，也是一種社區公關行銷的策略之一。

9. **居家照護三管病患增加洗澡服務**：很多醫院都有附設居家護理的組織或機構，也會招募居家護理師配合院內的家醫科醫師，定期訪視需要居家照護的三管病患，部分醫院開始與民間公司配合，提供類似獨居老人送餐的服務，由專業的一組團隊開車到府，提供長期臥床的三管照護病人洗澡的服務，這樣的服務也會帶來類似上述服務居家老人的效益，相信對於提升醫院的形象有一定程度的幫助。

10. **社區公關專人服務與社區護理站等**：醫院的公關部門、企劃部門或社區健康中心等相關部門，如能設置一專門窗口，有專線的電話、E-Mail 或專屬 Line 帳號提供給社區的民意代表或意見領袖，解決社區的急難救助，甚至在離醫院較遠的大型社區設置簡易護理站，特定時間派遣護理人員前往量測血壓與進行預防篩檢或衛教活動，相信對於提升醫院的病患忠誠度或就醫可近性都有幫助。

11. **結合政府衛生政策（社區營造中心）**：臺灣的各地方政府轄下的衛生機構常常會有許多衛生政策需要在地的大型醫療院所配合，這些活動（如社區健康營造或社區醫療群等）經常會編列部分預算，但所挹注的預算多半是無法平衡醫療成本的，如果醫院可以好好配合，放長線釣大魚，可能長久下來，也會產生一定的效益，對於增加門診病患與社區診所的黏著度，都會產生一定程度的幫助。

12. **結合社團（獅子會、扶輪社）與志工資源**：結合社會上的公益團體的資源，多做一些對於社區或特定族群有幫助的活動，包含照護某特定團體的健康、協辦各類公益活動、提供醫護團隊協助活動期間的緊急救護、配合舉辦 CPR 急救訓練或對於特定團體培訓照護專業能力等，與公益團體合作所產生的公益形象，對於醫院的知名度與整體形象有幫助，且如果能多多招募社區志工，好好培訓他們並善於運用這些志工資源，對於醫院的社區公關效益更大。

6-3 媒體溝通與網路行銷

在過去礙於醫療法規的限制，臺灣的各醫療機構多採用上述兩種行銷方式來推廣行銷醫院，以求增加醫院知名度、提升品牌形象，進而產生增加門診服務量或提升初診病患的附加價值，但隨著時代的變遷與通訊科技的進步，雲端、互聯網、行動通訊等介面下的新型態的媒體與網路平台越來越多，因此，醫療院所必須重新思考，是否可以藉助這些平台工具，來行銷推廣醫院，讓醫院能夠在新時代的年輕族群中，產生更好的形象與知名度，本書提供以下幾種思考與應用途徑，以茲參考。

一、社群媒體行銷（Social Media Marketing）

讓年輕主治醫師或想要推廣新治療或特殊手術的專科醫師，安排他們不定期接受新媒體（包含各類醫療與健康相關的 FB 或 YouTube 網路直播平台）的專訪，將每位醫師參與新媒體曝光（露出）次數或時數與門診量或開刀的服務量等進行交叉比對與勾稽，檢討不同新媒體的露出效益，再重新評估設定對醫院或醫師效益大的平台定期接受專訪，或設定議題定期開播和健康或醫療相關的直播節目。

二、網路媒體置入

醫療機構過去針對新手術或新技術發表、特殊疾病個案的揭露或醫學研討、參與重要全國性品質競賽與活動的成果、參與國際醫學研討會的重要期刊論文發表等等，對於醫院專業形象或知名度有幫助的資訊，其宣傳方式多採用召開記者會邀請傳統的平面或新聞電子媒體前來採訪，亦或自行在院內張貼海報、電子看板或於醫院官網揭露訊息等方式來行銷，在這個新媒體充斥的年代，應可考慮邀請一些網紅前來報導或分享，類似過去部落客的業配文分享方式，提供部分行銷預算給予這些網紅錄製或拍攝影片，在自己的平台上直播或在網路上分享，相信會有相較於過去在傳統媒體上行銷產生更好的媒體效益與後續迴響。

三、媒體溝通危機處理

本書在撰寫過程中，臺灣的醫務管理界發生了一件受人矚目的重大新聞事件，故此，本書將以此個案爲例，進行個案討論。探討醫療產業，尤其是大型醫療財團法人機構如何面對媒體（包含新媒體）、如何進行危機處理。

類似的新聞事件，最著名的就是大家熟知的「邱小妹人球事件」，先前的台北某市立醫院的危機處理能力並不是太好，這突顯了醫院媒體溝通與危機處理能力的重要性。近期桃園某大型醫學中心的「急診醫師集體出走事件」，各家新聞記者紛紛大肆報導，面對類似這種全國矚目的新聞事件的危機處理，醫院的相關組織必須擬定一個較佳的標準作業程序（SOP），本書建議應包含以下幾個步驟：(1) 首先非必要的重要關係人士或高階主管，第一時間千萬別自行對外發言；(2) 醫院應設置 1 ～ 2 兩位，可正式代表醫院的對外的窗口，例如：兼任的醫療與行政發言人，尤其針對不同的醫療或行政議題，並統一對外發言；(3) 儘速進行內部調查，可以採用品管常用的根本原因分析法（RCA）找出此新聞事件發生的根本原因，並儘速安撫相關的受害者以及無辜牽連的人士；(4) 找出根本原因或眞正的主因後，再由高階主管，或重要關係人士對外進行發言，但對於發言的內容或新聞稿，須經由媒體或公關專業人員潤飾，以免造成不必要的誤解；(5) 整個回覆過程，應隨時觀察媒體的最新動態與報導的角度，避免延誤回覆時機，造成新聞的發酵或連鎖效應，回覆過程應充分展現誠懇的態度。

課堂小組 討論

請問，目前的醫院公關單位可以應用新媒體開展出哪些新的公關或社區行銷活動？請試著列舉出 1 至 2 個案例，並填寫於附錄之 A-27 頁中。

EX：包含結合各類醫療與健康相關的 YouTube 或 FB 網路直播平台。

本章節除了介紹傳統的行銷 4P 在醫療產業的理論與實務應用之外，第四章節在通路的部分增加了坊間醫療銷型管理較缺乏的數位行銷工具，包含網路行銷工具與分享經濟的相關商業模式；此外，本書第五章節也介紹了品牌行銷與消費行爲的決策評估模式，並提出了幾個重要的觀點，結合在第六章節最後的媒體公關與溝通行銷之中，包含貼心服務（Touching Service）與體感行銷（Somatosensory Marketing），這些理論與實務的應用都非常適合醫療機構或大健康產業，相信必能提供讀者一些不同角度的思維。

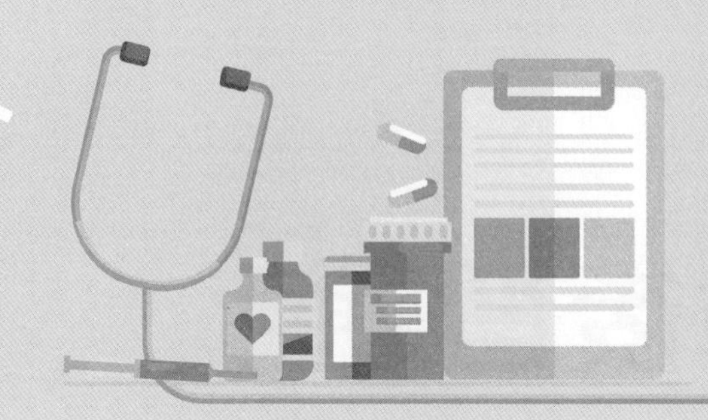

章後習題

一、選擇題

(　　) 1. 一般的企業或機構的公關部門通常有主要的業務中，不包含以下哪個業務？(1) 遊說（Lobbying）　(2) 諮詢（Counseling）　(3) 產品銷售（Product Promotion）(4) 新聞界關係（Press Relation）。

(　　) 2. 在臺灣，較常見到的醫療機構採用之媒體公關與溝通行銷方式，不包含以下哪個？　(1) 舉辦記者會　(2) 置入電視節目　(3) 醫療發表會　(4) 配合議題上媒體。

(　　) 3. 不同屬性的醫療機構會配合不同的節日進行行銷活動，以下何者是醫療院所最常見的節慶行銷活動？　(1) 舉辦跨年活動　(2) 舉辦聖誕節慶　(3) 舉辦醫師或護理師節慶祝活動　(4) 舉辦教師節相關活動。

(　　) 4. 醫療院所可透過各式文字形式的文宣與病患接觸，以達到讓病患或其家屬能更了解醫院整體文化、品質能力與各專科醫療強項或特殊醫療服務等，常見的傳統方法不包含以下哪一種？　(1) 文化走廊　(2) 院訊、院刊　(3) 門診時刻表　(4) 專屬的 APP。

(　　) 5. 體感行銷（Somatosensory marketing）是一個新的名詞與新的概念，其顧名思義就是提供「體感服務」，而體感服務也就是「有感服務」，本書以哪兩個概念加以說明？　(1) 感動與感恩　(2) 感激與感動　(3) 感覺與感情　(4) 感恩與感慨。

(　　) 6. 成功的「醫療關係行銷」能爲醫療機構帶來許多好處，但不包含以下幾一點？(1) 提高醫院知名度　(2) 與競爭者做出差異化的定位　(3) 讓民眾更了解您(4) 創造病患來源與轉介機會　(5) 激勵民眾使用新服務或新設施。

(　　) 7. 網路公關行銷（Website Public Relation Marketing）的諸多行銷通路中，醫療機構如何利用新型媒體行銷（New Media Marketing），透過以下哪個平台至入行銷屬於新型媒體行銷？　(1) 廣播電台　(2) 電視節目　(3) 社區講座(4)YouTube 網路平台。

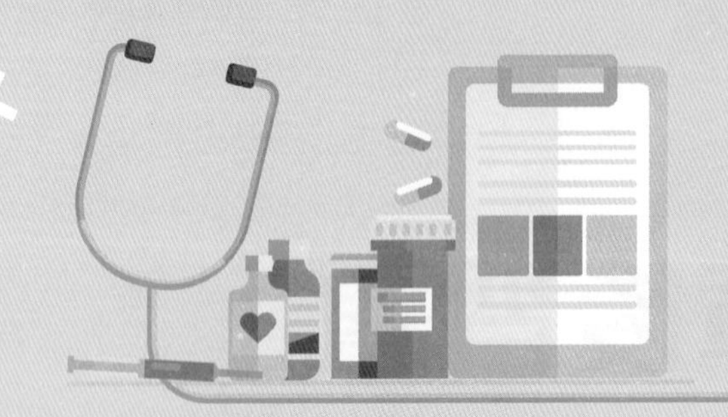

章後習題

(　　) 8. 網路公關行銷（Website Public Relation Marketing）中，透過網路媒體置入的方法有哪些，以下何種網路媒體置入的效果可能會比較好一些？
(1) 召開網路記者會　(2) 網路部落客分享　(3) 業配網紅製播節目　(4) 經營健康諮詢互動網站。

(　　) 9. 媒體溝通與危機處理常是各醫療院所較不擅長的領域，針對社會關切的醫療糾紛事件或重大負面新聞報導，醫院應該採取何種因應措施？
(1) 隨時間淡化新聞熱度　(2) 積極並理性的面對媒體　(3) 強勢的面對媒體　(4) 置之不理或極力否認。

(　　) 10. 大型醫療機構面對重大新聞事件，針對媒體危機處理時，應建立一套標準作業程序（SOP），最重要的第一個步驟是？
(1) 醫院應設置發言人爲代表醫院的對外的窗口　(2) 非必要的重要關係人士或高階主管第一時間不可自行對外發言　(3) 盡速進行內部調查找出根本原因　(4) 隨時觀察媒體的最新動態與報導的角度避免延誤回覆時機。

二、問答題

1. 醫療關係行銷（Medical Relationship Marketing）中，一般醫療機構多半會透過一些活動來提升醫院的整體形象並行銷醫院的新醫師或新設備，常見的媒體公關（Media PR）活動包含哪幾種？試舉出五種常見的活動並簡單舉例說明之。此外，醫院的公關部份針對醫師行銷（Physician Marketing）活動包含哪幾種？試舉出常見的五種活動並簡單舉例說明之。

2. 貼心服務（Touching Service）是提供病患或病患家屬這些客戶們超過心理預期的服務，本書提出一個「1 % More」的概念，具體的做法有那些？試舉出常見的五種作法並簡單舉例說明之。

3. 社區溝通與公關行銷（Community Communication & Public Relation Marketing）可提升醫院形象與好感度，並進而增加病患來源之目的，較常見的社區健康促進或公關行銷活動包含哪幾種？試舉出常見的八種作法並簡單舉例說明之。

NOTE

PART 2

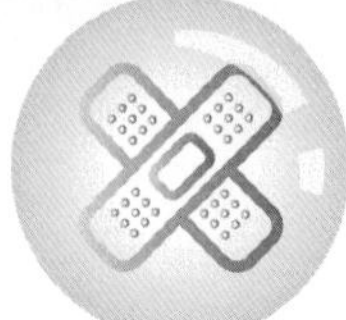
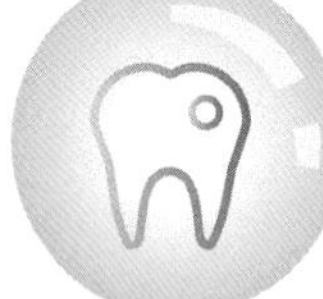
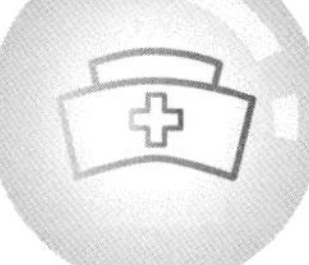
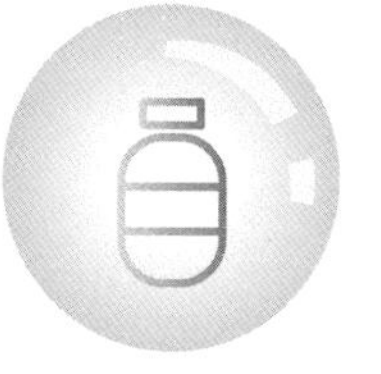

應用篇

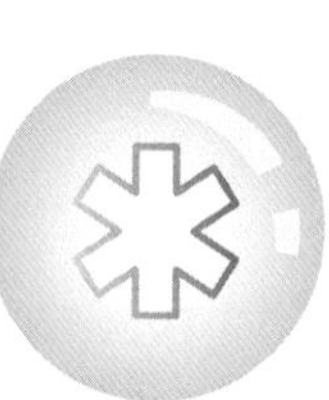

透過商業模式整體的分析評估，所規劃的策略藍圖涵蓋面較廣，讓老闆、專業經理人或一般員工對企業整體營運模式有更清晰、更完整的了解，有助於企業發展具競爭力的「行銷策略（Marketing Strategy）」。

本應用篇將為各位介紹商業模式的重要觀念與定義，利用商業模式九大要素的系統性架構先建立策略藍圖的「原型」。接著利用商業模式的二大分析，回頭檢視分析商業模式「可行性」，找出真正能為顧客創造價值、對企業持續創造獲利的商業模式。在建構分析完成商業模式後，利用商業模式的七大評估要點，來評估商業模式的優劣點，再次思考是否能進一步改善商業模式。本應用篇會探討各種不同型態「免費商業模式」，吸引顧客體驗產品（或服務），進而創造獲利。此外，為讀者介紹「長尾理論」，專注於利基市場（Niche Market）的獲利模式、透過創新的商業模式與價值創新的藍海策略來幫助企業創造獲利，維持競爭力。

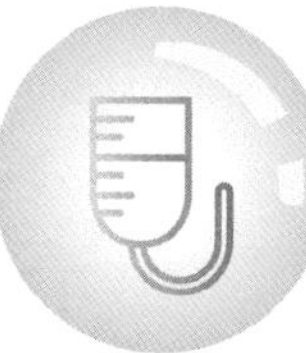
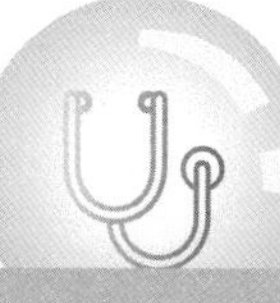

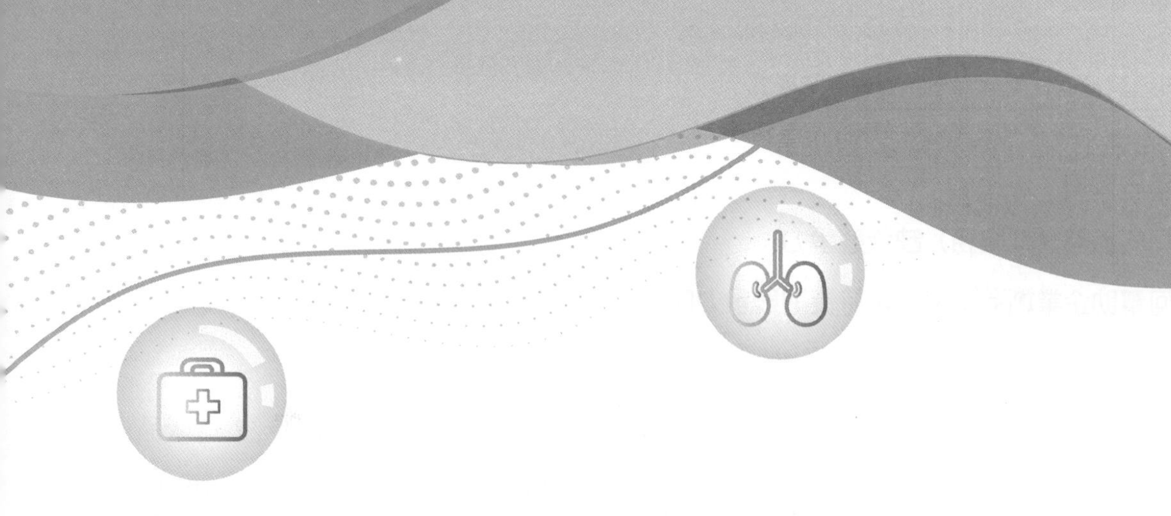

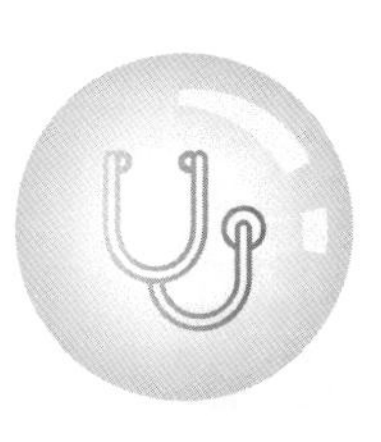

Chapter 7

商業模式介紹

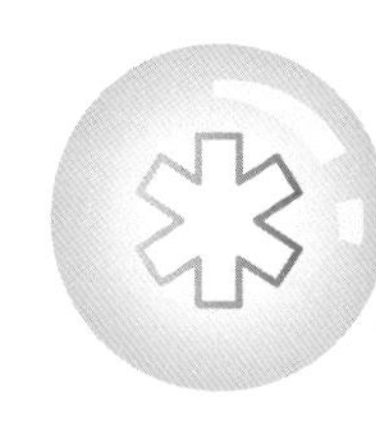

學習目標

1. 了解商業模式的重要觀念。
2. 認識商業模式圖九大構成要素。
3. 如何利用免費商業模式創造獲利。
4. 認識長尾理論的獲利模式。
5. 了解創新商業模式的重要性與常見類型。

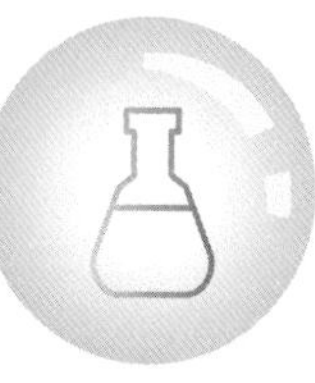

你是否覺得：

公司的產品（或服務）缺乏競爭力？

如何幫助企業創造獲利、維持長期競爭力呢？

管理學大師 彼得 · 杜拉克（Peter Drucker）說：「現今企業的競爭，不是產品之間的競爭，而是商業模式之間的競爭」“The current competition between enterprises, not between the products of competition, but the competition between business models”。商業模式影響著各行各業，當產品（或服務）的差異性愈來愈小、競爭激烈的環境，追求效率的競爭（用更低的成本，賣出更多的產品）是不夠的。「創新商業模式」是決定企業成敗與影響獲利表現的關鍵。本應用篇將以圖解的方式，透過（1）建立（Establish）商業模式、（2）檢視（Exam）商業模式與（3）評估（Evaluate）商業模式三步驟（3E）來建立成功的商業模式策略藍圖（如圖 7-1）。

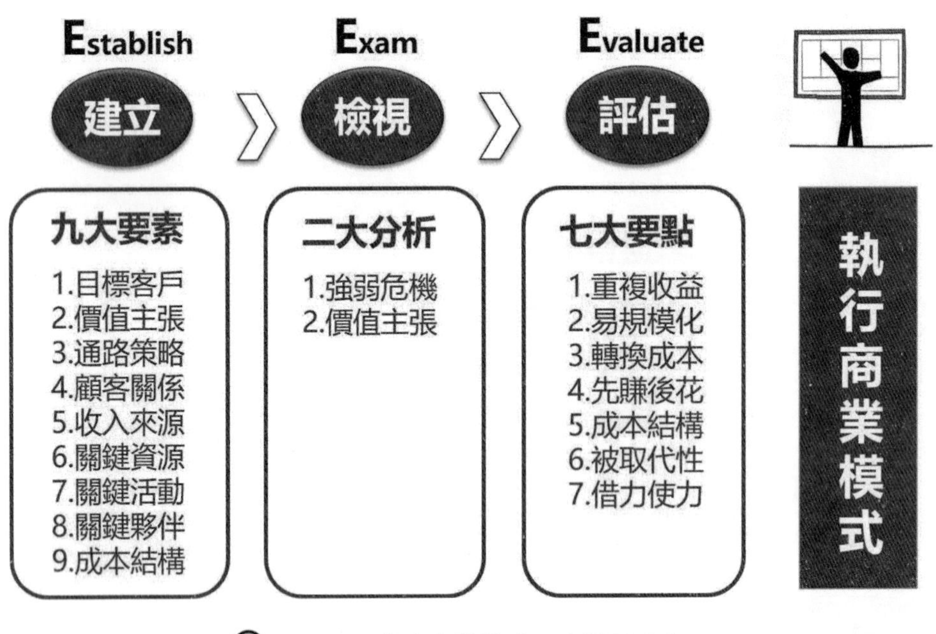

圖 7-1　成功商業模式三步驟（3E）

此三個步驟先是由內而外（Inside-out）作商業模式的建立與分析，再由外而內（Outside-in）作商業模式的檢視與評估，幫助企業作更全面性的「策略思考」（Strategic Thinking）（如圖 7-2）：

1. **由內而外（Inside-out）的策略思考**：先思考以企業內部能掌握的獨特資源與能力，再思考此核心能力（Core Competence）在市場的機會點以及能爲顧客創造的獨特價值。
2. **由外而內（Outside-in）的策略思考**：主要是以競爭者的態勢與外在總體環境的因素來思考市場切入的機會點，再回頭檢視組織內部的資源與能力是否能滿足顧客或市場的需求，重新檢視企業的價值定位與可行性，並評估此策略藍圖的優劣。

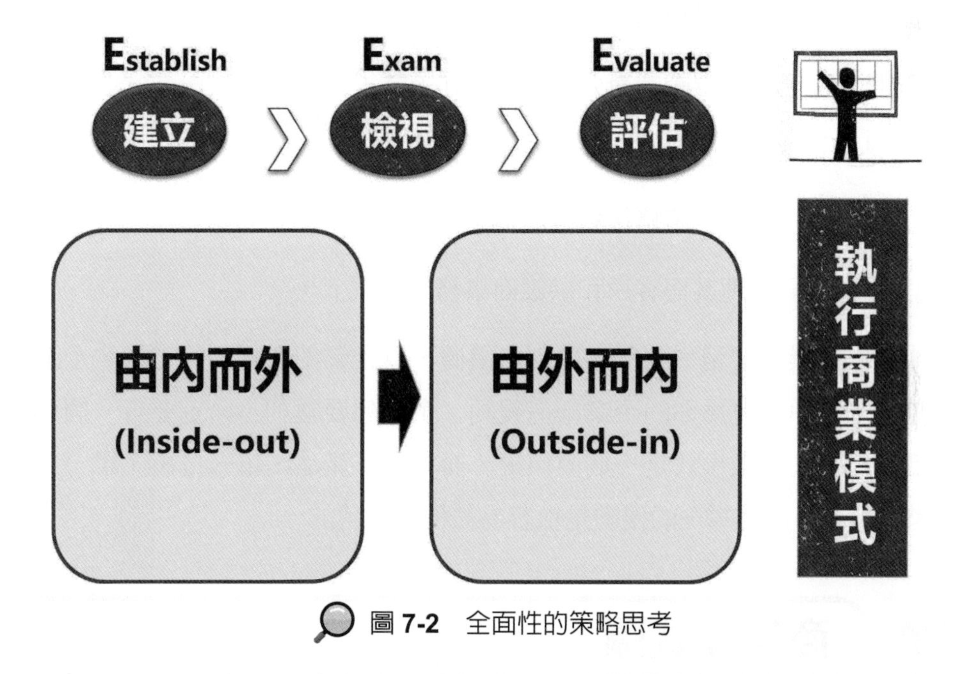

圖 7-2　全面性的策略思考

策略思考是一種透過分析所產生策略的能力，作策略思考的目的，是要把生意做得更好，爲企業創造競爭優勢，企業才能持續追求卓越，提升整體的經營成效。除了老闆或高階主管需具備策略思考的能力，每位員工都要具備這樣的思維高度。透過「商業模式」系統性的架構作策略思考，除了提出解決方案外，更要思考是否有其它「創新選項」來解決顧客的問題或滿足顧客的需求。一個強而有力策略的形成，需要深入探討多個構面，挑戰不同構面之間的關係與取捨，來建立好的商業模式。此外，要分析企業內部營運狀況與外在環境的變化與影響，以持續建立、修正與創新商業模式，找出有利的競爭策略，除了能降低失敗風險外，更可創造更好、更穩健的獲利模式，讓企業能達到持續獲利、永續經營的目標。

7-1 商業模式的定義

多數人認爲企業想要成功，一定要有一個好的商業模式（Business Model ／ BM）。那麼，究竟什麼是商業模式呢？商業模式，又稱爲營運模式或經營模式，它已成爲創業者或企業經常提到的一個名詞。以下是許多專家學者對商業模式的定義：

1. 商業模式是「生存的本事」。
2. 商業模式是「做生意賺錢的方法」。
3. 商業模式是「企業創造價值的方式」。
4. 商業模式是「一套能夠讓企業有效獲利的運作方式」。
5. 商業模式是「企業創造營收與利潤的手段與方法」。
6. 商業模式是「制訂與執行策略後獲取收益」。
7. 商業模式是「公司處理其與客戶和供應商事務的方式」。

簡單來說，商業模式是一套爲客戶創造價值，爲企業創造獲利的方法，企業要先爲客戶創造價值，客戶才會爲你的企業創造獲利。企業想要獲利，一定要有一個可行、可獲利的的商業模式。商業模式是一個價值鏈，而非單一產品、單一技術、單一方法或單一制度優勢的考量，因爲單一的優勢是很容易被模仿取代的。

7-2 商業模式圖

Osterwalder 及 Pigneur 於 2010 年所出版《Business Model Generation》一書所定義的商業模式是：「描述組織如何創造價值、傳遞價值及獲取價值的手段與方法」。書中所提出的商業模式圖（Business Model Canvas）已被證實是一個有效作策略分析的工具，這個工具就像一張畫布（Canvas），（如圖 7-3）分爲九個區塊元素，分別是：(1) 目標客戶、(2) 價值主張、(3) 通路策略、(4) 顧客關係、(5) 收入來源、(6) 關鍵資源、(7) 關鍵活動、(8) 關鍵夥伴與 (9) 成本結構。此分析工具已經幫助無數大企業與中小企業成功創造獲利。

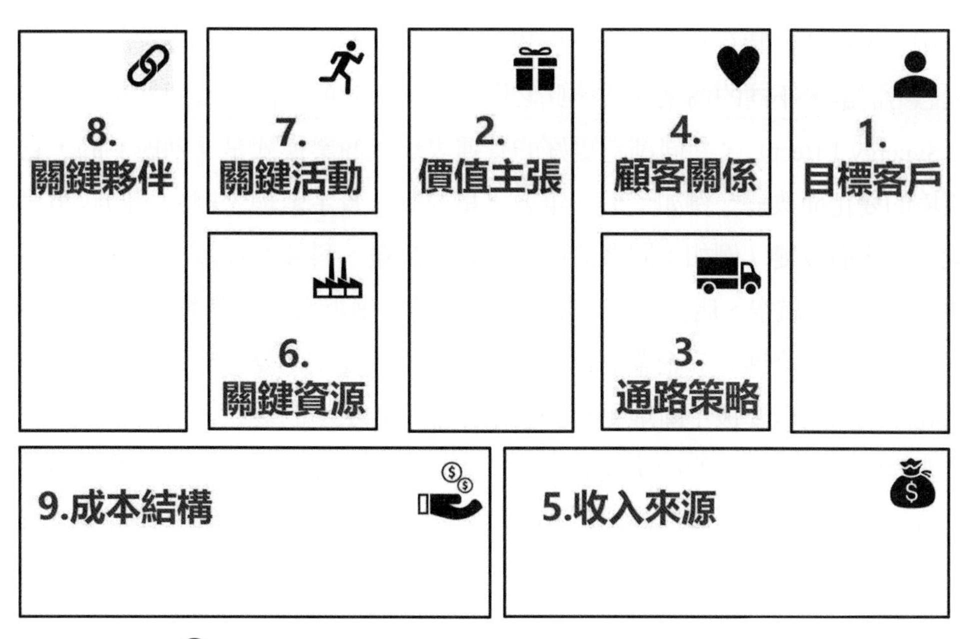

圖 7-3 商業模式圖（**Business Model Canvas**）

利用「資訊視覺化（Information Visualization）」的方式來討論新的或既有的商業模式，也就是將複雜的商業模式概念透過簡單的文字或圖形記錄在便利貼上，再將便利貼貼在商業模式圖相關的各個要素上。在思考、討論的過程中可以隨時調整便利貼的位置與內容，如此視覺化的呈現有助於做商業模式的創新與策略思考。依順序來描述商業模式圖的各個要素，可讓執行計畫參與人員能一目了然、快速清楚地了解企業目前的營運模式整體的概況與創造獲利的邏輯，並找出讓企業可以順利運作，具有競爭力的營運策略。討論商業模式時，必須先將焦點放在一個明確的主題上，可以了解彼此間是否有不同的見解或誤解，以促進溝通成效，讓商業模式圖成爲跨部門團隊一起作策略思考的共同語言。商業模式的各個要素之間互相連結影響，邏輯是環環相扣的，任何一個要素的改變都可能影響其它要素或形成新的商業模式。例如：企業的商業模式是要先從上游供應商進貨，再出貨給客戶來賺取價差，這樣的模式在成本結構中就會產生倉儲管理、運費、會計做帳等成本，倘若透過供應商的物流系統直接出貨，可能可以省下這些費用。若企業的商業模式是要能吸引大量的消費者進入平台，應爲在關鍵活動與關鍵資源就必須有相對的因應或投資於網路流量與伺服器，其成本結構可能也有所不同。企業的目標客戶想要強化對老年族群的需求，其銷售與溝通的管道、顧客關係建立的方式可能需要調整。

一個企業可能同時存在幾種商業模式，不同的商業模式可分開獨立成不同的商業模式圖來思考討論。不同的商業模式彼此之間可透過有效的分配或資源共享的方式來產生綜效（Synergy Effect），共同創造更好的營運表現。商業模式是「動態」的，它會隨著內部環境的變化而改變（例如：公司重要人事異動、資金緊縮、總公司的政策等）與外在環境的變化而改變（例如：同業的競爭、政府政策、科技的進步；新型冠狀病毒疫情的影響，對觀光、航空、店面、室內休閒等產業造成嚴重衝擊，但網路購物、美食外送、遊戲等產業則蓬勃發展）。企業經常感覺計畫趕不上變化，變化趕不上老闆的一句話。因此，商業模式是需要被不斷地更新調整來順應內外環境的變化，一旦執行過程發現問題，就要回頭修正相對應的商業模式區塊，並且確認這項更動是否會影響其他區塊，並跟著配合調整，如此才能發揮商業模式圖的效益。這就像是在打牌一樣，要隨著自己狀態的改變與對手的變化而調整出牌的策略。好的商業模式要透過不斷思考分析、測試、修正以找出更好、更有價值的獲利模式，抱持著「沒有最好，只有更好」的心態，持續追求卓越爲企業創造獲利，維持長期的競爭優勢。此外，可以利用商業模式圖來分析競爭對手的營運模式，並思考自己可以發展的機會點與可能面臨的威脅，發展出有利的競爭策略。

商業模式這九個區塊元素從字面上的意思雖不難了解，但許多人的解讀卻不太一樣，想要更精準掌握並運用此九大構面（要素），可以透過以下這些問題來引導思考方向（如圖 7-4）：

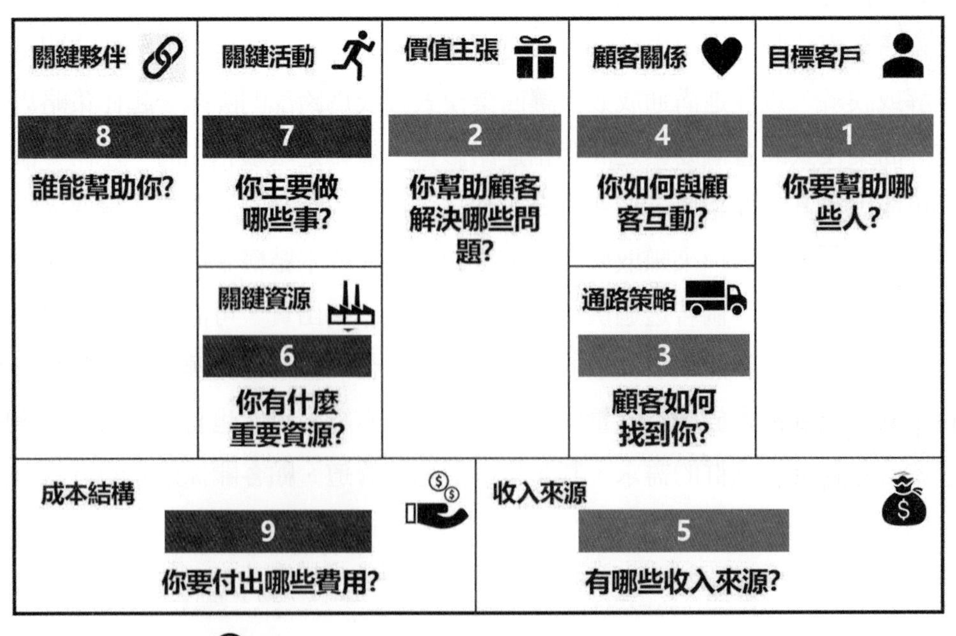

圖 7-4　商業模式圖九大要素應思考的問題

表 7-1　商業模式圖九大要素應思考的問題

九大要素	引導思考的問題
1. 目標客戶 （**Customer Segments**）	1. 你要幫助哪些人？（Who you help ？） 2. 這個產品會讓誰感到有價值？
2. 價值主張 （**Value Propositions**）	1. 你幫助顧客解決哪些問題？（How you help ？） 2. 這個價值是什麼？
3. 通路策略 （**Channel Strategies**）	1. 顧客如何找到你？（How they know you & How you deliver ？） 2. 透過哪些管道可以找到這些感興趣人？
4. 顧客關係 （**Customer Relationships**）	1. 你如何與顧客互動？（How you interact ？） 2. 如何與顧客維繫長久的關係？
5. 收入來源 （**Revenue Streams**）	1. 有哪些收入來源？（What you get ？） 2. 如何跟顧客收費？
6. 關鍵資源 （**Key Resources**）	1. 你有什麼重要資源？（Who you are & What you have ？） 2. 爲了創造價值，需要投入哪些資源？
7. 關鍵活動 （**Key Activities**）	1. 你主要做哪些事？（What you do ？） 2. 爲了創造價值，需要做哪些事？
8. 關鍵夥伴 （**Key Partners**）	1. 誰能幫助你？（Who helps you ？） 2. 該找哪些人合作才能將產品（或服務）提供給顧客？
9. 成本結構 （**Cost Structures**）	1. 你要付出哪些費用？（What you give ？） 2. 這樣做的成本如何？

以上商業模式的前面五個要素（要素 1 ～ 5），是企業可以爲顧客「創造價值」的部分；後面四個要素（要素 6 ～ 9），是企業要運作商業模式所要付出的成本，如何「提升效率」是這四個要素所必須考量的。商業模式不僅是降低成本考量而已，而是在可以爲顧客創造價值的前提下，創造相對最大的效率（如圖 7-5）。

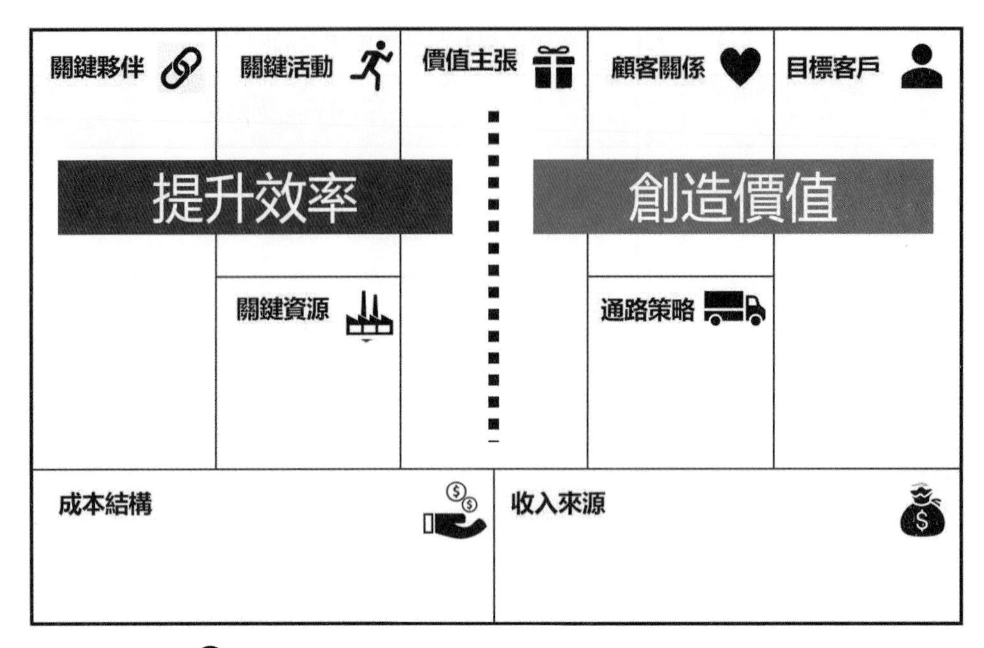

圖 7-5　商業模式九大要素的創造價值與提升效率

一、目標客戶（Customer Segments）

「目標客戶」是企業所設定要服務的特定顧客族群（TA：Target Audience），要爲這個族群創造價值。許多人的迷思是認爲我想要服務所有想要被我服務的人，也就是企業要服務所有的人；什麼顧客的錢都想賺，這樣錯誤的觀念，最後可能什麼錢都賺不到，因爲沒有一樣產品（或服務）可以滿足所有人的需求。由於企業的資源有限，不要想要討好所有的人，要清楚掌握哪些顧客是眞正需要服務的對象，哪些是非必需的。

設定目標客戶是要利用有限的資源來達成「精準行銷」的目的。通常會付費購買的顧客較有價值，對只是想得到「免費」產品（或服務）的顧客，對企業而言是成本負擔，將投入的資源作有效的運用以發揮其效益。在描述目標客戶時要明確，例如：如果說目標客戶是愛美的女性就不夠明確，因爲多數的女性都愛美。可以加上如職業、收入、年齡、居住地區、地理位置、生活型態（價値觀、偏好）等因素讓目標客戶更爲具體，也就是說目標客戶是愛美的女性，中高階白領上班族，年收入在 100 萬元以上、年齡介於 25 歲至 45 歲之間、追求時尚對外表要求較高、居住在台北都會區，這樣的目標客戶更爲具體明確，了解這個族群的行爲、問題、需求或特性後，再投入行銷資源才能更精準，更能達到事半功倍的效果。以下舉例是企業鎖定主要服務的目標客戶（如表 7-2）：

表 7-2 企業的目標客戶

企業	目標客戶
全聯福利中心	尋求價格便宜者、對價格較敏感者
統一 City Café	25 ～ 40 歲尋求方便、平價、優質咖啡者
白蘭氏雞精	老人健康、上班族重視精神活力補給
海尼根 Heineken 啤酒	崇尚外國品牌的年輕上班族
BMW 高級車	30 ～ 50 歲高所得、頂客族、男性
Benz 高級車	40 ～ 60 歲高所得、老闆、高階主管
星巴克 Starbucks	上班族、商業人士爲主
85 度 C	學生、一般大眾爲主
Nespresso 咖啡	高收入家庭、高級辦公室工作人員
Nescafe 雀巢咖啡	學生、一般大眾爲主
高露潔 Colgate 牙膏	一般大眾、牙醫師
黑人 Darlie 牙膏	一般大眾

爲有效傳遞特定價值給更精準的目標客戶，可以根據不同型態目標客戶 / 市場的需求作「市場區隔（Market Segmentation）」（如表 7-3）：

表 7-3 目標客戶 / 市場型態

目標客戶 / 市場	產品與顧客關係	產品 / 服務特性
1. 大眾市場	顧客需求、問題都差不多	消費性商品
2. 利基市場	只滿足特定顧客的需求	專業化、個人化、客製化
3. 區隔化市場	類似產品服務不同顧客	顧客、商品可切割
4. 多元化市場	不同產品服務不同顧客	產品服務範圍廣泛
5. 多邊市場	利用平台連結不同顧客	顧客間相互依賴創造價值

1. **大眾市場（Mass Market）**：由於大多數顧客的需求和問題都差不多，產品（或服務）無須特別做出差異化，此類產品的特性多爲一般民生用品或消費性電子產品。
2. **利基市場（Niche Market）**：選擇一個小的服務領域，專注於滿足某些特定顧客的需求，爲他們量身打造。一般爲較專業、個人化或客製化的產品（或服務）。例如：人工水晶體、義肢輔具、客製化牙冠、罕見疾病用藥、眼科雷射手術、客製化關鍵零組件等。

3. **區隔化市場（Segmented Market）**：類似產品服務不同顧客，也就是可以切割不同族群的顧客。例如：

- 區隔病房等級。
- 區隔一般與高級健檢顧客。
- 區隔健保與自費項目病患。

許多銀行的理財服務區，除了處理一般客戶外，還另設有 VIP 貴賓室協助資金較充沛的客戶作財務規劃。另外，如精密機械廠商供應類似產品給不同產業的顧客，亦稱爲「區隔化市場」。

4. **多元化市場（Diversified Market）**：不同產品服務不同顧客，以滿足不同年齡、性別、職業、族群等顧客之需求。例如：大型實體或網路商城提供各式各樣的產品選擇、某些公司除了銷售口腔保健產品之外，同時也銷售個人清潔用品、家庭清潔用品、保健食品、家電用品等多元的產品，以服務或滿足不同族群顧客的需求。

5. **多邊市場（Multi-sided Markets）**：利用產品（或服務）平台來連結不同顧客族群，藉由顧客間彼此的互動來創造價值，通常越多使用者使用的平台，所產生的價值也越高，這就是「網路效應（Network Effects）」。例如：Google 關鍵字廣告、臉書 Facebook、亞馬遜（Amazon）購物網、淘寶網、104 人力銀行、eBay、PChome 線上購物、MOMO 藥妝店網路平台、信用卡公司、免費贈閱報等。

一般而言，不建議投入的市場爲：

(1) 寡佔市場：如 80% 市場已被某少數人所擁有，要投入大量資源才可能佔有一席之地。

(2) 重資產、輕產出：如要投入大量資金蓋工廠，生產的產品又不好賣。

(3) 進入門檻太低：不用太多資源就可以做的行業，如果無法明顯做出特色或差異化，即使剛開始生意不錯，但也很容易因許多人爭相投入，很快就形成紅海市場，企業較難永續經營。

【目標客戶的延伸思考點】

1. 你為哪些顧客創造價值？
2. 誰是你最重要的顧客？
3. 是否能為新的顧客服務？
4. 市場的飽和程度如何？
5. 顧客流失的可能性有多大？

二、價值主張（Value Propositions）

「價值主張」是指企業所提供的產品（或服務）可以為顧客創造的「價值」。包括解決顧客的「問題」或滿足顧客特定或潛在的「需求」，讓顧客為了這些「價值」（而非產品或服務本身）願意使用或付費許多人在描述價值主張時將「提供卓越的產品」當成是價值主張，這樣太抽象不夠具體。價值主張是企業生存的核心價值（Core Value），必須從顧客的角度去思考他們眞正關心的問題或需求，再回頭檢視企業所提供的「價值」是否是顧客眞正需要的，為這些價值創造差異化（Differentiation）或獨特性（Uniqueness）。可由三個思考方向來創造獨特價值：

1. **你沒有我有**：做別人所沒做過的。例如：某餐飲業者提供免費體驗美甲、擦皮鞋、變臉秀、顧小孩等服務，是其他業者所沒有的獨特價值。
2. **你有我較優**：做得比別人好。例如：某高級牛排館僅選用美國總產量 2% 的 Prime 頂級牛肉，業者宣稱「一生要吃一次這種優質、軟嫩的牛肉」。
3. **你優我特別**：雖然別人也有，而且做得比我好，但我是比較特別，會讓別人眼睛為之一亮。例如：臺灣許多媽祖遶境活動吸引了數百萬人的參與，但其中比較特別的是白沙屯媽祖進香活動，路線是由媽祖當下所決定的，而沒有固定行程，雖然它的規模及參與人數比不上大甲媽祖遶境活動，但它是相對更有獨特性。

沒有「定位」就沒有地位。許多企業會利用標語（Slogan）來定位自己對目標客戶可以創造的價值。例如：華碩（ASUS）電腦的標語是「華碩品質，堅若磐石」；凌志（Lexus）汽車的標語是「專注完美，近乎苛求」；樂金（LG）電器的標語是「實現美好的生活」（Life is Good）；蘋果（Apple）電腦的標語是「不同凡響」（Think Different）。許多企業用「第一」、「唯一」或「比較好」來定位自己所提供給目標客戶的價值。這些價值定位通常跟數量、品質、價格、功能、外型、交期、專業、品牌形象、專業、獨特性等因素有關：

1. **第一（Number One）**：是很有力的數字來定位自己的專業地位。例如：臺灣銷售 No.1、全球最多牙醫師推薦牙膏、臺灣最多小兒科醫師推薦奶粉、全世界最薄的筆記型電腦、太陽餅創始店與珍珠奶茶發明者、榮獲顧客滿意度調查第一名餐廳等都是第一名的概念。雖然拿到第二名可能也很厲害，但通常很少會有人在乎第二名！就像你知道世界第二高峰嗎？臺灣第二高峰？或第二個登入月球的人是誰呢？

2. **唯一（Only One）**：是利用獨特性來定位自己。例如：全球唯一取得美國 FDA 認證的 XX、亞洲唯一通過 ISO 國際認證的 XX、臺灣唯一榮獲米其林三星評級的 XX、業界唯一榮獲綠建材標章的XX、小兒科醫師唯一的選擇等都是強調自己的獨特地位。當然，唯一同時也可能是第一，也就是既專業又獨特。

3. **比較好**：「天底下沒有完美的產品（或服務），但絕對有更好的產品（或服務）」，企業可以思考如何爲客戶創造相對「比較好」的價值。例如：比較快速（24 小時內送達到府）、比較健康（熱量降低 40%）、比較專業（臨床實驗證實有效）、比較天然（堅持不添加化學調味料）、比較尊榮、舒適（飛機的頭等艙或商務艙）、比較尊貴（英國皇室愛用商品）、比較滋潤（肌膚如嬰兒般的觸感）、比較新鮮（現撈的）、比較方便、比較便宜、比較高級、比較漂亮、效果比較好、心情比較好、風險比較低、比較好操作、容量比較大、比較省電、比較稀有、比較獨特、比較有趣、比較堅固耐用、比較輕巧、比較安靜、比較乾淨、比較精緻、品牌或名氣比較好、容量比較大、銷售量比較高、比較權威等。

當產品差異不明顯時，可以利用不同的價值定位來做市場區隔。以下就上述企業所提供給目標客戶的價值主張（如表 7-4）：

表 7-4　企業的價值主張 / 定位

企業	價值主張 / 定位
全聯福利中心	實在、眞便宜、平價超市品牌
統一 City Café	整個城市都是我的咖啡館
白蘭氏雞精	健康事就交給白蘭氏
海尼根 Heineken 啤酒	就是要海尼根
BMW 高級車	高性能、駕馭感、操控性、追求時尚
Benz 高級車	尊榮感、舒適度、安全性、優雅外型
星巴克 Starbucks	體驗喝咖啡的氣氛、環境
85 度 C	提供低價高品質的商品
Nespresso 咖啡	品味時尚、口味香醇、品質優良、高貴咖啡機
Nescafe 雀巢咖啡	即溶咖啡、方便
高露潔 Colgate 牙膏	全球牙醫第一推薦、全球知名品牌、專業高品質
黑人 Darlie 牙膏	口氣清新、自信笑容、牙齒潔白、值得信賴的老品牌

以下為常見的產品（或服務）可以為顧客創造的具體「價值」：

1. **新需求／新穎性／創新（Newness）**：滿足某些顧客對新產品、新服務、新設計、新技術、新裝潢等全新的需求，改變顧客固有的習慣，創造全新的體驗來為顧客創造價值。例如：先進微創手術器械、創新美觀的隱形矯正器、醫院、診所或藥局重新裝潢或引進新穎設備、新款智慧型手機外型或全新功能等需求的提供，為消費者帶來全新的體驗。
2. **性能／效能改善（Performance）**：改善或提升既有產品（或服務）的效能，能為顧客帶來價值。例如：導入資訊管理系統以提升營運管理效能；利用自動化生產線等提升管理與生產的效能、企業內部架設 E-learning 互動式學習平台以提升學習成效；改善消費型電子產品（如手機、電腦等）產品的效能；Dyson 品牌的吸塵器強調吸力永不減退，排出來的空氣比你呼吸的空氣還乾淨，以此凸顯產品卓越的性能／效能。
3. **客製化（Customization）**：針對特定顧客的需求來量身打造，提供客製化服務。特別是針對頂層客戶而言，客製化產品能創造更高的價值。例如：客製化汽車或零組件、牙齒矯正、配眼鏡、訂製西裝、企業管理顧問諮詢、室內設計裝潢、婚禮秘書等客製化服務。
4. **將事情搞定（Get Things Done）**：通常是幫助顧客解決一些頭痛的問題、做顧客不想做的事、或專業一條龍的解決方案，讓客戶無後顧之憂。例如：婚紗公司除了提供攝影服務外，還同時提供訂製西裝、喜餅、喜糖等服務；另外像醫療事業廢棄物處理、廢水處理、討債公司、葬儀社、徵信社等都是讓多數人覺得困擾，而希望委由專業的公司協助解決處理。
5. **設計／品牌／身分地位（Design ／ Branding ／ Status）**：出眾的設計可以提升質感、品味、安全等價值。展現品牌價值包含三點：(1) 抓到消費者的癢點／心動點、(2) 打到競爭者的痛點與 (3) 秀出品牌的亮點。例如：醫療院所之空間設置規劃設計；品牌價值可塑造顧客形象或提升顧客的身分地位。例如：國際知名品牌 LV 包包可為顧客創造尊榮感，給人財富地位的象徵；醫院提供頭等病房自費項目服務以保護病患的隱私權、增加舒適性；另外，如限量精品、頭等艙／商務艙可以提高顧客身價、彰顯地位，有炫富的效果。
6. **附加價值（Value Added）**：為原先的產品（或服務）提供額外的或超出顧客期待的價值。例如：診所提供病患免費衛教諮詢或免費就醫接送服務；提供專業解說的客服小姐親切可愛；餐廳的餐點美味可口，同時提供免費停車與 Wi-Fi 服務等附加價值；在水中也能拍照等。

7. **降低成本（Cost Reduction）**：提供顧客具競爭力的價格或幫助顧客降低成本，以提升顧客對產品（或服務）的接受度，也是創造顧客價值的方式。例如：策略性提供超低價醫療器材給大型醫院，以建立銷售的指標性意義；量販低價促銷、高折扣出清零碼商品；大量或自動化生產降低成本；租賃公司提供長期汽車租賃方案給企業做公務車使用，對企業而言，以租賃的方式比用直接購買方式要來得划算。因此，租賃公司採用爲顧客降低成本的方式爲顧客創造價值。

8. **風險降低／避險（Risk Reduction）**：幫助顧客降低風險，讓顧客感到安心有保障也可以替顧客創造價值。例如：醫院的感染控制設備或措施可降低醫護人員或病患的感染風險；先進醫療設備可幫助醫師作精確的診斷以降低醫療風險；使用植牙手術導板來降低人爲失誤的風險；醫護人員投保醫療責任險；生產設備延長保固期，以降低企業不必承擔設備故障的風險等。

9. **可及性（Accessibility）**：讓顧客更容易取得或享有企業所提供的產品（或服務）。例如：大型昂貴醫療設備或高級進口車用改用租賃方式來提供服務。

10. **簡單性與便利性（Simplicity and Convenience）**：由於科技的日新月異，讓顧客的使用經驗更簡單、更便利。大多數的人都怕麻煩或怕複雜的事物，如果能提供簡單便利的產品（或服務），比較容易獲得客戶的青睞。例如：智慧型手機操作簡單並提供各種便利的功能，資訊的取得更簡單，大大改變我們的生活習慣，也因此創造出相當大的商業價值：醫療物流供應商整合許多不同供應商的藥品或醫療器材，提供醫院／診所／藥局更簡單便利的採購服務等。

11. **普及性（Popularity）**：普及性就是讓原本無法體驗的顧客，藉由新的通路、新的科技、新的定價策略而有機會使用這項產品或服務。例如：平板電腦讓原本年紀較大、不會使用電腦的人一樣可以輕鬆上網，讓上網不只是年輕族群會做的事；Benz 與 BMW 推出低價車款，以國產車的價格即可買到進口高級車，能增加產品的普及性爲顧客創造價值。

12. **耐用性（Durability）**：產品是否堅固耐用不易故障，顧客不需花太多費用作維修保養，客戶的滿意度高，回購或推薦分享給別人的意願也較高；但有些產品由於耐用性佳，也會自然降低顧客的回購率，因爲用很久都不會壞。例如：大同電鍋可能一個就用十幾二十年都不會壞；有些汽車零組件原先用五年八年都不太會壞，現在約每二到三年就需更換一次，增加消費者的負擔。對企業而言，產品的耐用性好壞是一體兩面，在設計生產時要考慮清楚。

【價值主張的延伸思考點】

1. 從顧客的角度去思考客戶有什麼痛苦？想獲得什麼？
2. 顧客真的認為這個價值主張有價值嗎？
3. 顧客對此價值主張的接受程度高嗎（需要、想要或渴望）？
4. 顧客願意為這個價值主張付錢嗎？緊急程度如何？
5. 顧客有無其它替代產品（或服務）嗎？
6. 顧客為什麼要找你而不是別人（差異化或獨特性）？
7. 此差異化要花多少成本？

三、通路策略（Channel Strategies）

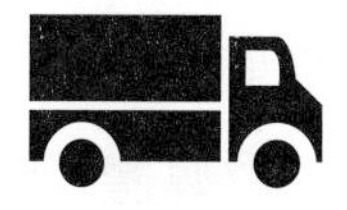

「通路」是指企業傳遞價值主張給目標客戶的管道，透過溝通管道、配送管道、銷售管道來與顧客接觸並提供價值提案。「通路」是公司開拓市場的途徑，讓顧客透過這個途徑能找到你、認識你。通路可分爲以下三種型態（如圖 7-6）：

1. 「自有」或透過「合夥（合作夥伴）」通路來傳遞給消費者。

2. 「直接通路（例如：透過人力、網路直接銷售給消費者）」與「間接通路（例如：透過銷售給代理商、批發商、零售商等中間商，再轉手賣給消費者）」。許多傳統通路爲省去大盤、中盤、小盤的層層剝削，轉爲採用直接銷售的通路策略模式（如圖 7-7），由製造商直接銷售給消費者，通常利潤較高且對顧客的掌控度也較高，但由於廣度不夠，銷售量可能不如透過「間接通路」來得高。有些企業同時採用「直接通路」與「間接通路」併行的通路模式，將多數商品交由中間商合作夥伴來銷售，但同時也透過自有的店面、郵購管道、網購平台等通路直接銷售給消費者。

3. 「實體」與「網路」的銷售管道。O2O（Online to Offline）行銷模式是近年來通路佈局的新趨勢，它是指線上行銷和線上購買帶動線下經營和線下消費。也就是將實體商務與電子商務做結合，透過網路無遠弗屆的力量尋找顧客，再藉由行銷活動將顧客帶至實體通路。O2O 行銷模式特別適合必須到實體通路消費的產品或服務（例如：醫學美容中心、健檢中心、健身中心、餐飲業、美容美髮等），透過線上與線下通路的整合，提供顧客更多元的購買管道，滿足顧客期望體驗與便利性的需求。

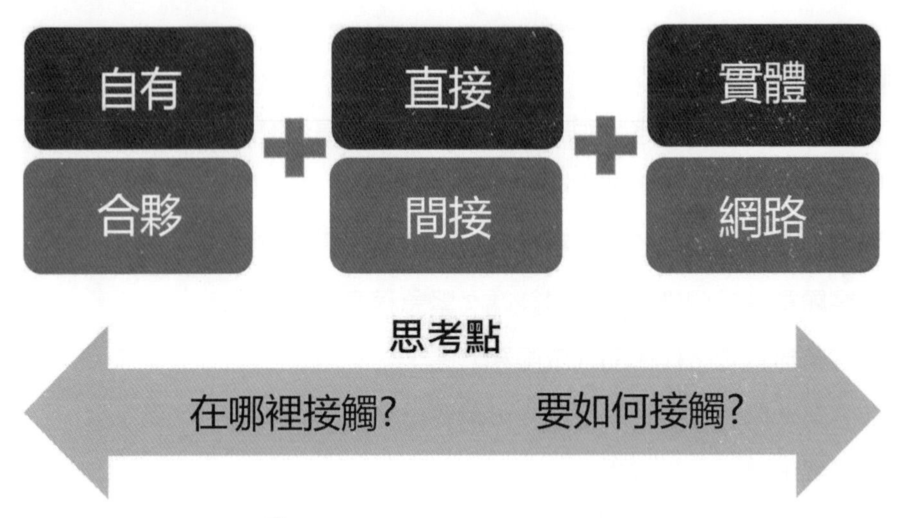

圖 7-6　通路型態與思考點

通路策略除了需思考「哪裡」是和顧客的接觸點（Touch Point），還必需了解「如何」與顧客接觸，這些通路包括：平面媒體（報紙、雜誌）、電子媒體（電視、收音機）、網路媒體（新聞網站、影音平台、部落格、社群平台）、電子郵件、實體或線上的說明會、商業展覽、面對面拜訪、活動贊助、公關操作等方式來接觸顧客。企業應思考根據顧客想要的方式或推廣效益較高的管道來與顧客接觸。另外，許多傳統的物流配送管道，也改爲集中物流配送（如圖 7-8），也就是集中統一由特定物流商協助直接出貨送到顧客手上，如此更能掌控顧客及產品流向。

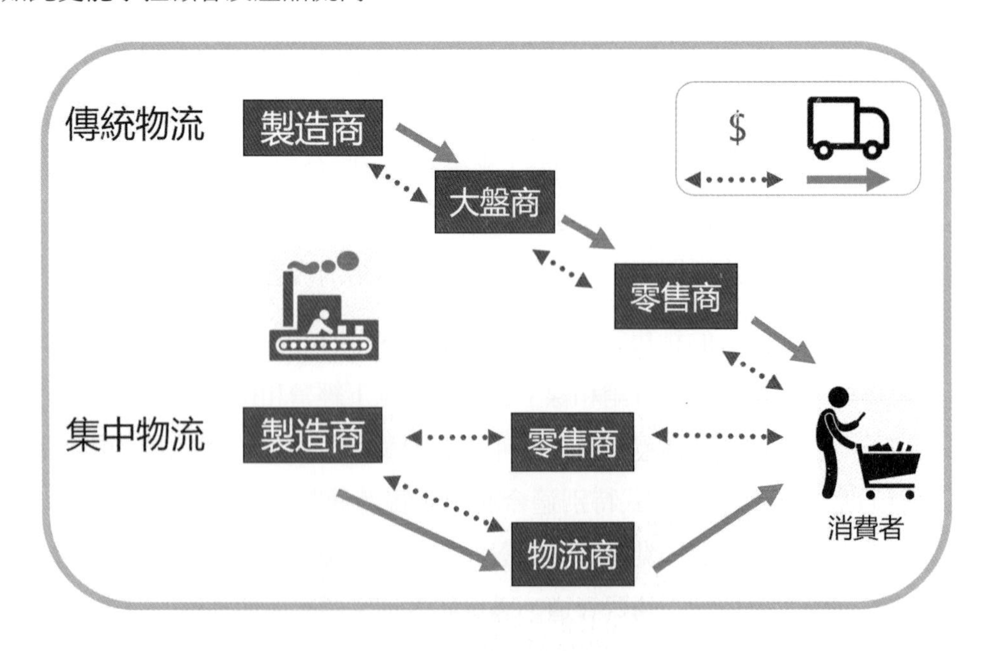

圖 7-7　通路策略模式

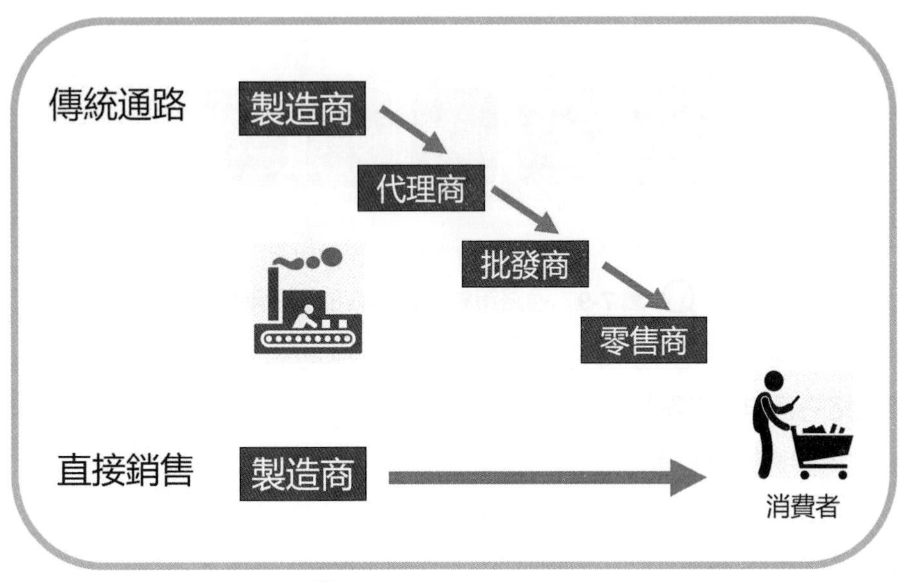

圖 7-8 物流配送管道

通路影響顧客有五個不同階段（如圖 7-9）：

1. **認知（Awareness）**：透過不同的接觸點、接觸方式與溝通訊息來影響顧客對企業所提供的產品（或服務）有所認識。例如：說明產品（或服務）的特色（Feature）、優勢（Advantage）與利益（Benefit）讓顧客有所認知與瞭解。

2. **評估（Evaluation）**：協助顧客評估產品（或服務）的價值主張，並期望顧客對此價值主張產生正面的評價。例如：提供試用品、展示產品功效或與競爭品牌的比較來證實其安全性、優越性或有效性。

3. **購買（Purchase）**：協助或引導顧客購買特定的產品（或服務）。例如：透過限時、限量、折扣等促銷活動來提升買氣。

4. **傳遞（Delivery）**：傳遞產品（或服務）給顧客，並進一步傳遞價值主張來強化顧客關係。例如：以簡訊、電子郵件提醒相關會員權益或說明優惠活動、登錄會員資訊可以享受 VIP 服務、透過社群平台來持續傳遞價值訊息等。

5. **售後服務（After Sales Service）**：對現有顧客做好「售後服務」，讓他們能做重覆性消費或推薦給他們的親朋好友來購買，相對於要創造一位新的顧客所需要花費的精力較為容易，這就是「口碑行銷」。所以成功銷售後不是服務的結束，而是服務的開始。例如：定期維修保養、專業 / 客服人員諮詢服務、會員回饋活動等都是常見的顧客售後服務。

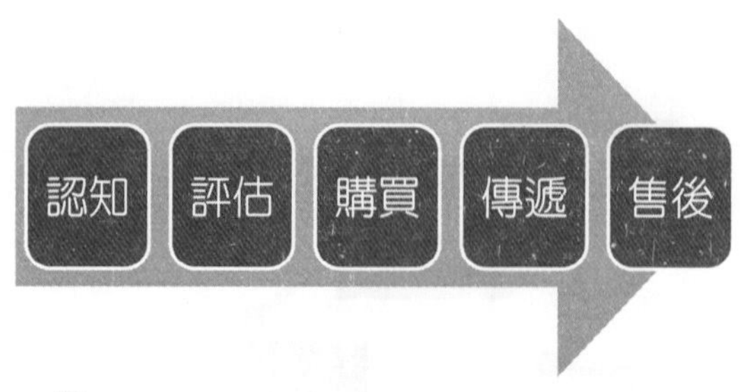

圖 7-9　通路策略影響顧客的五個階段

【通路策略的延伸思考點】

1. 顧客希望透過哪些通路與他們接觸？
2. 哪個通路最符合成本效益或效果較好？
3. 目前如何接觸顧客？
4. 要花多少成本？

四、顧客關係（Customer Relationships）

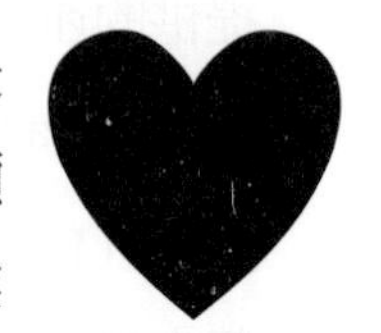

「顧客關係」是指企業與目標客戶維繫不同類型的關係形態（可能是個人關係或群體關係）。建立顧客關係的主要目的有三種：(1) 創造新的顧客、(2) 維繫現有顧客與 (3) 提高營業額（如圖 7-10）。例如：電信公司業者透過提供免費手機或低月租費來吸引大量新顧客加入，待初期市場飽和後將焦點轉移到維繫顧客關係，提高品牌好感度與忠誠度，接著再設法提高每位顧客的客單價（單次購買量或單價）或增加回購率（老顧客回購或推薦），以提升顧客對企業營收的貢獻度。

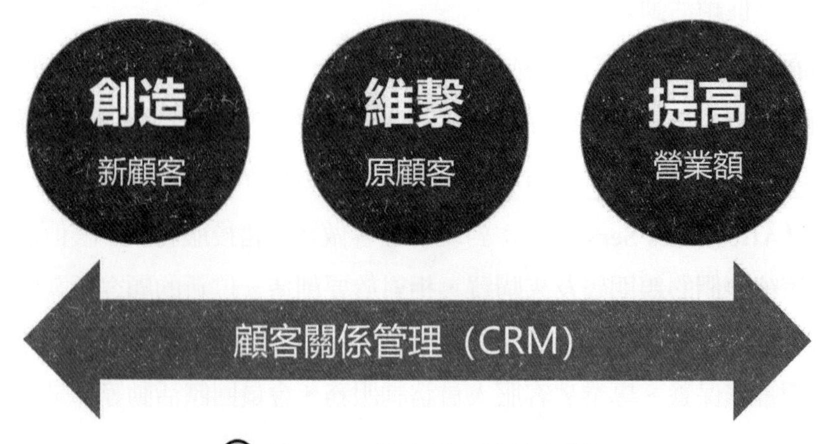

圖 7-10　建立顧客關係的目的

許多企業會投入「顧客關係管理」（Customer Relationship Management ／ CRM）系統，將顧客分類（例如：不同專業領域的醫師、醫院或診所型態的顧客做分類）或分級（例如：A ／ B ／ C ／ D 等級），根據不同顧客的類型或等級提供不同的產品（或服務）內容，其主要目的是要能更精準、更有效益的維繫顧客關係，創造更高、更持續的收益。企業可以視顧客的重要性與自己所能負擔成本的多寡來決定要和顧客維持何種的關係型態；以下爲常見的六種顧客關係型態：

1. **個人協助（Personal Assistance）**：透過電話、電子郵件或在銷售現場對顧客的問題或需求提供協助。這是一種人與人之間直接的互動方式。例如：醫護人員提供病患相關醫療諮詢服務、醫療供應商業務或客服人員提供專業諮詢服務等。
2. **專屬個人協助（Dedicated Personal Assistance）**：也就是專爲某特定顧客提供個人化或客製化的一對一專屬服務。例如：醫院安排專屬特別護士照顧特定病患、飯店派專人迎接顧客並到房 Check-in、VIP 專屬理財專員服務、藝人與經紀人之間的關係等。
3. **自助式（Self-service）服務**：企業與顧客不會有直接的互動接觸，顧客想要省錢不怕麻煩，可讓顧客自行操作或解決問題以降低企業的成本，企業可用相對便宜的價格回饋給顧客以創造雙贏。例如：投幣式販賣機、自助式加油站、自助式洗車、自助式洗衣、自助式夾娃娃機、ETC、停車場的自動收費機等，皆可提供 24 小時全年無休的服務。機器不會累、不會鬧情緒、不會要求加薪、精準不易出差錯等優勢，是人類難以取代的。
4. **自動化服務（Automated Service）**：爲更細緻的自助式服務，結合自動化過程模擬顧客的需求來提供服務。例如：YouTube 瀏覽、Google 搜尋、線上免費或付費課程、24hrs 購物網站 、金融機構的 ATM 自動提款機等都是自動化的服務。
5. **社群／會員（Community ／ Member）關係**：社群媒體已是現代人生活中不可或缺的部分。因此，許多企業透過特定社群或會員平台（例如：Facebook 臉書粉絲團、Line@ 生活圈、企業講師聯誼會）與現有或潛在顧客作互動建立關係，也幫助企業更了解顧客的需求。例如：販售減肥藥的廠商成立減重社群分享減重相關資訊、嬰兒奶粉供應商舉辦媽媽教室分享育兒相關資訊。
6. **共同創造（Co-creation）**：讓客戶主動參與，共同創造價值。例如：電子商務平台讓顧客自行選擇商品，而平台提供交易服務，兩者互相依賴，缺一不可；Facebook 臉書社群平台提供顧客評論、上傳分享圖片或影片、直播等服務；YouTube 則是以影片爲主，讓顧客創造內容彼此分享。

【顧客關係的延伸思考點】

1. 顧客希望建立或維繫的關係類型？
2. 建立的顧客關係是否與企業的價值主張匹配？
3. 要如何建立顧客關係？
4. 哪些關係是已經建立的？
5. 要花多少成本？
6. 是重複性或是單次銷售？
7 顧客是被動或主動參與？

五、收入來源（Revenue Streams）

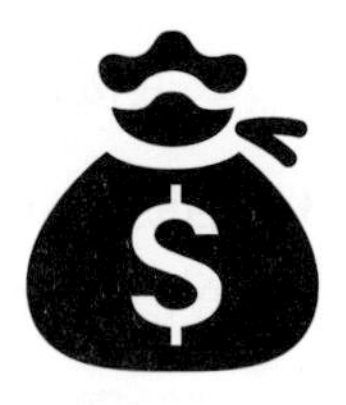

「收入來源」是指企業從目標客戶所獲得的收益（利潤＝收入－成本），包括一次性與持續性收入。若要提供免費服務，最好有其他價值主張是可以創造收入的。顧客要願意付費，企業要持續獲利，才能永續經營。常見的收入來源有以下幾種項目：

1. **健保給付（National Health Insurance Reimbursement）**：對許多醫療機構而言，除了自費項目（如高級健檢、病房升等、自費藥品或醫材、營養補充品、掛號費等）之外，許多醫療項目是健保署所支付的（如醫師診察費、處置費、醫事檢驗費、手術費、材料費、藥劑費、藥事服務費等）。
2. **產品／資產銷售（Product ／ Asset Sales）**：銷售實體物品所得到的收入。例如：藥品、醫療器材、保健食品等實體產品銷售；醫院／診所／藥局建物、土地等實體資產銷售。
3. **使用費（Usage Fee）**：顧客使用某些特定服務的費用。例如：住院病房費、第四台使用費、快遞費、飯店住宿費、電信通話費、ETC 過路費、路邊臨時停車費等。
4. **訂閱／入會費（Subscription ／ Membership Fee）**：讓顧客可享有某些產品或服務的使用權。例如：雜誌訂閱費用、線上課程訂閱費用、線上遊戲月費、醫師／藥師／護理師公會年費、健身中心會員年費、社團入會費、俱樂部入會費等。
5. **租賃費（Leasing Fee）**：顧客繳一筆錢，取得一段時間對某特定資產的使用權。例如：廠商租賃醫療儀器設備、租車、房屋出租、影印機出租等。

6. **授權費（Licensing Fee）**：顧客付費取得某些智慧財產的使用權。例如：授權使用合作醫院名稱、技術專利授權費、書籍 / 圖片 / 音樂 / 影片版權費等智慧財產權等費用。

7. **經紀 / 仲介費（Brokerage Fee）**：爲雙方或多方之間提供服務或撮合交易後收取費用。例如：國際觀光醫療仲介、人力資源仲介（獵人頭公司）、不動產買賣仲介等費用從雙方交易中獲利。

8. **廣告費（Advertising Fee）**：爲顧客宣傳產品、服務或品牌所收取的費用。例如：報紙、雜誌、廣播、電視、網路媒體、行動媒體（智慧型手機）等廣告費。

定價機制可分爲「固定定價（Fixed Pricing）」與「動態定價（Dynamic Pricing）」兩種（如表 7-5）。

(1) 「固定定價」是根據靜態的顧客群、質或量所預設價格的定價，包括統一定價、依購買數量決定（數量折扣）、依目標客戶決定（不同對象或族群價格不同）、依產品特色決定（例如：醫院固定掛號費、產品以固定牌價銷售給經銷商、將定價直接印在包裝上顯示不二價）。

(2) 「動態定價」是根據市場情況變化而調整的定價，包括依議價、協商（例如：牙齒矯正費用依病況而定，通常此定價與時間壓力與談判技巧有關）、依競標 / 拍賣（與參與的人有關）、依供需 / 庫存（例如：零碼出清、庫存出清、供不應求）、即時 / 限時（例如：現場如沒有下單購買，走出這個場地就恢復原價、診所開幕期間免收掛號費、旺季期間機票價格調整等）。在大健康產業中許多產品（或服務）的定價受到政府法規或健保給付的限制，廠商不得漫天開價。產品的定價會影響市場佔有率，通常企業品牌如追求較高的市佔率，讓更多消費者能接受，定價就不宜過高。

表 7-5　定價機制

固定定價	動態定價
統一定價	依議價 / 協商
依購買數量決定	依競標 / 拍賣
依目標客戶決定	依供需 / 庫存
依產品特色決定	即時 / 限時

【收入來源的延伸思考點】

1. 現在顧客願意付費購買哪些品項？
2. 這些項目對整體收益的貢獻程度或重要性？
3. 顧客現在的付費方式？
4. 顧客比較希望如何付費？

六、關鍵資源（Key Resources）

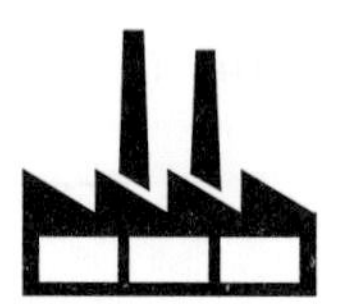

「關鍵資源」是指企業爲傳遞價值主張所需投入的重要資源，這些資源可能是自有、向他人租賃或從合作夥伴取得，此資源代表你所擁有的能力或競爭力，得以傳遞價值主張、維繫顧客關係以獲取利益。關鍵資源可分爲以下四種類型（如圖 7-11）：

1. **實體資源（Physical Resources）**：爲企業有形的資源，像廠房、生產設備、車輛、店面、原物料、不動產 （建築物、土地）、配銷通路等資源。例如：半導體製造商需要先進精密的實體製程設備；大型量販店、便利商店或零售商需要依賴實體場地、門市資源；網路商城需要有強大的資訊系統來支持；全球運輸系統需有大量的貨機與車輛資源。

2. **智慧資源（Intellectual Resources）**：企業擁有品牌、專利、著作權、專業知識 / 專業技術、客戶數據資料等都智慧資源，爲企業無形的資產。取得此資源通常耗時且需要投入大量的金錢來建立與維繫，但也最能爲企業創造效益。例如：某些跨國知名品牌（如 Apple、NIKE、Microsoft、IBM）的優良、專業、高品質形象，光靠專利授權就是一筆很可觀的收入。

3. **人力資源（Human Resources）**：在某些行業中，人力資源是影響事業發展的關鍵資源。例如：醫師、律師、會計師、研發工程師、企業顧問、專業銷售人員、廚師等都是影響企業興衰的關鍵資源。

4. **財務資源（Financial Resources）**：是指所擁有的資金 / 現金、資產、信貸額度、銀行信用等資源。財務是企業生存的命脈，所需運用的槓桿程度也是視不同產業而有所不同。

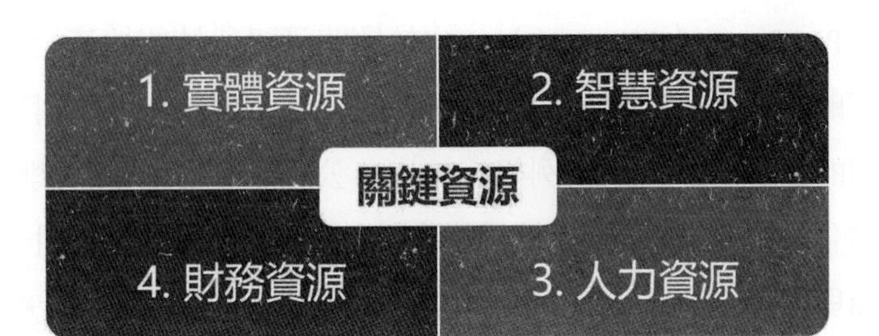

圖 7-11 關鍵資源的四種類型

【關鍵資源的延伸思考點】

1. 價值主張、通路策略、顧客關係、收入來源需要什麼關鍵資源？
2. 此關鍵資源最容易取得的方式是？
3. 此關鍵資源的來源是否穩定？
4. 時間對此關鍵資源的影響為何？
5. 此關鍵資源是否有獨特性或不可取代性？

七、關鍵活動（Key Activities）

「關鍵活動」是指企業運用關鍵資源所提供給顧客最重要的業務活動。企業需規劃對內部與外部的營運流程，並有效運用所擁有的資源來執行重要的業務活動，以確保商業模式可以運作順暢。透過「關鍵活動」的執行以進入目標市場、爲顧客創造價值、維繫顧客關係，進而創造收益。不同型態的商業模式所需建立的重要業務活動或必辦事項也有所不同，常見商業模式運作的關鍵活動可分爲以下四種類型（如圖 7-12）：

1. **生產（Production）**：包括設計、製造及流程改善等。例如：鴻海（Foxconn）科技集團專業代工廠的關鍵活動是：規劃設計生產流程，大量製造產品、提高生產良率、提升品質、減少庫存等。
2. **解決問題（Problem Solving）**：每個顧客的問題不盡相同，有時顧客希望得到的是完整的解決方案 (Total Solution)，企業必須先整合資源才能滿足顧客需求。例如：大型醫院的關鍵活動是提供病患良好的醫療照護，解決病患身心上的各種問題；微軟（Microsoft）公司的關鍵活動爲軟體程式的開發設計；蘋果（Apple）公司的關鍵活動爲創新產品開發流程；麥肯錫（McKinsey）管理顧問公司的關鍵活動是精準預測產業成長趨勢及解決客戶問題的能力等。

3. **平台／網路（Platform ／ Network）**：由於網路通訊科技的快速發展，已成爲家家戶戶生活中必備的工具。因此，許多企業投入大量資源做網路通訊科技的開發與建置平台，成爲公司的重要關鍵活動。例如 : Google 公司的關鍵活動爲網路平台開發、維護管理、優化廣告後台系統、撮合增加點閱率；VISA ／ Master 信用卡的關鍵活動是爲顧客、零售商與銀行之間建立交易平台，並維持這個平台的運作流暢。
4. **行銷／銷售（Marketing ／ Sales）**：行銷推廣活動是企業將產品或服務推向顧客的方式。例如：許多外資企業或貿易商在臺灣沒有設置生產工廠，產品主要透過直接進口的方式，其關鍵活動是透過行銷活動或銷售人員的推廣；企業請明星代言或做廣告，以建立品牌知名度，吸引消費者購買商品；許多外商藥廠或醫療產品公司在臺灣主要的關鍵活動是透過行銷與銷售活動在醫院／診所／藥局或醫學會做產品推廣。

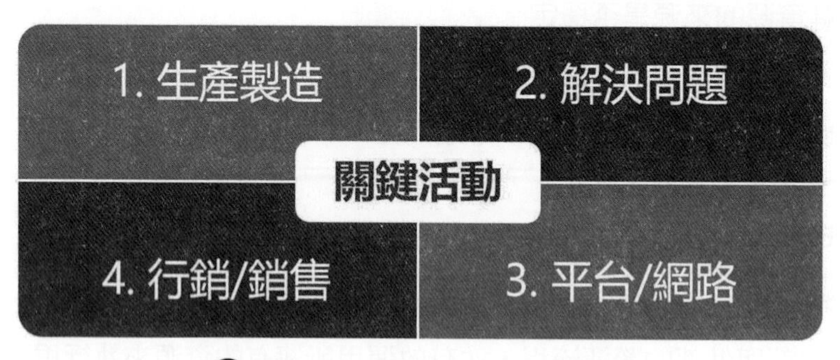

圖 7-12　關鍵活動的四種類型

【關鍵活動的延伸思考點】

1. 收入來源需要哪些關鍵活動？
2. 是否有其它更有效率的行銷業務活動？
3. 相較競爭對手，這些活動是否較有優勢？

八、關鍵夥伴（Key Partners）

「關鍵夥伴」是指企業運作所需的重要合作對象。當缺乏商業模式運作所需的關鍵資源，可尋求外部夥伴的協助來達成。以下爲三種常見透過關鍵夥伴希望達成的目的。

1. **最佳化與規模經濟**：讓資源或活動做有效的整合，以提升效率與降低成本，例如：採購商與供應商建立合作關係，形成最佳化、最適合或最專業的夥伴關係；許多企業將某些業務外包以提升專業與品質或降低成本。例如：行銷活動外包給專業的公關公司負責處理，企業不必養一個團隊。
2. **降低風險與不確定性**：尋求夥伴共同投資開發或專業協助來分散風險或降低不確定性。例如：上下游合作開發新技術，可分攤投資的風險與降低不確定性。
3. **取得特定資源或業務**：如取得專業知識或技術、授權代理、通路經銷等來執行商業模式的活動。例如：產品供應商與網路行銷公司合作；購買產品來取得產品的經銷或授權代理。

商業模式運作常見的夥伴關係可分爲以下四種型態（如圖 7-13）：

1. **策略聯盟（Strategic Alliance）**：無競爭關係之合作夥伴做同業或異業結盟。例如：原廠與代理商或經銷商共同合作推廣產品；代理商或經銷商與通路商合作；供應商或代理商與物流商之間的合作等。
2. **競合策略（Coopetition）**：競爭者之間的策略夥伴關係，也就是既競爭又合作的關係。例如：政府推動雙向轉診、分級醫療政策，大醫院與小診所間除了原先的競爭關係，同時也建立雙方互相轉介的合作關係；供應商、經銷商或通路商之間在市場上雖然彼此相互競爭，但同時也互相支援生產製造或調貨以滿足各自客戶的需求。
3. **合資企業（Joint Venture）**：簡稱 JV，爲共同投入資本成立公司以發展新事業，各投資者分別擁有部分股權，並共同分享利潤、支出與承擔風險等。例如：企業或個人與醫師合作投資設立醫院、診所或開設藥局、企業間交叉持股等合作關係。
4. **供應鏈關係（Supply Chain Relationship）**：爲採購商與供應商之間上下游的合作夥伴關係，通常是透過簽訂供貨契約委託代工（Original Equipment Manufacturer / OEM），亦即「原始設備製造商」，由製造方負責生產，採購方負責銷售的合作關係。因採購方提供品牌和授權，允許製造方生產貼有該品牌的產品，所以又稱「貼牌生產」；另外，委託設計代工（Original Design Manufacturer / ODM），亦即「原始設計製造商」，是指由採購方委託製造方從設計到生產一手包辦，同樣由採購方負責銷售的合作關係；甚至是委託與授權製造方從品牌、設計到生產的自有品牌生產，亦即「原創品牌製造商」（Original Brand Manufacturer / OBM）。以上這三種代工模式是上下游的供應鏈關係。

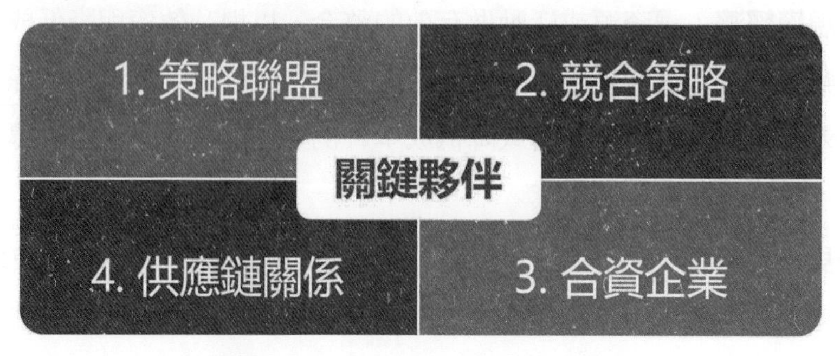

圖 7-13　關鍵夥伴的四種型態

【關鍵夥伴的延伸思考點】

1. 誰是重要的夥伴？重要供應商？
2. 是否還有其他更優質的夥伴？
3. 哪些關鍵資源是從合作夥伴取得的？
4. 跟他們的合作關係能持續多久？
5. 有無會導致合作突然中止之因素？

九、成本結構（Cost Structures）

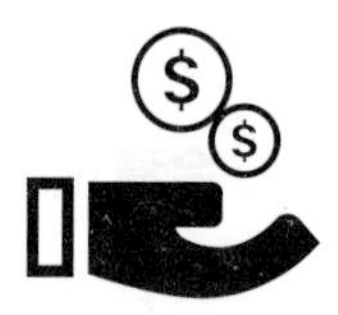

「成本結構」是指企業運作所投入的各項資源及營運活動所衍生的成本。例如：新產品開發、維繫顧客關係、創新服務等都會產生成本。成本結構有兩種類型：

1. **固定成本（Fixed Cost）**：與產品銷售量、服務量或生產量無關，每月支出的成本是固定的。例如：基本薪資（底薪）、店面、房屋、土地、機器設備、車輛租金、保險費、保全費、裝潢費、機器設備等固定資產折舊、清潔費、大樓管理費等固定支出項目，即使夜間或假日沒有營業，這些成本也必須支付。
2. **變動成本（Variable Cost）**：隨著產品銷售量、服務量或產量增加而產生的成本。例如：人力調度／加班費、業績獎金、仲介費、購入產品、材料費、水電、瓦斯、電話費、廣告／行銷活動費、交際費、稅金等非固定支出項目。

商業模式在不影響品質的情況下，都應該儘量降低營運成本，以創造更大的獲利。但許多商業模式更重視的是能爲顧客創造更高價值的服務。以下針對四種影響商業模式的成本結構分別做說明（如圖 7-14）：

1. **規模經濟（Economy of Scale）**：爲採購數量龐大所產生的成本優勢。規模經濟與低成本結構幾乎是同義詞，生意的規模越大，便能以越便宜的價格提供服務。例如：量販店採購量大可取得價格優勢；透過自動化生產讓單位成本下降。
2. **範疇經濟（Economy of Scope）**：商業模式中某些資源可以與不同的關鍵活動共享，以達降低成本的目的。例如：統一黑貓宅急便的物流服務，也可以同時爲集團其它公司提供服務；企業用原生產線來生產其它產品，以降低成本；企業共用行銷通路來銷售不同產品，以產生成本優勢；原本只販賣書籍的電子商務網站開始販賣 CD 或 DVD，甚至是家電與生活用品以產生綜效（Synergy Effect）。
3. **成本驅動（Cost-driven）**：聚焦於成本最低化，維持最省錢的成本結構，來吸引對價格敏感的客戶。例如：自動化量產、廉價航空的低票價策略，需要較多的銷售服務量以產生規模經濟來降低成本。
4. **價值驅動（Value-driven）**：爲高度的專屬個人化服務，聚焦在客戶利益的最大化，較不考慮成本的因素。例如：VIP 高級健檢服務、航空公司頭等艙或商務艙服務、專屬特別看護服務等。在實務上，許多企業的商業模式是介於以上兩者之間。

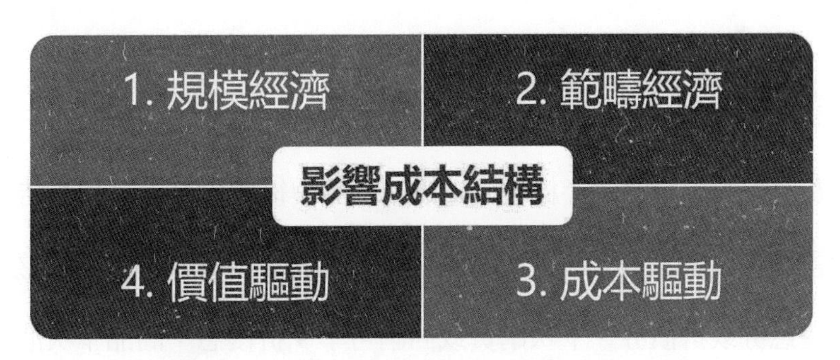

圖 7-14 四種影響商業模式的成本結構

【成本結構的延伸思考點】

1. 商業模式中哪些是必要的成本？
2. 哪些是非必要的成本？
3. 哪個關鍵資源最昂貴？應如何改善？
4. 哪個關鍵活動最花錢？應如何改善？
5. 是否有規模經濟或範疇經濟效應？

7-3 免費商業模式

免費商業模式是指部分顧客可以享受免付費的產品（或服務），其成本來源是由企業本身或部分顧客財源所貢獻的。通常價格爲零（免費）的需求量比價格很低的需求量高出很多倍，提供免費產品（或服務）的目的通常是爲了吸引顧客花錢買另外的產品（或服務）。因爲企業的資源有限，需思考提供免費模式的目的與對消費者的影響力，評估這些免費項目所投入的成本是否能達到預期的效果。以下是常見免費商業模式創造獲利的型態：

一、付費送免費

銷售商利用贈送免費的產品（或服務）來吸引消費者購買需付費的產品（或服務）（如圖 7-15）。例如：

1. 購買 1TB 行動硬碟送 200MB 雲端硬碟一年。
2. 買牙膏牙刷組送牙線；隱形眼鏡買十盒送一盒。
3. 買血糖機送一盒血糖試紙；買印表機送墨水匣（買機器送耗材）。
4. 購買機器設備第一年免費到府維修；新車送三年或五萬公里維修保固。
5. 電信月租費綁定兩年送零元手機，創造現有產品與後續服務之間的連結。
6. 付費購買書籍 / 雜誌，免費贈送演講 / 音樂會入場券、特定商品、折價券、簽名照等。
7. 結帳時送優惠券或折價券，下次購買或回購可享 9 折優惠；商品本次消費直接打 9 折優惠。

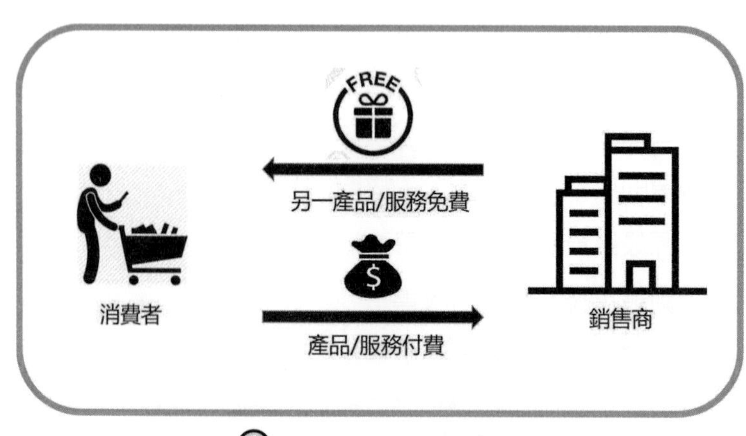

圖 7-15　付費送免費

二、多邊平台

利用平台連結至少兩種不同顧客，顧客間互相依賴或同時存在才能創造價值（如圖 7-16）。例如：Google 關鍵字廣告、104 人力銀行、YouTube、Facebook、免費捷運報等多邊平台連結不同顧客，都是非常成功的案例。這些平台提供免費服務供廣大的消費者使用，銷售商支付廣告費給廣告或平台商以獲取廣告效益吸引消費者購買銷售商所提供的產品（或服務）。

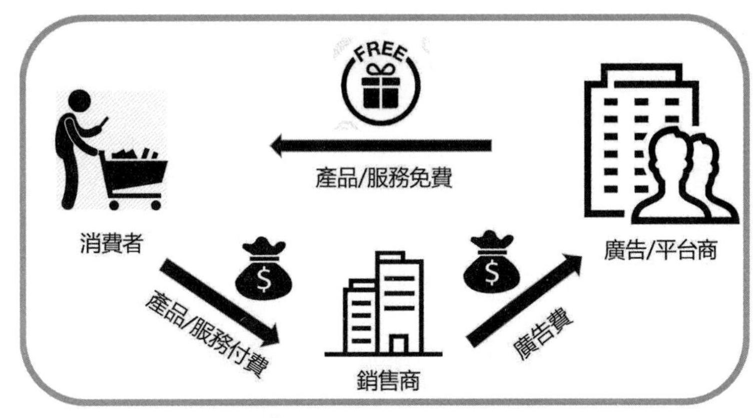

圖 7-16　多邊平台

三、基本服務免費

將產品（或服務）分級，提供免費版本吸引消費者使用基本功能，如果消費者想使用更好或更多的進階功能 / 服務時則必須付費（如圖 7-17），亦即用免費的「餌」來引誘顧客上「鉤」之後，利用其它的產品（或服務）來收費，讓企業之前提供的免費服務可以得到補償。例如：

1. Google 提供 5G 雲端硬碟容量的免費基本服務，有更高雲端硬碟容量需求者，可額外付費享受更大硬碟容量的進階服務。
2. 醫療供應商對醫療設備（例如：X 光機、心導管機、超音波、電腦斷層掃描設備）提供免費產品功能展示、法規諮詢等服務，如需做實際空間規劃設計或安排參訪時，則需額外收費。
3. 至眼鏡行驗光、調眼鏡或洗眼鏡通常是免費，目的是希望消費者能更進一步購買相關的商品。
4. 房屋仲介公司提供免費房地產相關諮詢給登門詢問的顧客，並免費提供書報雜誌，目的是希望能提供更進一步的服務成交案件，從中抽取佣金。

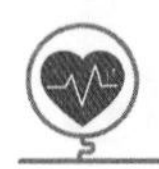

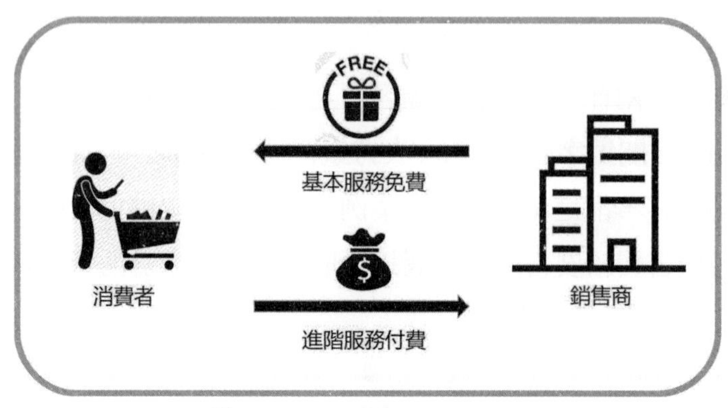

圖 7-17　基本服務免費

四、只關注名聲

通常是拿來贈送，當下不期待消費者付費的產品（或服務），主要目的是希望獲得好名聲或引起消費者關注（如圖 7-18）。例如：

1. 宗教團體提供免費書籍或 CD 片當成結緣品，提供一般民眾免費取閱。
2. 醫療機構醫護人員至偏遠地區或醫療資源缺乏的地區提供醫療服務（例如：免費量血壓、測血糖、口腔健檢、視力檢查、用藥安全與疾病預防衛教宣導等服務）。
3. 政治人物、名人或藝人無償（或所得全數捐贈給弱勢團體）參與許多公益團體（如防癌基金會）所舉辦的活動，目的是希望能獲得好名聲，提升正面形象。
4. 公司舉辦企業社會責任（Corporate Social Responsibility / CSR）的公益活動（例如：健康促進講座、馬拉松、潔牙比賽、關懷弱勢族群、孩童或老人等）以提升企業形象。

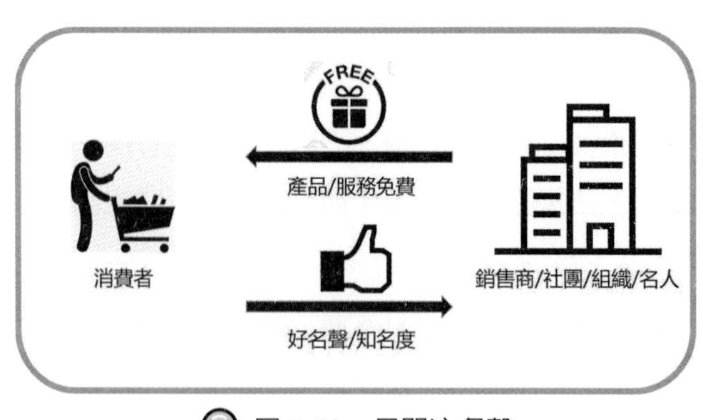

圖 7-18　只關注名聲

五、對有影響力者免費

銷售商提供免費的產品（或服務）給特定具有影響力的企業或名人使用，以提高產品（或服務）的知名度、專業度與競爭優勢（品牌背書模式）（如圖 7-19）。例如：

1. 提供隱形眼鏡給明星或名人免費使用，使用後為企業代言或廣告。
2. 提供免費雜誌給知名連鎖速食店或咖啡店陳列，提供顧客在店內閱讀。
3. 提供免費口腔保健產品（例如：牙膏、牙刷、牙線等）給牙醫師或牙醫系學生免費使用。
4. 提供免費醫療設備給名氣較大的醫師或具指標性的大醫院使用，以提升產品（或服務）的口碑或品牌知名度。

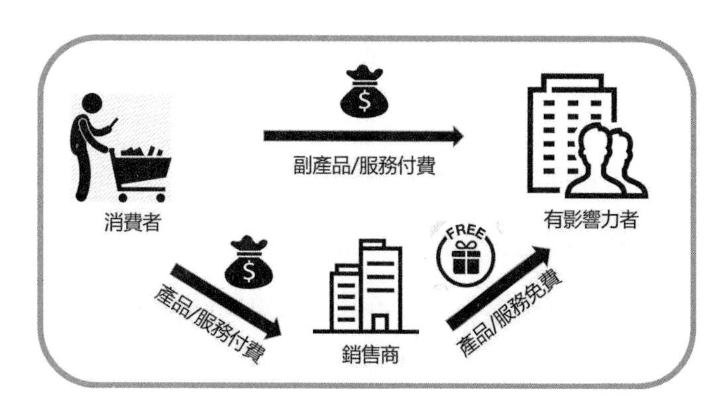

圖 7-19　對有影響力者免費

六、一開始免費

一開始免費吸引消費者試用一段時間或一定筆數，以無付費壓力的方式來體驗產品（或服務）（第一階段）；在成功提高消費者的退出障礙後，則必須付費才可以繼續使用（第二階段）（如圖 7-20）。例如：

1. 線上英語學習提供一個月免費試用。
2. 新購機器設備提供前兩年免費保固服務。
3. 社群平台提供升級功能一個月免費試用。
4. 電信業者提供前六個月免費下載音樂服務。
5. 進銷存軟體、名片掃描 App 在限定筆數內免費試用。
6. 提供醫療儀器（展示機）給醫院或診所免費試用一個月，客戶滿意再下單採購。

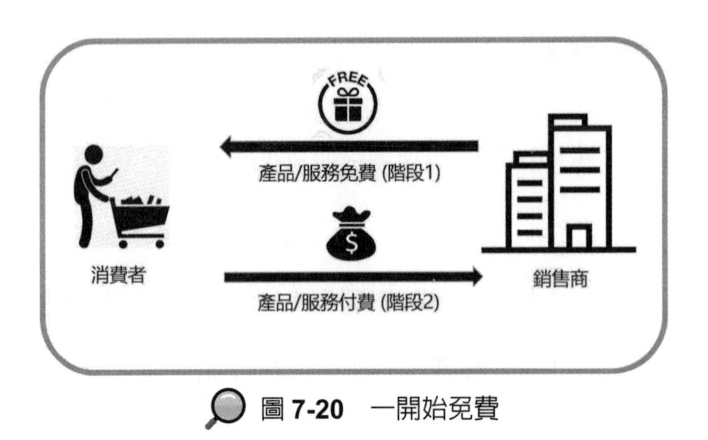

圖 7-20　一開始免費

七、累積而成的免費

銷售商利用免費贈品的誘因吸引消費者重複購買或提高消費金額，帶動營收成長（如圖 7-21）。例如：

1. 航空公司累積里程數可兌換特定商品。
2. 信用卡或大賣場積點活動贈送免費特定商品。
3. 消費金額每滿 500 元可免費停車 1 小時，最多可免費停車 4 小時。
4. 消費滿 $3,000 送 $300 禮券；消費滿 $5,000 免費送貨到府 / 免運費。

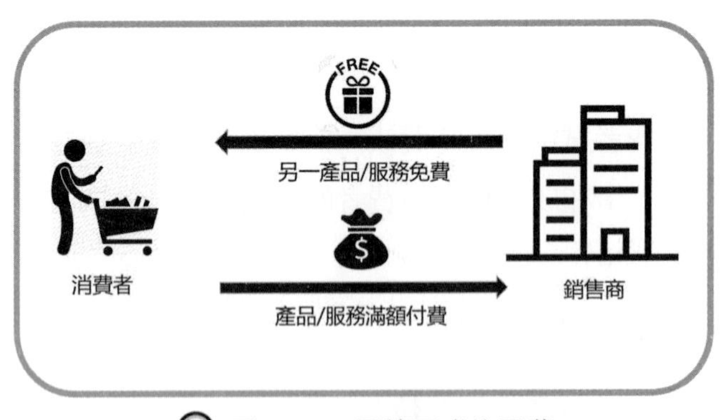

圖 7-21　累積而成的免費

7-4 長尾理論創造獲利

「長尾理論（The Long Tail）」（如圖 7-22）是聚焦在銷售不同產品種類的小眾「利基產品（Niche Product）」，亦即那些銷售量小但種類多的產品，由於總量巨大，累積起來的總收益甚至超過主流人氣產品的現象。許多大企業信奉 80 / 20 法則，認為 80% 的業績來自 20% 的產品，專注在銷量多種類少的人氣產品，以提升投資報酬率。然而，對中小企業、新創事業或以網路事業為主的公司而言，利基市場是特別值得關注的。滿足利基市場顧客的需求可能大幅提升特定市場的佔有率與顧客的信賴度，反而更能提升組織整體的營收表現。

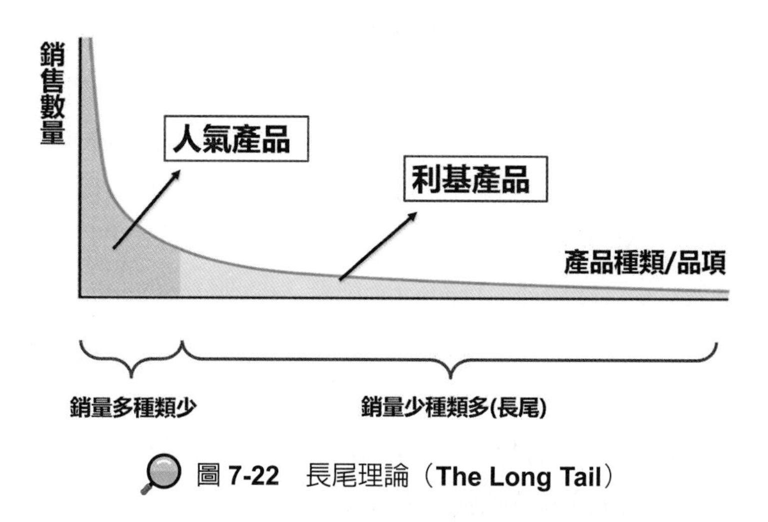

圖 7-22 長尾理論（The Long Tail）

長尾理論已是許多企業成功的秘訣，透過低存貨成本以及網路平台，讓顧客可以獲得相關的利基產品。例如：亞馬遜（Amazon）網路書店中「冷門」書籍的銷售比例快速成長，預估可占整體書籍銷售金額的一半；Google 廣告的利潤主要不是來自於大型企業，而是許多中小型公司。長尾理論將改變企業行銷與生產的思維，這是市場進入網路時代的變革，消費者不但不會被為數眾多的選擇搞得眼花撩亂，只要有適當的搜尋與評價機制，還是會得到消費者的青睞。暢銷商品類似的種類或品項在市場上也相對較競爭，其所帶來的利潤可能越來越薄；而利基市場相對競爭較小，可以積少成多，累積龐大的商機。然而，利基產品銷售的挑戰，是要如何有效找到相關社群中有興趣的潛在客戶。

7-5 創新商業模式

企業成長一定要創新（Innovation）嗎？台積電董事長 張忠謀表示：「成長不一定需要創新，但創新的確是最好的方法，其中商業模式的創新，往往是最值錢的創新」。創新的目的是爲了解決顧客問題而做出有價值的改變，創新的產品、服務或商業模式要能禁得起考驗，具有可行性，不是突發奇想、不切實際，也不是爲了創新而創新。企業要有創新思維，才能因應內外環境的變化與時俱進，持續追求成長與獲利。通常顧客喜新厭舊，產品及服務無法一直維持熱銷貨滿意，必須持續創新、變化，才能創造顧客的認同度、黏著度與忠誠度。

隨著數位科技的快速發展，企業應善用科技來創新（如遠距醫療平台、數位媒體、App、社群連結等）。近年來追求創新的風氣興起，我們也看到創新商業模式所帶來的巨大改變，例如：蘋果（Apple）公司所推出的產品席捲全球；阿里巴巴建立的巨大電商平台等，皆是在短短的數年內帶給世界對於「創新」思維的震撼。「創新的商業模式（Innovative Business Model）」是有意義地改變既有商業模式，以滿足顧客未被滿足或潛在的需求，它包括：(1) 產品（Product）創新、(2) 服務（Service）創新與 (3) 商業模式（Business Model）創新。產品或服務創新與商業模式創新有何不同？舉例來說，一般傳統研發人員在研發新產品（或新服務）後，透過公司現有的通路、相同的關鍵活動與關鍵資源等，運用原有的營運模式，此種創新稱爲產品或服務創新。例如：麥當勞（McDonald's）產品爲擺脫給人有肥胖危機、多油脂的不良印象，而推出生菜沙拉等較爲健康的產品，此爲「產品創新」。當公司運用到的是新的營運模式（如新的顧客、新的通路、新的關鍵活動或新的關鍵資源等），則稱爲「商業模式創新」。例如：新型冠狀肺炎疫情的影響，許多原先以到現場用餐爲主的餐廳，增加線上訂餐系統服務，提供外送服務，同時也擴大年輕顧客族群，此爲「商業模式創新」。

幾年前我在香港參加一場由公司所舉辦的亞太地區年會，其中一位掌管亞太地區資深主管強調要維持企業長期競爭力的方法有兩個：(1) 用不一樣的方法，做現在正在做的事；(2) 做一些和現在不一樣的事。這兩個方法很顯然是在呼籲「創新」的重要性與必要性。會議中他對來自各個國家的與會代表做調查：在座曾經使用過諾基亞（NOKIA）品牌手機的請舉手？現場有超過八成的人舉手，然後他接著又問與會者：現在還有多少人還在使用這個品牌的手機？現場沒有人舉手。NOKIA 連續十四年蟬聯全球手機市占冠軍地位，到底發生了什麼事，在四年的時間內，就瀕臨崩壞退出市場？ NOKIA 的消失是由於智慧型手機的興起，並成爲趨勢。知名雜誌報導 NOKIA 是 100 分的輸家（如圖 7-23），它沒有即時「忘記」自己的優勢，做出改變，以至於「方向不對，努力白費」！

企業不能僅靠一成不變的商業模式存活，過去的成功不保證未來的成功，昨天的優勢可能會被明日的「趨勢」所取代！NOKIA 的執行長 約瑪 · 奧利拉（Jorma Ollila）當年公佈同意微軟收購手機部門時，在記者招待會上最後說了一句話：「我們並沒有做錯什麼，但不知爲什麼，我們輸了」。NOKIA 並沒有做錯什麼，只是世界變化太快了，錯過了改變的時機點，也就錯過了機會。他們錯過的不是賺錢的機會，而是生存的機會！另外，像百年相機大廠柯達（Kodak）的破產，起因於其思維仍停留在認爲人們拍完照片之後會把照片沖印出來，而仍將重點放在經營耗材而非數位相機本身，這明顯是沒有從顧客的角度去思考做出改變與創新。亞馬遜（Amazon）創辦人 傑夫貝 · 佐斯（Jeff Bezos）說：「最危險的事，就是沒有持續進化。」，在這個多變的時代，企業必須擁有適應環境不斷變化的變通能力。趨勢潮流在變，觀念想法要隨之改變，透過不斷學習與創新來改變觀念與思路，因爲「觀念改變命運，思路決定出路」。

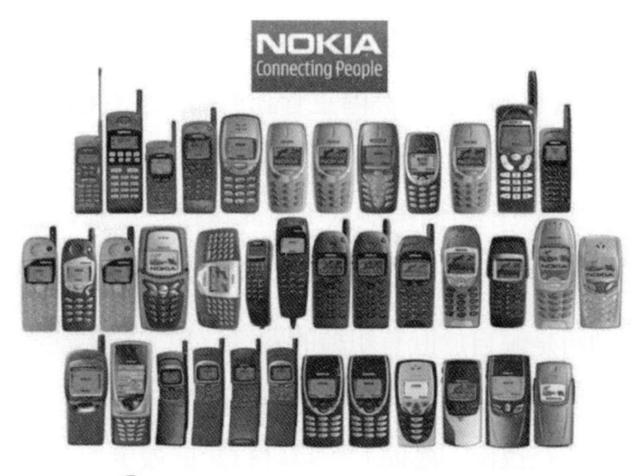

圖 7-23　100 分的輸家 NOKIA

美國著名經濟學家 保羅 · 皮爾澤說：「繼科技新貴之後，下一波的財富是保健新貴」。大健康產業具有龐大的市場潛力，範圍涉及醫療服務、醫藥產品、醫療器材、保健用品、保健食品、健康管理、健康諮詢等與人類健康相關的產品與服務領域。曾爲亞洲首富、阿里巴巴集團創辦人馬雲說：「下一個財富能超越我的人，一定出現在大健康產業裡」，可見大健康產業是一個非常值得投入且快速發展的領域。大健康產業發展三個發展領域分別爲：(1) 保健（Health / Fitness / Diet）、(2) 醫療（Medical）、(3) 照護（Health Care）。現代人越來越重視健康，大健康產業發展趨勢將不再以診斷治療（如遠距診斷、緊急處置）爲主，其預防醫學（如健康管理、運動管理、飲食管理等）與復健照護（如醫療照護與支援、遠距居家照護等）將更加蓬勃發展（如圖 7-24）。搭配大數據、A.I. 人工智慧、區塊鏈、物聯網、行動通訊等科技的發展趨勢，將帶動智慧健康服務、智慧醫療服務與智慧照護服務的快速發展。

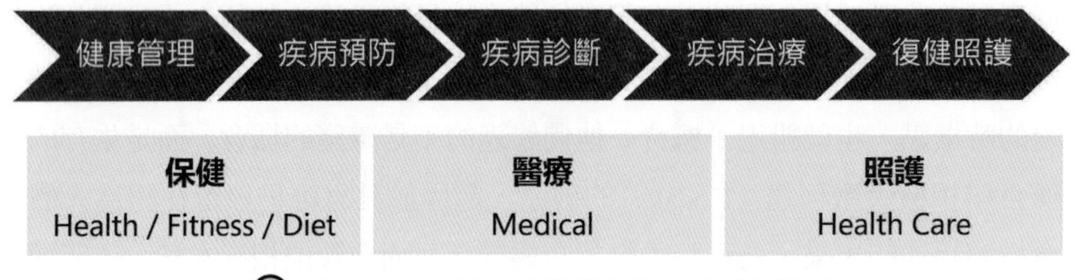

圖 7-24　大健康產業發展的三個發展領域

在競爭激烈的環境，創新已成爲企業生存的條件。管理學大師 彼得．杜拉克（Peter Drucker）說：「不創新，就等死」“Innovate or die”。當產品的差異性愈來愈小時，創新的商業模式可以幫助企業創造獲利。IBM 針對全球企業執行長進行調查，結果顯示商業模式創新是當務之急，所得到的回報也遠超過產品創新。另外，根據《經濟學人》雜誌所做的調查報告指出，有超過五成的高階主管認爲商業模式創新比產品創新更爲重要，能創造更大的商業效益。不論是新創事業，或是具有相當規模的企業，都需要隨著內外環境的變化、配合產業趨勢來創新商業模式，才能維持企業長期競爭力。以下爲四種常見商業模式創新的類型（如圖 7-25），這些創新會影響到商業模式中其它構成要素：

1. **資源導向**：此類型創新是源自於既有組織的關鍵資源、關鍵活動、關鍵夥伴等優勢來創造資源的差異化，形成創新的商業模式。例如：台積電與大立光公司不斷在先進製程上創新（而非擴充成熟技術的產能），以維持長期競爭力與高毛利率。
2. **價值導向**：是指產品（或服務）提供給特定顧客獨特的價值創新，以驅動這些顧客的忠誠度、喜好度或黏著度。例如：IBM 提供專業顧問式的輔導諮詢服務，讓顧客感受專業的服務，形成獨特的價值。
3. **顧客導向**：此創新是滿足現有與未來潛在顧客「需求」爲主的商業模式創新，在營運過程中，特別重視顧客的消費能力、消費偏好以及消費行爲的分析，並以動態的方式不斷適應顧客的需求。例如：改善產品的易操作性、便利性、易取得性或耐用性等，以顧客爲中心的商業模式創新。

4. **營收導向**：此類型創新是從收入來源、定價策略、成本結構等為出發點的創新模式。例如：現有客戶無法負擔產品（或服務）一次買斷之費用；為創造營收，企業改採用租賃或分期的方式來銷售的商業模式創新。

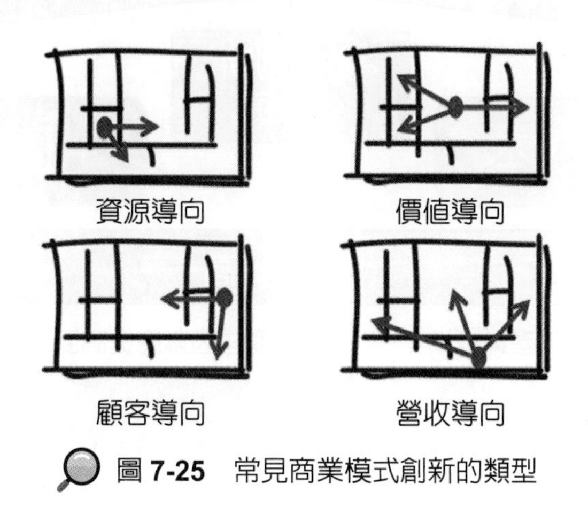

圖 7-25　常見商業模式創新的類型

發展創新商業模式是企業成功獲利與永續發展的關鍵，但往往由於市場競爭激烈，一些創新的做法又很容易被複製模仿或取代，無法持續創造差異化的優勢。顧客也可能喜新厭舊，對企業所提供的價值主張不再感興趣，或顧客找到更好的解決方案。因此，與其在競爭激烈的市場中採取與競爭對手廝殺的「紅海策略（Red Ocean Strategy）」，不如開拓沒有競爭或較少競爭的新市場，發現新的顧客或顧客新的需求來形成差異化，為顧客創造新的價值或提升價值且同時降低成本，這種價值創新的做法稱為「藍海策略（Blue Ocean Strategy）」。可透過下列四個關鍵問題來思考價值創新的藍海策略（如圖 7-26），利用以下四個方向來挑戰產業的策略和既有的商業模式：

1. 哪些因素應降低到遠低於產業標準？
2. 產業中長期以來的競爭因素中，有哪些可以刪除？
3. 哪些因素應提高到遠高於產業標準？
4. 哪些是產業目前沒有，但應該被創造出來的因素？

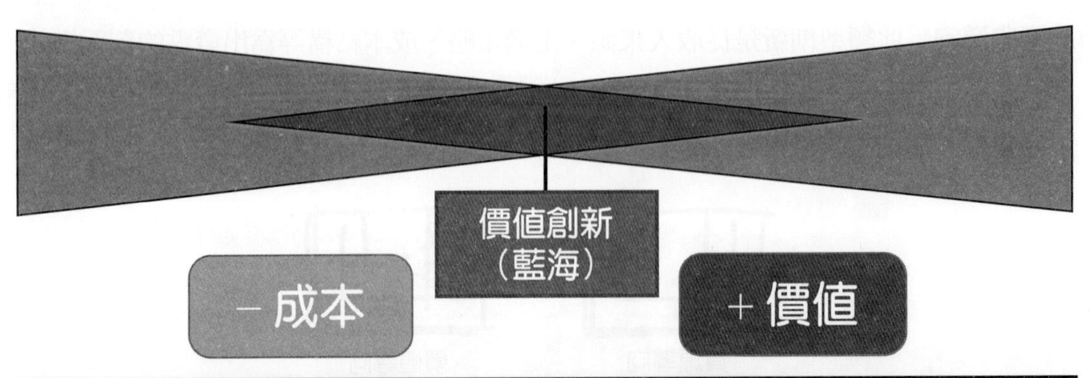

降低	提高
哪些因素應降低到遠低於產業標準？	哪些因素應提高到遠高於產業標準？
刪除	**創造**
產業中長期以來的競爭因素中，有哪些可以刪除？	哪些是產業目前沒有，但應該被創造出來的因素？

圖 7-26　價值創新的藍海策略

此價值創新如果能爲顧客增加更多的價值，降低更多的成本（由左往右發展），所創造的創新價值就會更好。要發展好的藍海策略必須對所處的產業環境與競爭者的商業模式有深入的了解，並且經常檢視這個策略是否能持續帶給顧客價值、滿足顧客需求，而不斷調整策略因應市場變化，以達到企業「創新獲利，永續發展」的目的。

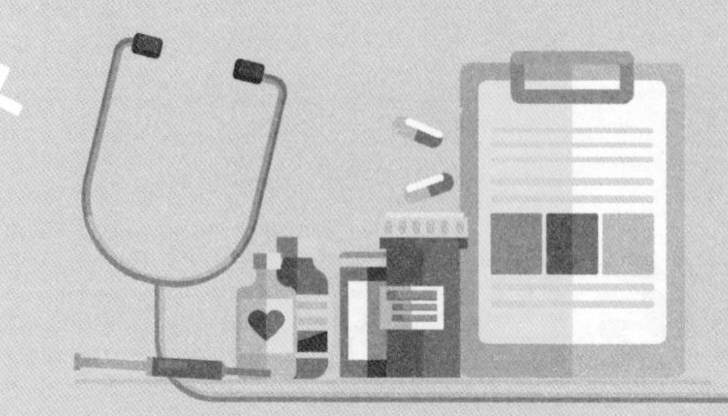

章後習題

一、選擇題

(　　) 1. 商業模式圖的九大構成要素不含下列哪一項？
(1) 通路　(2) 產品　(3) 收入來源　(4) 關鍵夥伴。

(　　) 2. 類似的產品（或服務）提供給不同的目標客戶是屬於哪一種顧客 / 市場型態？
(1) 大眾市場　(2) 區隔化市場　(3) 多元化市場　(4) 多邊市場。

(　　) 3. 不同的產品（或服務）提供給不同的目標客戶是屬於哪一種顧客 / 市場型態？
(1) 大眾市場　(2) 區隔化市場　(3) 多元化市場　(4) 多邊市場。

(　　) 4. 多數顧客的需求或問題都差不多是屬於哪一種顧客 / 市場型態？
(1) 大眾市場　(2) 區隔化市場　(3) 多元化市場　(4) 多邊市場。

(　　) 5. 品牌是屬於哪一類型的關鍵資源？
(1) 實體資源　(2) 智慧資源　(3) 人力資源　(4) 財務資源。

(　　) 6. 藥廠的業務代表是屬於哪一類型的關鍵資源？
(1) 實體資源　(2) 智慧資源　(3) 人力資源　(4) 財務資源。

(　　) 7. 醫療供應商擁有工廠生產設備是屬於哪一類型的關鍵資源？
(1) 實體資源　(2) 智慧資源　(3) 人力資源　(4) 財務資源。

(　　) 8. 銀行願意提供高額低利率的貸款，對企業而言是屬於哪一類型的關鍵資源？
(1) 實體資源　(2) 智慧資源　(3) 人力資源　(4) 財務資源。

(　　) 9. 免費派送牙膏樣品（S1mpling）給牙醫師使用是屬於哪一種形態的免費商業模式？
(1) 基本服務免費　(2) 只關注名聲　(3) 對有影響力者免費　(4) 累積而成的免費。

(　　) 10. 供應商提供醫療機構免費試用醫療儀器一個月，滿意再付費是屬於哪一種形態的免費商業模式？
(1) 基本服務免費　(2) 只關注名聲　(3) 一開始免費　(4) 付費送免費。

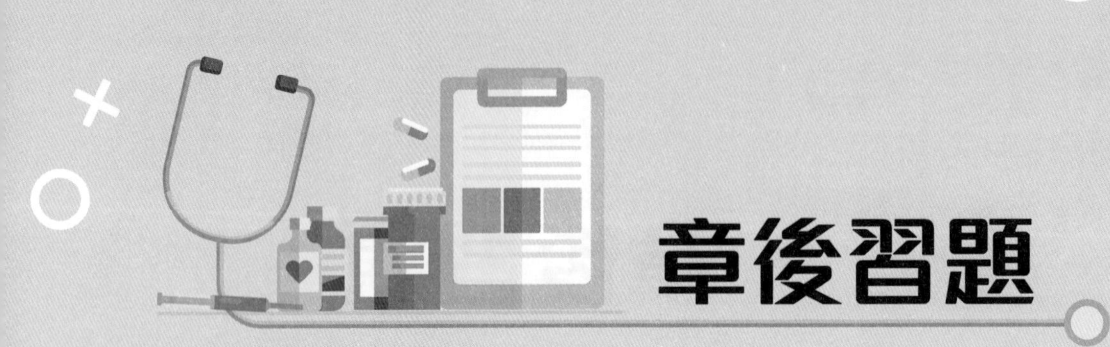

二、問答題

1. 請依順序說明商業模式圖的九大構成要素？
2. 請說明目標客戶／市場有哪些型態，其產品（或服務）分別有哪些特性？
3. 請說明有哪些價值主張可以為客戶創造具體的價值（請列舉六種）？
4. 請說明通路影響顧客的五個不同階段？
5. 請說明有哪些常見的顧客關係型態？
6. 請說明有哪些關鍵資源的類型？
7. 請說明有哪些關鍵活動的類型？
8. 請舉例商業模式的成本結構有哪些屬於固定成本，哪些屬於變動成本？
9. 請舉實際案例說明有哪些產品（或服務）利用免費商業模式？
10. 何謂長尾理論的獲利模式？

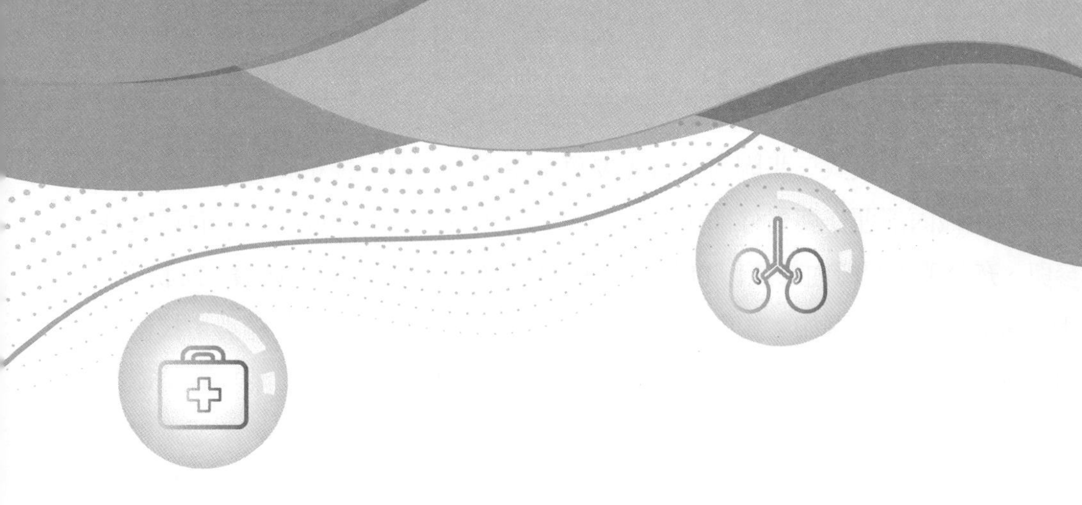

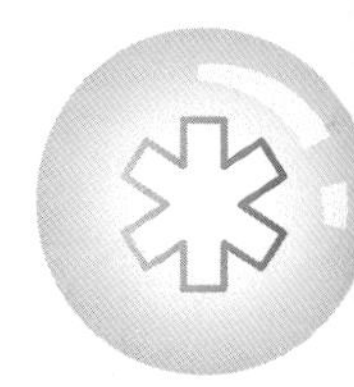

Chapter 8

成功建立、執行與管理商業模式

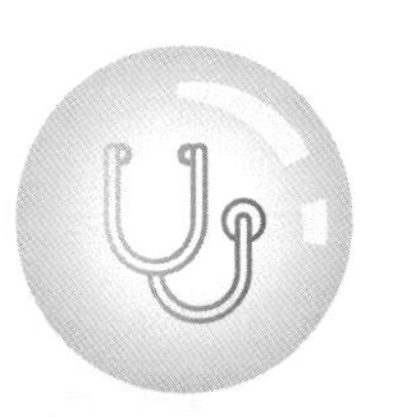

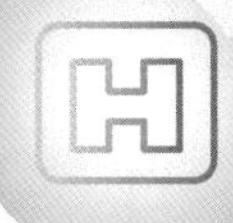

學習目標

1. 蒐集營運與市場相關資訊，建立商業模式圖原型。
2. 商業模式的二大分析，再回頭檢視商業模式圖。
3. 評估商業模式七大要點。
4. 執行與管理商業模式。

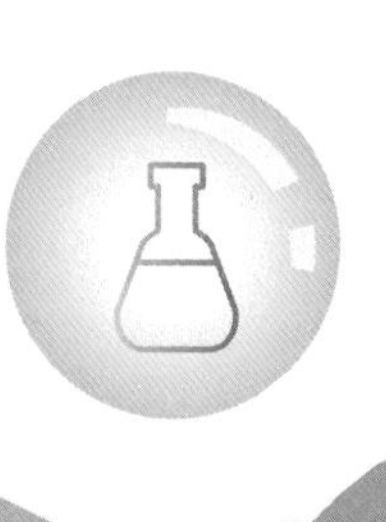

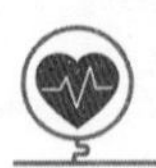

在進行建立成功商業模式三步驟前，首先要蒐集企業營運與市場相關資訊。好的商業模式源自於對組織內部運作與對外部市場環境的了解程度，透過不同背景、有產業經驗人士的參與、充分蒐集組織內部運作的資訊（例如：生產、銷售、人事、研發、財務等）與外部市場環境相關資訊（例如：相關法規、政治因素、經濟因素、產業趨勢、技術能力、競爭對手等），可以請找五位客戶談談為什麼選擇你（Why you？）請找五位產業朋友談談你的公司與競爭對手的比較？掌握正確的資訊才能找到正確的對策。透過這些資訊來建立商業模式圖原型，再用商業模式的二大分析（如圖 8-1）來回頭檢視分析此商業模式的可行性，此二大分析包括：(1)SWOT 強弱分析與 (2) 價值主張分析。接著用商業模式七大要點來評估商業模式的優劣，並再次思考是否能改善商業模式。亦即由內而外（Inside-out）作商業模式思考，再由外而內（Outside-in）的分析評估，將商業模式作更全面性的策略思考。

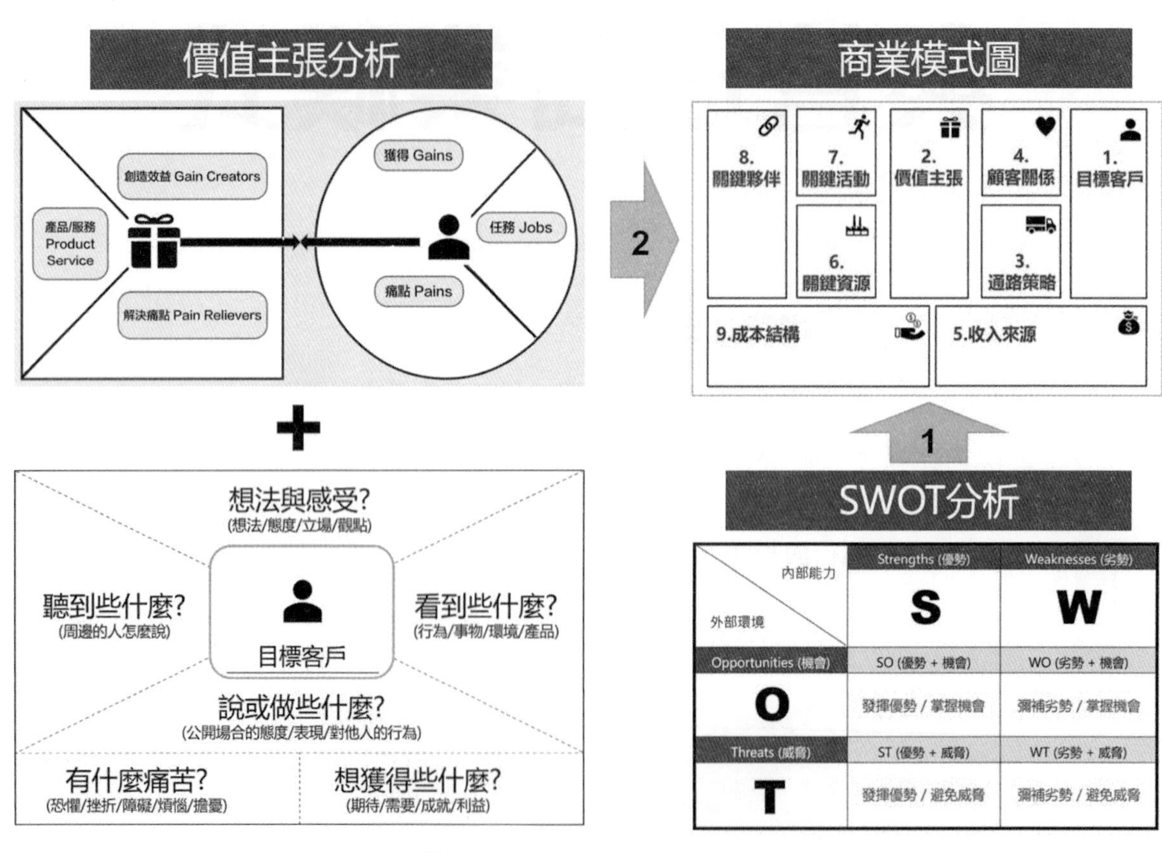

圖 8-1　商業模式二大分析

8-1 建立商業模式圖原型

爲有效建立商業模式圖原型（Prototyping），可先動員組成一個多元且具代表性的團隊（不同單位、年齡、專長、資歷、經驗、文化背景等），團隊成員事先分配任務蒐集營運與市場相關訊息，包括商業模式圖中的九大要素、SWOT 分析、過去成功或失敗案例、組織內部相關報表等。另外，可透過與顧客互動了解他們的想法與感受，爲什麼會選擇你而非別人、作專家訪談、與相關產業的朋友談談你公司與競爭對手的比較等方式來蒐集相關資訊，並洞悉產業未來發展趨勢，例如：人口老化、少子化、資訊通訊化、自動化、M 型化等趨勢或新型冠狀病毒（COVID-19）對產業所造成的影響。接著團隊成員帶著這些準備好的資料共同討論、腦力激盪，逐步建立商業模式圖的原型。

第一次的思考過程先依照順序（從目標客戶開始），在思考一個元素的時候先聚焦一次只談一件事，不需要同時思考與其他要素的相互關聯性，可以根據前一個要素依序往下思考。在創意發想的討論過程中要特別掌握的原則是：「先別批評」，透過腦力激盪（Brain Storming）先追求點子的數量，再討論評選其中幾個較具有潛力的點子後，將這些點子用粗的馬克筆寫下「關鍵字」或畫上「簡單圖像」在便利貼上（保持簡單、省略細節），再將便利貼貼在商業模式相對應元素的欄位上，讓每個人可以看得清楚。利用便利貼作爲可移動或重組的「視覺化」工具來討論其中的意義。不同要素亦可用不同顏色的便利貼以便於辨識和管理。整個建立過程是將抽象的想法或概念轉化成具體的圖表，製作出商業模式圖的原型。

接下來組員要具體描述商業模式的「故事情節」，依商業模式九大要素的先後順序來說明各個欄位，從目標客戶、價值主張、通路策略與顧客關係，可以算出收入來源。然後再由關鍵資源、關鍵活動與關鍵夥伴可以計算出成本結構，收入減掉成本就是利潤。商業模式是「複合式」的概念，除了個別思考各個構成要素，還要了解彼此之間的相互關係，任何要素的變動與調整都可能會互相影響或構成新的商業模式。例如：當目標客戶或關鍵合作夥伴改變時，商業模式的其它要素也可能因此產生很大的變動。

8-2 商業模式的二大分析

一、SWOT 分析

SWOT 分析是由美國管理學教授 肯恩 ‧ 安德魯（Ken Andrew）所發展出來，是廣泛被企業用來發展行銷策略、分析競爭態勢常用的工具，可幫助找出有利的競爭對策。

SWOT 分析包括：

- 優勢（Strengths）與劣勢（Weaknesses）：是指企業內部當前的處境，通常是內部能控制的因素（例如：組織的使命、財務資源、技術資源、研究發展能力、生產設備、組織文化、人力資源、產品特色、行銷資源等）。
- 機會（Opportunities）與威脅（Threats）：是指外部環境的影響，通常是那些企業較難控制的外部因素（例如：政治、經濟、社會、技術與競爭者的變化等）（如圖 8-2）。此 SWOT 分析的討論同樣可以利用便利貼方式的呈現來討論。

	正面	負面
內部能力	優勢 Strengths	劣勢 Weaknesses
外部環境	機會 Opportunities	威脅 Threats

圖 8-2 SWOT 分析

SWOT 分析應思考的問題（如表 8-1）：

表 8-1 SWOT 分析應思考的問題

S.W.	思考問題	內部能力（舉例）
優勢	1. 你擅長什麼？ 2. 什麼是別人比不上的？ 3. 顧客爲何找你？ 4. 最近因何成功？	· 取得成本低。 · 完整產品線。 · 品牌知名度高。 · 市佔率第一名。 · 世界專利技術。 · 自動化生產節省成本。 · 財務穩健、資金充沛。 · 高品質產品、品質穩定。

劣勢	1. 你什麼事做不來？ 2. 別人什麼比我們好？ 3. 顧客爲何不找你？ 4. 最近因何失敗？	‧決策效率差。 ‧品質不穩定、良率低。 ‧行政作業流程過於繁瑣。 ‧新創事業團隊人才招募不易。 ‧資金不夠充裕、需募集資金。 ‧公司老舊資訊化系統缺乏效率。 ‧產品保存期限較短、容易過期。 ‧員工向心力不夠、人員流動率高。
O.T.	**思考問題**	**外部環境（舉例）**
機會	1. 外在環境 / 市場有什麼機會？ 2. 可以提供什麼新的產品（或服務）？ 3. 可以吸引哪些新的顧客？ 4. 如何與眾不同？ 5. 組織未來中、長期的發展？ 6. 政治與法律、經濟、社會和文化、技術（PEST）等因素的機會？	‧借貸利率低。 ‧GDP 經濟成長率高。 ‧政府積極推動之政策。 ‧A.I.、物聯網、大數據趨勢。 ‧老年化人口對醫療需求的增加。 ‧台幣匯率走弱（有利於出口）。 ‧網路購物市場快速成長、利用網路行銷來拓展市場。
威脅	1. 有什麼外在環境 / 市場會傷害組織？ 2. 來自競爭者有什麼威脅？ 3. 無法滿足顧客哪些需求？ 4. 哪些事情可能會威脅組織的生存？ 5. 政治與法律、經濟、社會和文化、技術（PEST）等因素的威脅？	‧競爭者眾多。 ‧市場接近飽和。 ‧通膨率高帶動物價上漲。 ‧法規要求嚴格，不確定性高。 ‧健保財務吃緊給付每況愈下。 ‧電子商務將衝擊傳統零售市場。 ‧少子化社會將造成醫療人力不足。 ‧失業率高、國家經濟發展趨勢向下。 ‧產業成長率低、國民所得低消費力低。

將 SWOT 分析資訊填入表格後，選擇其中兩兩組合交叉分析，可形成四種策略（如圖 8-3）：

1. 如何發揮優勢 / 掌握機會（積極進攻、擴大事業版圖）？
2. 如何彌補劣勢 / 掌握機會（強化弱點、避免失敗）？
3. 如何發揮優勢 / 避免威脅（創造差異化）？
4. 如何彌補劣勢 / 避免威脅（防守或撤退）？

內部能力 / 外部環境	Strengths (優勢) S	Weaknesses (劣勢) W
Opportunities (機會) O	SO (優勢 + 機會) 發揮優勢 / 掌握機會 積極進攻	WO (劣勢 + 機會) 彌補劣勢 / 掌握機會 強化弱點
Threats (威脅) T	ST (優勢 + 威脅) 發揮優勢 / 避免威脅 創造差異化	WT (劣勢 + 威脅) 彌補劣勢 / 避免威脅 防守或撤退

圖 8-3　**SWOT** 交叉分析形成四種策略

1. 優勢 + 機會（SO）策略	利用內部優勢與外部機會的結合，來尋求更大的發展，這是一種理想的策略模式。例如：企業品牌知名度高、資金充裕的內部優勢，搭配良好的產品市場前景與需求、供應商規模擴大、競爭者面臨財務危機等外部機會，其發展策略可思考：擴大生產規模、併購競爭對手等。
2. 劣勢 + 機會（WO）策略	需投入相關資源以設法將弱勢轉化爲優勢，以迎合外部的機會。例如：企業的劣勢是生產能力不足、成本過高、原料供應量不足等內部能力，但在產品需求市場前景一片看好的外部環境下，其發展的策略可考慮：與原料供應商合資企業（Joint Venture）、簽訂供貨契約以確保原料供應無虞、開發新技術或製程以降低成本、擴大規模等。
3. 優勢 + 威脅（ST）策略	意味著優勢的程度或強度可能因外在的威脅而減弱，企業必須思考如何克服威脅以持續發揮優勢。例如：競爭對手利用新技術大幅降低成本、原料供應商價格上漲、消費者對提高產品品質的需求增加等外部威脅下，但企業擁有充沛的資金、堅強的研發團隊、資深的生產技術員工，其可能的發展策略爲：簡化生產流程、提高材料與產能的利用率，以降低材料消耗與生產成本、併購競爭對手等。
4. 劣勢 + 威脅（WT）策略	當企業處於這種內憂外患時，必須設法減少內部劣勢、迴避外部環境的威脅，做好防禦措施，否則企業將面臨生存危機。例如：當企業生產能力不足、設備老舊、原物料取得成本高、資金不充裕，相較於競爭者以低成本大量生產產品，試圖擴大市占率、市場趨於飽和，企業的策略可考慮：尋找利基市場機會、尋求藍海市場等商業模式創新、創造產品（或服務）的差異化（或獨特性）等產品（或服務）創新來迴避成本的劣勢與威脅等。

（一）PEST 總體環境分析

PEST 總體環境分析是 SWOT 分析中針對企業外在環境的機會與威脅做更深入的策略分析工具，讓企業能了解目前與未來的方向。PEST 是由政治（Political）、經濟（Economic）、社會（Social）和技術（Technological）等四個因素所組成，簡稱 PEST 分析（如圖 8-4）。在作市場研究時，可以了解外在總體環境的機會和威脅：

1. **政治因素（Political）**：是指政府政策（如健保政策、勞動政策、環境政策、稅收政策等）、法律／法規、政治穩定性等因素，對人民的食、衣、住、行、育、樂皆產生重大影響。在大健康產業中，無論是醫藥、醫材或生物科技產業受全民健保政策的影響甚鉅，企業要積極關注當前和預期未來政府政策走向，調整企業策略方向。
2. **經濟因素（Economic）**：包括國民所得、經濟成長率、國內生產毛額（GDP）、匯率、利率、通貨膨脹、失業率、產業佈局以及未來經濟走勢等經濟因素。在健保制度下，許多醫療院所或產品供應商為增加獲利性、降低成本，將非核心業務外包、提高自費項目的比例或作策略聯盟來提升營運績效。
3. **社會因素（Social）**：包括人口增長、年齡分佈（如高齡化，造成慢性病人口增加）、健康意識、運動與飲食習慣、價值觀、職業態度、地理、氣候、文化傳統、風俗民情、宗教信仰、語言、教育水平、工作態度、語言等。為減少龐大的醫療支出，政府積極推動預防保健的觀念，讓社會大眾的健康意識抬頭，對疾病的預防與保健工作更加重視，此因素也帶動許多健康行業的蓬勃發展（如運動健身中心、健檢中心、養生會館）。
4. **技術因素（Technological）**：科技的發展會影響企業的營運方式（如產品的行銷方式、生產方式、服務方式、溝通方式、配送方式、支付方式等）、產業發展趨勢（如遠距醫療、基因療法、A.I. 人工智慧、穿戴式裝置、區塊鏈技術、物聯網、自動化等）、消費者行為（如智慧型手機的發明，造成革命性的變化）、新材料出現（如新藥開發、新疫苗開發、人工器官等）。

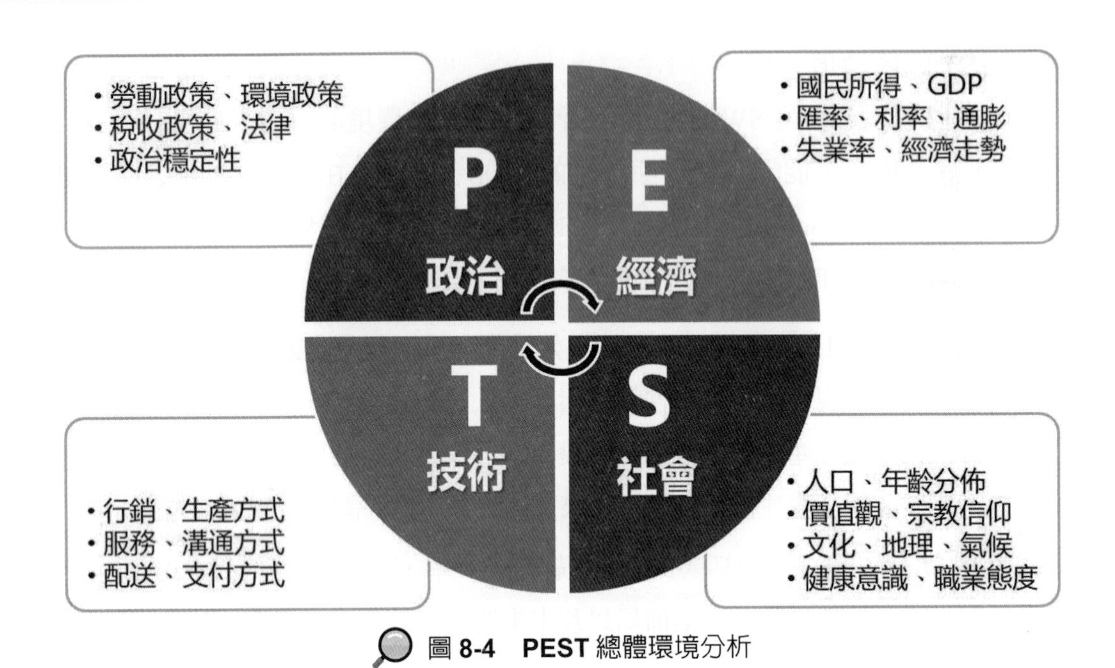

圖 8-4　**PEST** 總體環境分析

（二）波特五力分析

波特五力分析（如圖 8-5）是 SWOT 分析的延伸，對產業環境做更深入的分析。由哈佛商學院教授麥可・波特（Michael Porter）所提出，對企業經營策略和競爭環境的分析產生全球性的影響。這五力分別是：(1) 供應商的議價能力、(2) 購買者的議價能力、(3) 新進入者的威脅、(4) 替代品的威脅與 (5) 同業競爭者。

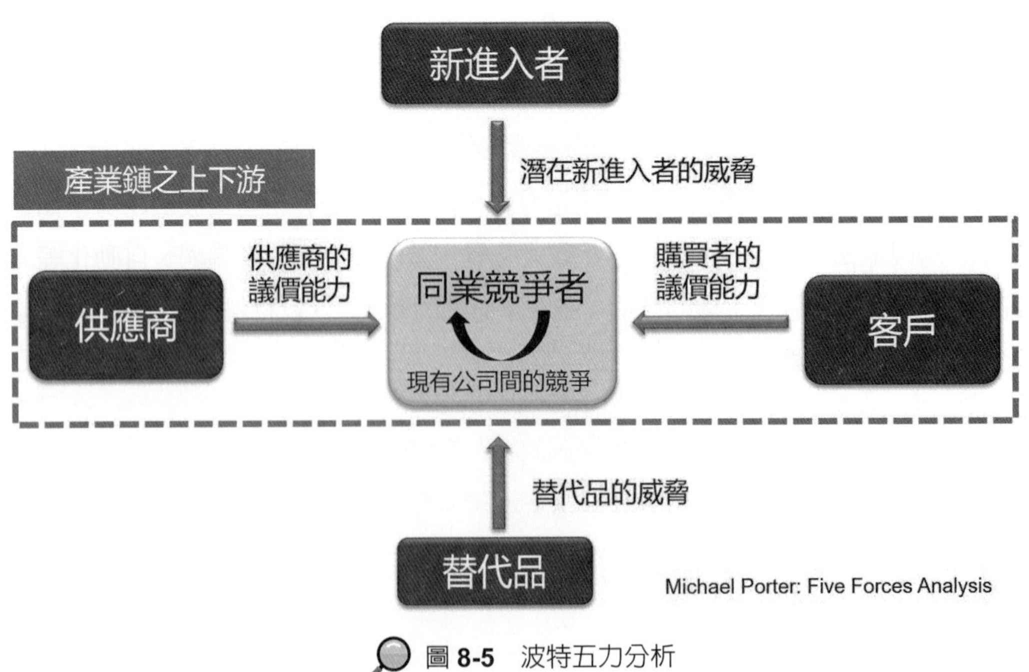

圖 **8-5**　波特五力分析

1. **供應商的議價能力（Bargaining Power of Suppliers）**：供應商若可以輕易的提高商品價格，該供應商就有較高的議價能力，通常是供應商的產品或服務較獨特或稀有、購買者的轉換成本較高、供應商的市占率高、購買者習慣配合的供應商等因素，也表示它在該產業具有穩固的地位。
2. **購買者的議價能力（Bargaining Power of Buyers）**：購買者若爲強勢的客戶，有較高的議價能力，通常是購買數量龐大、購買者的轉換成本較低、購買者具有龐大的組織、購買者可輕易取得產品或服務的資訊等因素；有些客戶爲爭取更好的價格會開始比價，造成價格上的競爭，影響企業的獲利。
3. **新進入者（New Entrants）的威脅**：各個產業總有潛在競爭者在觀察產業動態，並看準時機瓜分現有對手的市場；通常是市場進入門檻低、品牌知名度低、顧客忠誠度低的產品或服務等因素。企業應在產業中建立產品或品牌的獨特性，才能降低新進入者的威脅。
4. **替代品（Substitutes）的威脅**：企業的產品或服務如果是可輕易被替代的，客戶不一定非你不可，通常是替代品可以提供更好的價格或價值、替代品的轉換成本低、替代品成爲趨勢潮流（例如：打敗泡麵的不是更厲害的泡麵，而是像 Uber Eats、foodpanda 等美食外送服務的興起）、與顧客關係薄弱等因素，企業必須不斷降價來留住客戶。因此企業應找出與同業的差異性與獨特性，才能避免削價競爭，甚至被市場所淘汰。
5. **同業競爭者（Rivalry）的威脅**：同業間的競爭越強烈，企業需要花費更多資源來抗衡，這將會影響企業的獲利，通常是各同業間產品或服務的差異性不大、同業競爭者多且實力勢均力敵、產業成長空間少，前景不看好等因素。

企業想要創造較好的獲利，應該朝供應商及客戶議價能力較弱、替代品威脅較低、新進入者及同業競爭威脅較低的方向來進行，透過波特五力分析來了解產業競爭程度，可綜觀全局，以保持產業地位與競爭力。結合 PEST 總體環境分析、波特五力分析以完成 SWOT 分析了解自身實力與競爭態勢，找出企業未來的策略方向後，再回頭檢視商業模式原型的各個要素（如圖 8-6），思考哪些是之前沒想到的？哪些是需要做調整？例如：新冠病毒疫情影響、電子商務快速成長、老年化人口、擴大規模降低成本等趨勢與策略方向，可以思考「通路」、「目標客戶」、「關鍵活動」等要素是否需要隨著作調整。

內部能力 / 外部環境	Strengths (優勢) S	Weaknesses (劣勢) W
Opportunities (機會) O	SO (優勢 + 機會) 發揮優勢 / 掌握機會	WO (劣勢 + 機會) 彌補劣勢 / 掌握機會
Threats (威脅) T	ST (優勢 + 威脅) 發揮優勢 / 避免威脅	WT (劣勢 + 威脅) 彌補劣勢 / 避免威脅

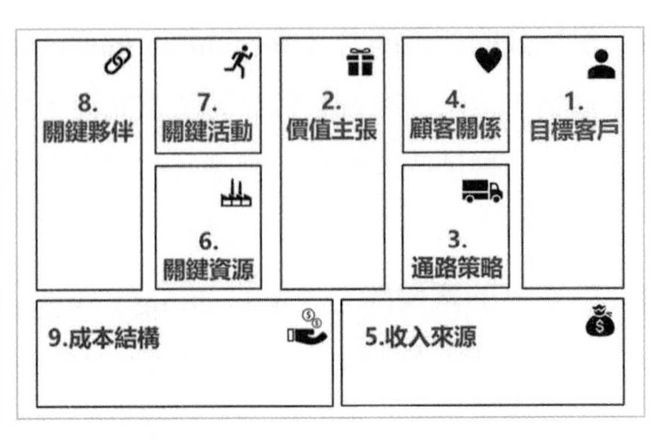

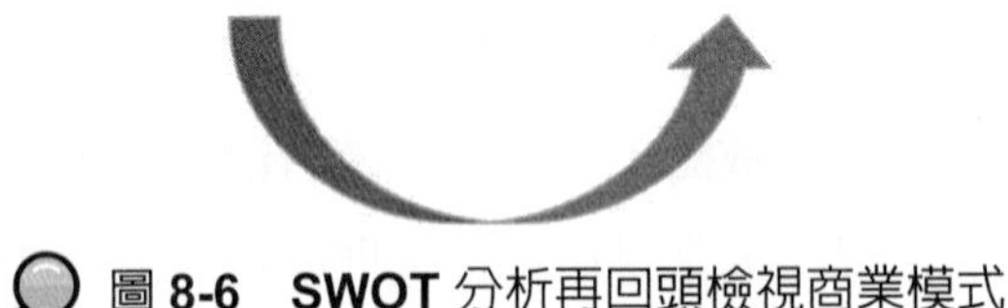

圖 8-6　**SWOT** 分析再回頭檢視商業模式

二、價值主張分析

世界上最偉大的商業模式是「利他」，你爲別人創造多大價值，你就有多大價值。「同理心地圖」（Empathy Map）（如圖 8-7）是一種換位思考的工具，「若要動人心扉，必先洞人心扉」，也就是跳脫自己的框架站在顧客的角度去思考他們的需求，根據需求來提出解決方案才能打動人心。可以透過深度訪談的方式客觀地傾聽理解顧客的想法與感受，再進一步分析背後的情緒與態度，進而找出顧客的痛點及期望點，搭配價值主張圖設計出更符合目標客戶需求的價值主張，讓你更了解顧客眞正願意花錢買的是什麼。同理心地圖與價值主張圖的討論可以同樣利用便利貼方式的呈現來討論。透過腦力激盪思考公司希望服務的各種目標客戶，再從中選出三個最有希望的顧客。最後從中挑選一位最具代表性的顧客來進行同理心地圖分析的第一個分析對象，並幫這個顧客取名字，描述這個顧客的特徵（例如：年齡、性別、收入、居住地、職業等）洞察此顧客所關心的事、內心的渴望，顧客願意爲什麼價值而付錢？願意付多少錢？同理心地圖分爲上下兩部分，上方是四個顧客的體驗描述，分別是：

1. 顧客聽到些什麼？（Hear ？）
2. 顧客看到些什麼？（See ？）
3. 顧客說或做些什麼？（Say & Do ？）
4. 顧客的想法與感受？（Think & Feel ？）

將顧客對這四個問題的描述資訊加以歸納分類，找出下方的第五和第六個問題：

5. 顧客有什麼痛苦？（Pains ？）

6. 顧客想獲得些什麼？（Gains ？）

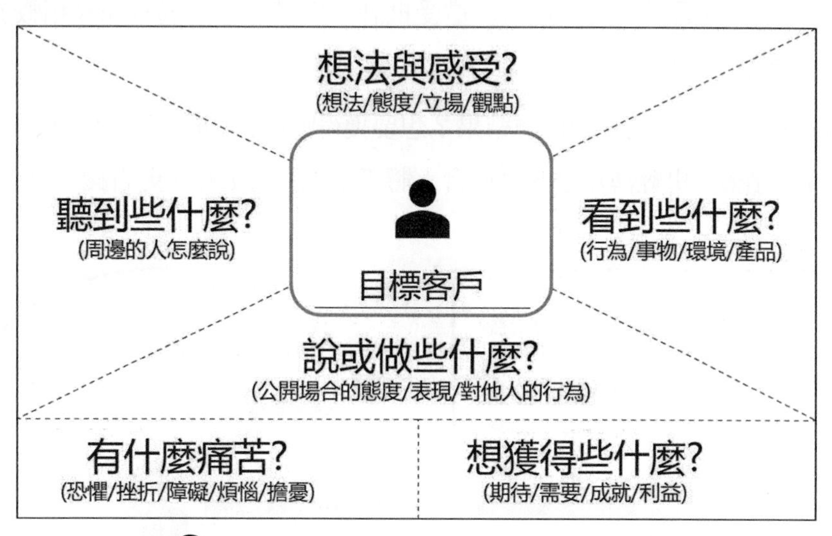

圖 8-7 同理心地圖（**Empathy Map**）

也就是思考顧客會做出這些表現背後的原因，進而發掘顧客所面臨的「痛苦」與「期待」。這兩項問題也是同理心地圖中最有價值的部分。透過同理心地圖的發想、整理與歸納，以顧客的觀點，幫助你更精確地掌握顧客的需求。當顧客感受到你能同理他們的痛苦與期待，且你的產品（或服務）的「價值主張」眞正能幫助他們解決痛苦、滿足需求，做得更好、更有效率，相信此商業模式對顧客的價值與影響力將大幅提升！

價值主張圖（Value Proposition Canvas）是以同理心地圖中顧客的觀點（痛點與期望點）來思考，這個價值主張是否眞正能解決顧客的難題或滿足顧客的期待？顧客眞的願意爲了獲得這個價值而花錢嗎？是否有急迫性？接著利用價值主張圖來檢視這些問題，價值主張圖分成左右兩個部份（如圖 8-8）：一是「顧客狀態圖」（右側圓形圖），用來描述你對顧客的了解程度（可參考同理心地圖）；二是「價值地圖」（左側方塊圖），是反思你的產品（或服務）是否能眞正能爲顧客創造價值？「顧客狀態圖」分爲任務、痛點與獲益三個部分如以下說明：

1. **任務（Jobs）**：顧客平常工作或生活中，有哪些急需被完成的任務？在分析顧客任務時，必須從顧客的角度去思考，包括：

   (1) 功能性任務（例如：健康需求、操作方便、堅固耐用等）。

   (2) 社交性任務（例如：更體面、更時尚、更專業、更能彰顯身分地位、更有權勢等）。

(3) 情緒性任務（例如：更舒適、更安全、更有保障、更愉快、更輕鬆等）。

2. **痛點（Pains）**：顧客爲達成這些任務的過程通常會經歷哪些痛苦或難處？爲較負面的描述（例如：沒面子、失去權力、遭受批評、失業等）。通常痛點相較於期待獲得點，更能引起顧客關注。

3. **獲得（Gains）**：顧客期望得到什麼結果？想要獲得哪些方面的提升？爲較正面的描述，（例如：提升績效、更輕薄短小、更符合人體工學、服務更好、更省錢、全新功能等）。

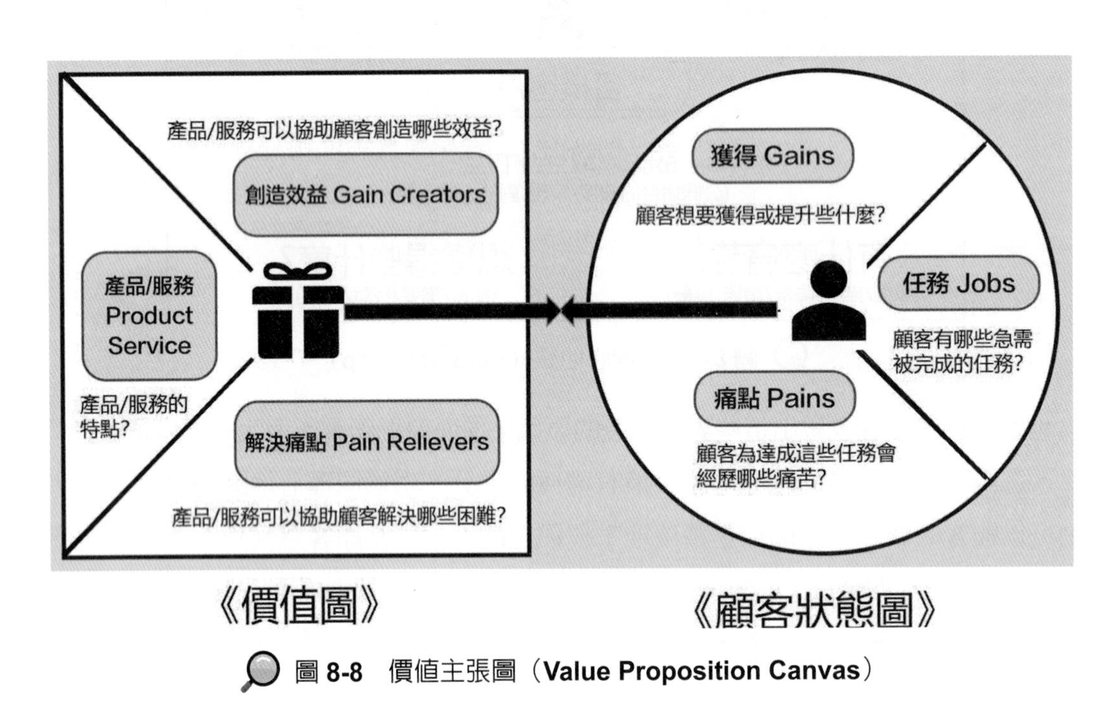

圖 8-8　價值主張圖（Value Proposition Canvas）

要具體化描述目標客戶的狀態，且記得分別將顧客任務、痛點和獲益排序，把最重要的任務、最深的痛點、最想要獲得的部分排在最上面；較無關緊要的任務、不是很嚴重的痛點、可有可無的獲益排在最下面。如是不同類型的顧客，應提供不同的產品（或服務），不要混在同一張「顧客狀態圖」中，因爲其任務、痛點或獲利可能有所不同。描述時要具體明確，不要太過籠統，例如：與其說顧客希望賺大錢、加薪，不如更具體地指出：希望可以負擔每月 5 萬元的生活開銷或增加 20% 的收入。任務、痛點、獲得這三個部份分別對應左側「價值地圖」的三個部分：

1. **產品或服務（Product / Service）**：你能提供什麼產品（或服務）幫助顧客迅速、簡單、有效地完成任務？要符合顧客的任務、痛點與獲益，產品（或服務）才會產生價值。

2. **解決痛點（Pain Relievers）**：你如何協助顧客有效解決他們所遭遇的挫折、困難、風險等痛苦？你不必爲顧客的每項痛點都提出解決方案，要專注在說明你的產品（或服務）如何減少顧客在主要的痛點上。
3. **創造效益（Gain Creators）**：你的產品（或服務）是否可滿足顧客期待與實現獲益？同樣專注在顧客最不可或缺、而你的產品（或服務）特別能發揮的部份。

價值主張的分析是以顧客爲中心的思考，建立價值主張圖的主要目的是要檢視市場「目標客戶的狀態」與產品（或服務）所傳遞的「價值主張」是否能相互「適配（Fit）」（如圖 8-9），也就是可以更清楚檢視產品（或服務）的價值是否眞正能爲顧客創造效益或解決顧客的痛點，最好這些價值對顧客而言是不可或缺，而不是可有可無的價值；但也不必找出每一項顧客的痛點或獲益的解方，重要的是找到具體關鍵的價值即可。另外要特別留意的是，相同的顧客亦可能因爲情境的不同，而需要不同的價值。例如：時間因素（上午、下午或晚上；平日或假日）、地點因素（工作場所、家裡或車上）。顧客所處的情境，會影響某些任務的重要性，所需提供顧客的價值可能也不同。

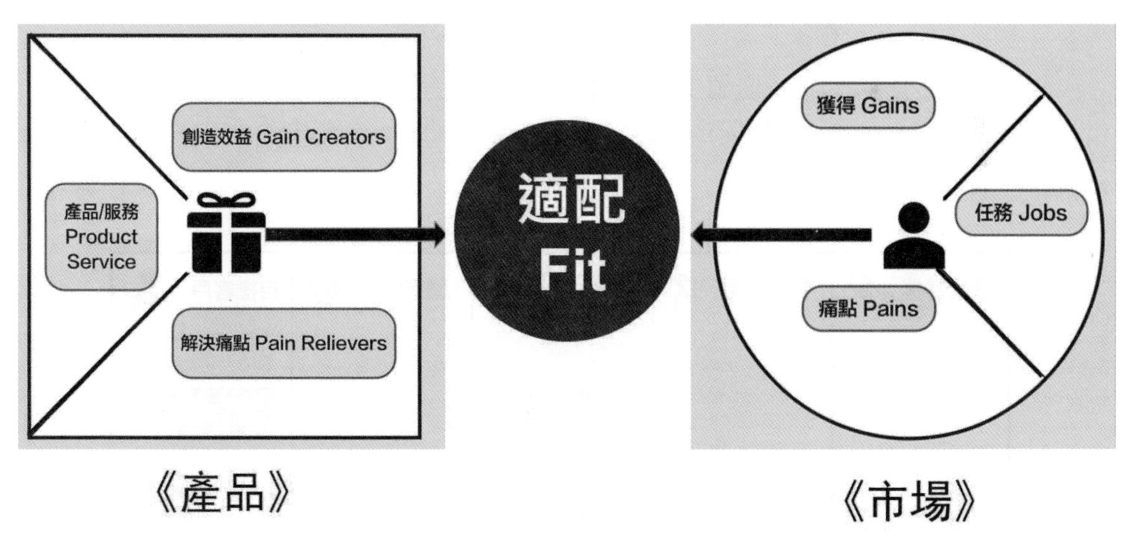

圖 8-9　產品與市場適配（Fit）

達成產品與市場適配後，接著是回頭檢視商業模式圖原型之「目標客戶」及「價值主張」分別與價值主張圖之「顧客狀態圖」及「價值地圖」是否相互對應（如圖 8-10）？思考商業模式圖原型有哪裡需要做修正調整？

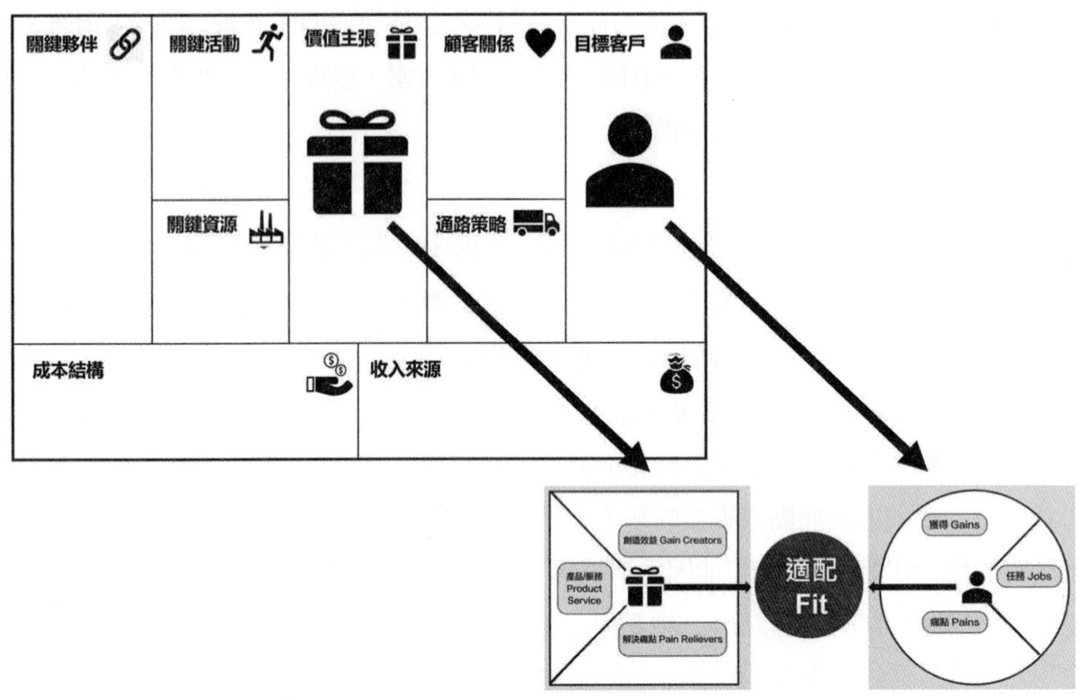

圖 **8-10**　價值主張分析回頭檢視商業模式圖

以上之「目標客戶」及「價值主張」可能是現在正在發生或未來要努力的方向。因此，可以用不同顏色來標示「現有客戶」與「未來客戶」是誰？「現有價值」與「未來價值」分別是什麼？（如圖 8-11）。

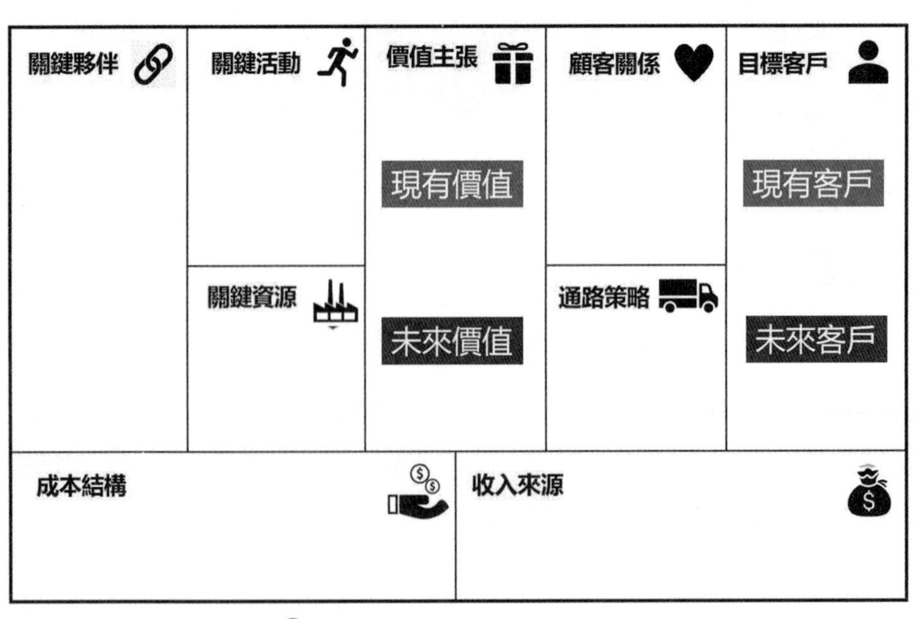

圖 **8-11**　現有或未來的情況

綜合以上所述，檢視商業模式的二大分析流程爲：

1. 建立 SWOT 分析圖（含 SWOT 交叉分析圖）了解競爭態勢，再回頭檢視商業模式圖。
2. 建立同理心地圖，以換位思考方式了解顧客的觀點，參考同理心地圖中顧客的痛點與期望點，建立價值主張圖，再回頭檢視商業模式圖，檢視兩者是否相互對應。

在完成商業模式二大分析的檢視之後，可以透過客戶訪談的方式來驗證，訪談可分爲兩個階段：第一個階段是測試你的想法是否被認爲是值得解決的問題或值得滿足的需求？第二個階段是測試你所提出的解決方法是否能眞正解決問題或滿足需求？另外，要更精準驗證商業模式的可行性，可以用敏捷開發（Agile Development）來了解顧客的回饋，也就是在短時間內設計製造出可行性評估的產品（或服務），幫助企業迅速調整方向，找到市場眞正的需求。之後再逐漸完善產品，以減少資源浪費。當商業模式建立完成時，可以評估目前商業模式的這些要素分別的強勢（＋）與弱勢（－），並標記「＋」或「－」在各個要素旁，以了解競爭態勢，發覺新的商業機會（如圖 8-12）。

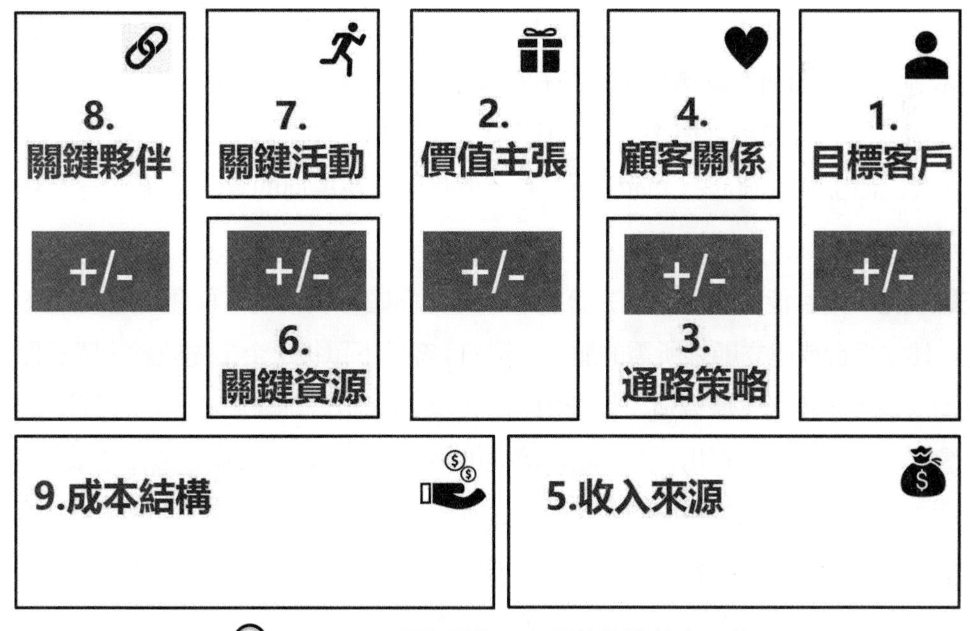

圖 8-12 評估這些要素目前的強勢與弱勢

8-3 評估商業模式七大要點

透過下列這七大要點（如表 8-2）來評估商業模式的好壞，用 1 分到 10 分來量化各個要點的優劣（10 分最高，1 分最低），並再次思考如何能強化這些項目，創造更好、更穩健、更具競爭力的獲利模式，評估商業模式的七大要點分別是：

1. **重複性收益**：每筆銷售無須重新開始，顧客可持續回流消費，以創造持續性的收入，讓收益能如預期或可穩定成長（例如：醫療設備定期保養合約、電信公司綁定月租費簽約 30 個月、房屋出租簽訂三年租賃契約、購物分 12 期付款、許多組織行銷 / 傳直銷公司會員如要領取獎金，每月需重複消費等）。
2. **易規模化**：容易進行市場擴充或複製以擴大規模，以持續追求市場營收成長規模。例如：Google 平台擴增市場、7-11 便利商店展店、星巴克咖啡展店、全聯福利中心展店、線上數位學習平台擴增市場等的難易程度。
3. **轉換成本**：轉換成本是指當顧客從一個產品（或服務）的供應商轉向另一個供應商時所產生的一次性成本（包括風險成本、評估成本、學習成本、建立成本與關係損失成本等），亦即顧客跳槽到別家公司的難易程度。例如：蘋果 iPhone 手機使用者品牌忠誠度高，且使用習慣後不易轉換至其它品牌；企業導入 SAP 企業資源規劃系統 ERP（Enterprise Resource Planning，是一個以會計爲導向的資訊系統）後不易轉至其它系統。
4. **先賺後花**：是否能在投資前就先獲利？亦即先向顧客收錢後，再運用這些錢來投入生產、建立平台或建立顧客所需的服務。例如：客戶下單後，企業先收款後購買原物料、機器設備，再投入生產製造；健身中心、俱樂部、語言訓練中心、補習班等企業，先向會員收取一整年的費用，再陸陸續續提供相關服務（許多人繳了錢後卻很少使用），企業可以運用這些先取得的資金來投入生產、建設或擴大規模。
5. **改變成本結構**：成本結構是否比競爭對手更有競爭力？（例如：生產成本、行銷成本、通路成本、庫存成本等）。取得原物料成本較競爭者低、自動化量產所帶來的低成本可以有價格競爭優勢或更高的獲利性、利用自己住家當辦公室、倉庫等皆爲成本上的優勢。
6. **被取代性低**：競爭者不容易複製、可受到保護免於競爭、進入門檻 / 障礙高。例如：某些罕見疾病用藥市場無其他競爭者，被取代性低；微軟（Microsoft）作業系統使用習慣後不易被取代、產品取得國家專利保護期間、台積電公司掌握關鍵奈米製程尖端技術，不易被取代。

7. **借力使力**：不需投入大量時間、人力、物力去建構，以降低風險。可藉由合作夥伴之手來為顧客創造價值達成目的。例如：委託物流公司做倉儲、送貨、收款等服務；透過區域醫療供應商協助做銷售、行銷活動推廣，將藥品、醫療器材引進醫療院所；透過 YouTube 平台廣告來推廣產品或服務增加營收等。借力使力的方式包括：

(1) 複製別人成功的系統或經驗，減少犯錯的時間與成本。

(2) 善用別人的時間，專注在做你最專精的事情，其他的事情就委外、交辦、外包。

(3) 善用別人的錢（如向銀行借貸）。

表 **8-2** 評估商業模式七大要點

評估要點	分數（1-10 分）	評估分析
1. 重複性收益	10 分最高 1 分最低	顧客是否持續回流消費？
2. 易規模化		是否容易進行擴充或複製？
3. 轉換成本		顧客跳槽到別家公司的難易程度如何？
4. 先賺後花		是否能在投資前就先獲利？
5. 改變成本結構		是否比競爭對手更具有成本競爭力？
6. 被取代性低		是否容易被取代或被複製？
7. 借力使力		是否容易借合作夥伴之手來達成目的？

以上透過 (1) 建立（Establish）商業模式、(2) 檢視（Exam）商業模式與 (3) 評估（Evaluate）商業模式的三個步驟（3E）來建立商業模式策略藍圖；由內而外（Inside-out）作商業模式思考，再由外而內（Outside-in）的分析評估，最後整體檢視商業模式，完成策略藍圖的建立，接著執行與管理商業模式。

8-4 執行與管理商業模式

我們經常聽到要先「做對的事」再「把事做對」這個重要的觀念。建立商業模式其實是在紙上談兵階段，其目的是要找出有利的營運策略方向，根據此策略方向來擬定具體的行動計劃，這就是「做對的事」。接著透過「對」的團隊（如團隊有豐富的產業相關知識與經驗、態度正向積極等）來執行商業模式才能事半功倍，如果沒有好的「執行力（Execution）」「把事做對」，再好的商業模式其營運成效也會大打折扣。就好比一位廚師開餐廳，策略方向是強調有機或健康概念來吸引客戶上門，但如果食物不美味可口，客戶會再回頭來光顧嗎？所以說，策略固然不可缺，只有「執行力」，才是保證成功的關鍵。

在執行商業模式的過程中，通常待完成的任務太多，進度永遠落後，資源永遠不夠，此時要透過果斷的取捨決定優先順序，重要又緊急的事應該馬上開始，重要而不緊急的事也要儘早開始。許多困難的抉擇是對執行力重大的考驗，這就是管理學大師 彼得・杜拉克（Peter Drucker）說「執行力是藝術 Execution is an art」的原因。透過實際執行過程中去觀察市場的變化或得到更多市場的資訊，驗證商業模式的可行性。同時，應設立「管理機制」，並定期檢視各種變數對商業模式可能造成的影響，就這樣一直不斷地邊做邊調整、更新商業模式，才能發揮它眞正的價值。

一、大健康產業的行銷策略途徑

大健康產業的行銷通常會傳遞許多與疾病或健康相關的訊息；相較於一般商業行銷，大健康產業行銷需要更多的「教育」工作，如能配合社會的脈動、民眾關心的時事議題，才容易建立品牌的知名度與患者／消費者對品牌的忠誠度。爲確保廠商之間的公平商業競爭、約束誇大不實的廣告宣傳、保護患者／消費者的權益，大健康產業的許多行銷內容受到政府法規的限制，廠商要隨時留意政府相關政策規定以免觸法。由於一般患者／消費者缺乏健康醫療相關的專業知識，需仰賴醫療專業人士的意見；這些專業人士的訓練過程講求的是實證醫學（Evidence-based Medicine ／ EBM），特別重視醫療供應商所提供的醫藥產品（或服務）是否經臨床驗證其安全性（Safety）與有效性（Efficacy）或符合相關規範；結合文獻證據、醫護人員的臨床經驗與患者的期望，提供更好的健康醫療照護。

對醫療產品（或服務）供應商而言，要建立專業溝通訊息，此訊息必須建立在實證醫學或臨床驗證的基礎，強調產品（或服務）的特色與優越性，才能具有說服力。常見有效的行銷策略途徑（Marketing Strategic Approach）（如圖 8-13）來有效的推廣產品（或服務）：

1. **意見領袖（Key Opinion Leader ／ KOL）或專家（Expert）的背書**：產品（或服務）最好先獲得該醫療領域專家的認同。通常可以先辦小型的專家研討會，可邀請國內外該領域專家演講，透過充分交流同時聽取其他專家的意見，以形成共識獲取認同。如某些專家能在先前參與國內外臨床研究／驗證，並得到正面的結果，說服力將大幅提升。

2. **專業人士的使用或推薦**：接著可邀請這些專家於相關醫學研討會或讀書會中以學術與互動的方式（Scientific and Interactive Approach）搭配專業行銷工具（例如：學術文獻、產品展示或體驗等）來呈現其功效，以有效獲得醫療專業人士的認同。

3. **患者使用**：在獲得專業人士的認同後，供應商需持續追蹤專業人士在臨床上的使用或推薦情形，並提供相關行銷資源（例如：患者衛教工具、患者體驗或樣品派樣）以提高專業人士推廣的動機與方便性。另外，在遵守醫療相關廣告規範的情況下，搭配媒體廣告或行銷活動推廣來增加產品（或服務）的知名度，讓更多的患者使用。藉由專業人士使用或推薦的模式會提高患者的忠誠度，患者甚至會因此而口耳相傳。

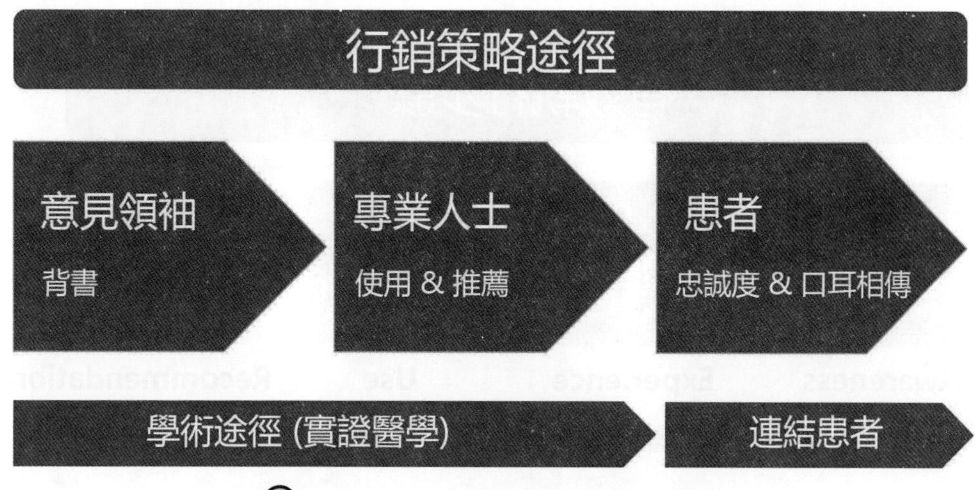

圖 8-13 大健康產業的行銷策略途徑

二、大健康產業的有效執行步驟

醫療供應商可以透過以下四個有效執行步驟（如圖 8-14），來提高醫療專業人士對產品（或服務）的接受程度。透過提出正確的問題，進行更有效的對話，進而走向主動推薦的途徑，其有效執行步驟依序是：

1. **認知（Awareness）**：透過醫療業務代表的拜訪、學術研討會、醫療展等方式來識別（Identify）專業人士是否面臨此問題或有此需求，再了解他們目前對此問題或需求的處置方式。接著說明產品（或服務）的具體解決方案，設法讓醫療專業人士了解或認同產品（或服務）的特色與優勢。

2. **體驗（Experience）**：可以透過產品（或服務）的展示或提供衛教手冊、樣品派送（Sampling）等行銷工具，讓醫療專業人士能實際體驗或試用，以增加他們對產品（或服務）的參與度（Engagement）與信賴感。

3. **使用（Use）**：醫療專業人士自己本身、家人或親朋好友都可能是醫藥產品（或服務）的使用者，因此，可以考慮提供較優惠的價格或甚至免費的方式給特定醫療專業人士來使用，並確認此解決方案符合專業人士的期待，同時建立「專業使用」的口碑，有利於市場的行銷推廣。

4. **推薦（Recommendation）**：藉由特定醫療專業人士的使用與認可，可借力使力透過他們來影響、推薦給其他醫療專業人士（同儕推薦）。更重要的是在臨床上，能開立處方箋（Prescription）、主動推薦（Active Recommendation）給病患使用，形成「專業推薦」效應，這也是對產品（或服務）最高接受程度的表現。

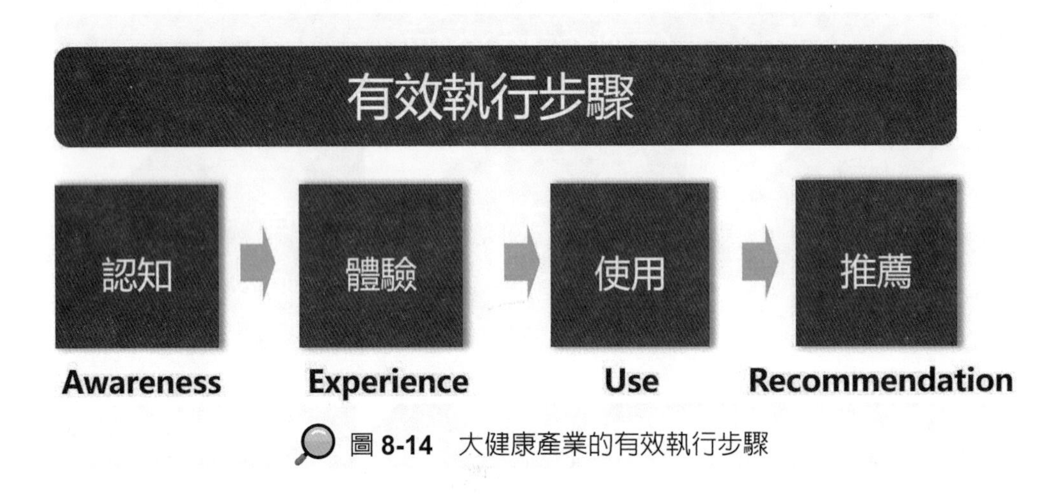

圖 8-14　大健康產業的有效執行步驟

P.N.S.B 為說服醫療專業人士的有效溝通模式，其溝通的順序為（如圖 8-15）：

1. **問題（Problem）**：先提出具公信力的流行病學資料或數據、臨床研究報告、專業人士常見的臨床問題或症狀等。

2. **需求（Need）**：接著說明醫療專業人士的需求與期待，即解決問題的條件或期待的結果。

3. **解決方案（Solution）**：提出此問題或需求具體的解決方案，包括產品或服務的特色、專利技術、突破性科技、作用機轉或臨床研究實證等。

4. **利益（Benefit）**：最後要強調這個解決方案能帶給病患以及醫療專業人士有什麼好處／利益。這個部份必須與他們有切身相關才能感同身受，提高接受程度。

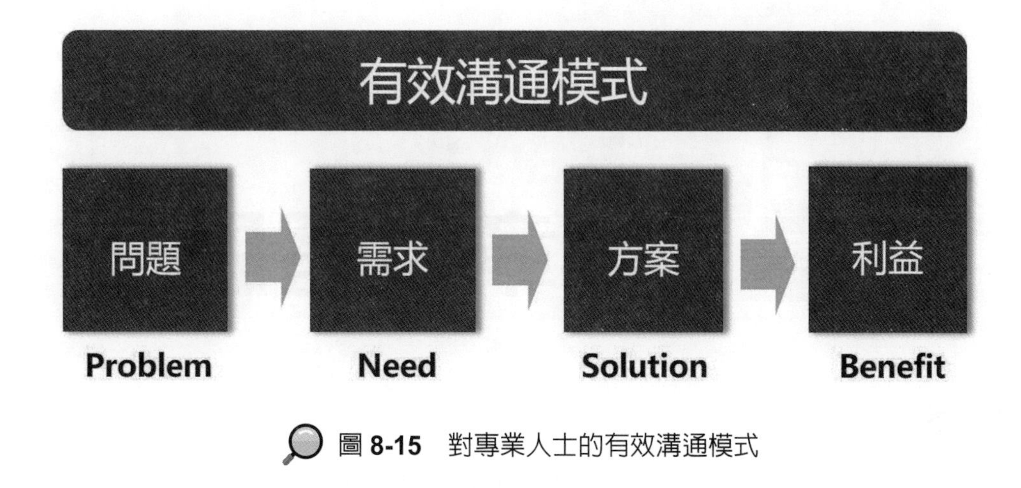

圖 8-15 對專業人士的有效溝通模式

商業模式的管理流程如下說明（如圖 8-16）：

1. **動員**：組成多元且具代表性的團隊、分配任務、有產業經驗、不同背景等。
2. **蒐集**：蒐集不同部門意見、檢視內外在環境因素與產業趨勢。
3. **建立**：共同討論、腦力激盪、建立原型、分析與評估。
4. **執行**：擬定具體行動計畫、時程、預算，任務執行過程中隨時進行修正與調整。
5. **管理**：定期檢視各種變數對商業模式可能造成的影響。如需管理多個商業模式，需檢視不同模式間是否產生綜效或衝突，並進行溝通協調。

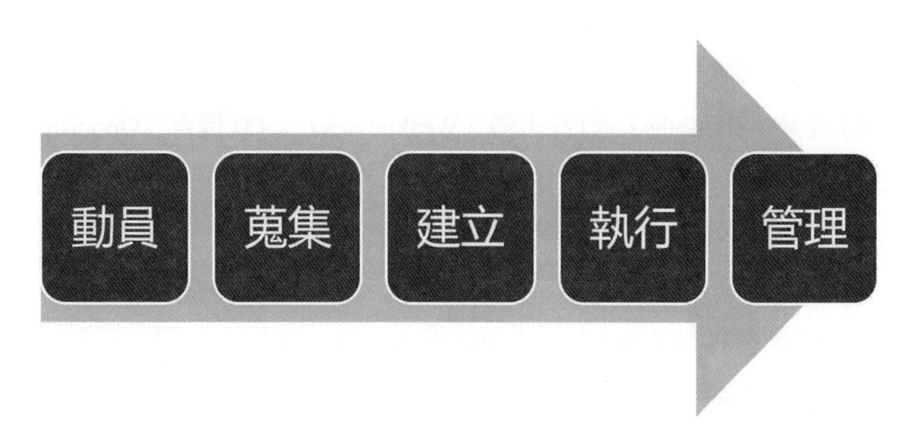

圖 8-16 商業模式的管理流程

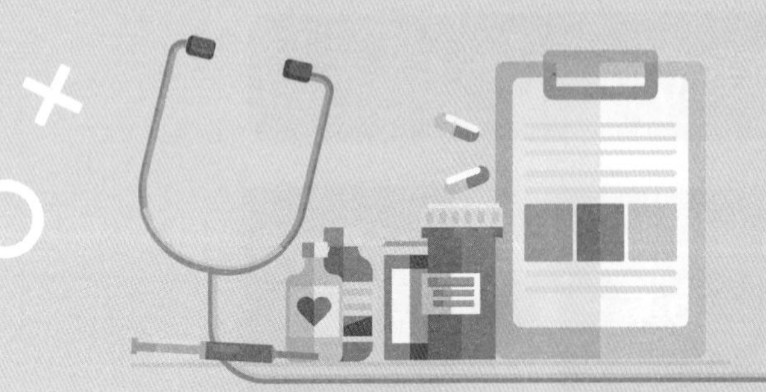

章後習題

一、選擇題

(　　) 1. 市場競爭者眾多，在 SWOT 分析中是屬於哪一類？

(1) 優勢（Strengths）　(2) 劣勢（Weaknesses）　(3) 機會（Opportunities）

(4) 威脅（Threats）。

(　　) 2. 公司可生產出優於競爭者的高品質的產品，在 SWOT 分析中是屬於哪一類？

(1) 優勢（Strengths）　(2) 劣勢（Weaknesses）　(3) 機會（Opportunities）

(4) 威脅（Threats）。

(　　) 3. 公司內部員工的向心力不夠，在 SWOT 分析中是屬於哪一類？

(1) 優勢（Strengths）　(2) 劣勢（Weaknesses）　(3) 機會（Opportunities）

(4) 威脅（Threats）。

(　　) 4. 面對高齡化社會，政府推動長期照護的政策，對安養中心而言，在 SWOT 分析中是屬於哪一類？

(1) 優勢（Strengths）　(2) 劣勢（Weaknesses）　(3) 機會（Opportunities）

(4) 威脅（Threats）。

(　　) 5. 品牌是屬於哪一類型的關鍵資源？

(1) 借力使力　(2) 易規模化　(3) 轉換成本　(4) 改變成本結構。

(　　) 6. 產品受國家專利保護，競爭者無法進入市場，在下列商業模式檢核要點中哪個分數會比較高？

(1) 借力使力　(2) 易規模化　(3) 被取代性低　(4) 改變成本結構。

(　　) 7. 醫療供應商與醫院簽約三年，綁定機器維修與耗材每個月的費用，在下列商業模式檢核要點中哪個分數會比較高？

(1) 重複性收益　(2) 易規模化　(3) 改變成本結構　(4) 借力使力。

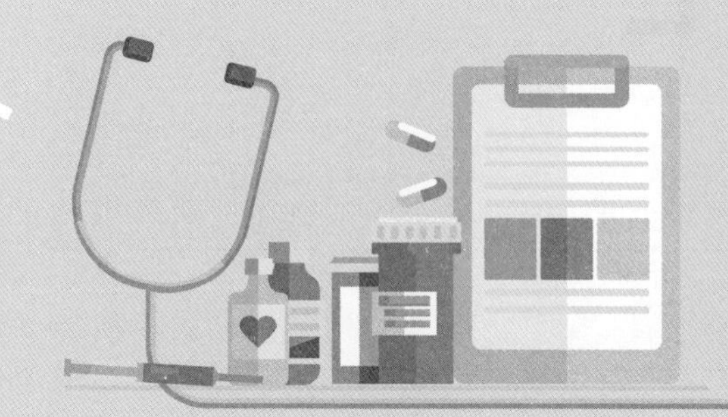

章後習題

(　　) 8. 醫院要訂購一台心導管機，需先付清費用，醫療供應商接單後生產，三個月後交貨安裝。對醫療供應商而言，在下列商業模式檢核要點中哪個分數會比較高？
(1) 借力使力　(2) 易規模化　(3) 被取代性低　(4) 先賺後花。

(　　) 9. 公司員工已經習慣 SAP 企業作業系統，也對所提供的功能與服務還算滿意。對 SAP 供應商而言，在下列商業模式檢核要點中哪個分數會比較高？
(1) 重複性收益　(2) 易規模化　(3) 轉換成本　(4) 先賺後花。

(　　) 10. 有效說服醫療專業人士的溝通模式爲何？
(1) NSBP　(2) PNSB　(3) PNBS　(4) NPSB。

二、問答題

1. 請說明建立商業模式圖的三個步驟爲何？
2. 何謂 SWOT 分析？應分別思考哪些問題？
3. 請說明同理心地圖（Empathy Map）的重點？
4. 請說明價值主張圖（Value Proposition Canvas）的重點？
5. 請說明評估商業模式七大要點與各個要點所代表的意思爲何？

NOTE

PART 3

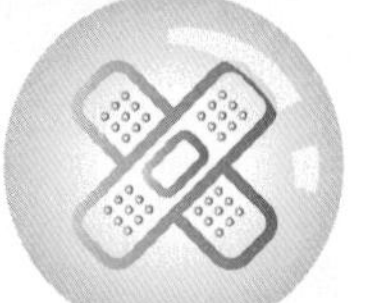

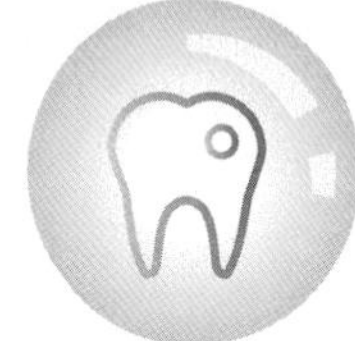

實務篇

本實務篇以六家全球知名公司或品牌為案例，讓讀者更容易理解如何建立商業模式各個元素的內容，這些公司的產品較多元化，不同事業單位可能有不同的商業模式。為讓讀者的思考更聚焦，以下案例將針對公司特定產品線的商業模式來分析，其中也特別將同公司不同產品線、不同品牌的商業模式做比較。商業模式是動態變化的，這些企業的商業模式可能隨著內外部環境的改變與市場競爭，而必須不斷調整策略方向，這些案例中各個商業模式要素可能與目前的情形有所差異，讀者可自行加入你的想法或透過小組討論來調整這些案例的商業模式，並思考各個商業模式的機會點。

本實務篇會利用三家中小型企業的參考案例，讓讀者了解如何建立商業模式三步驟，包括：(1) 蒐集營運與市場相關資訊，再建立商業模式圖原型、(2) 商業模式的二大分析與 (3) 用七大要點來評估商業模式，並進一步思考此商業模式需要調整之處，以及延伸思考商業模式的機會點。接著，讀者可以練習利用商業模式三步驟，來建立屬於你的企業的商業模式、挑選一家你有興趣的公司或正在籌備的公司來建立其商業模式。在完成建立商業模式後，再整體檢視你的商業模式，並描述此商業模式。

如何將你所建立的商業模式用簡單扼要、有說服力的方式來表達描述，有效傳遞給相關人士，以建立團隊的共識，這是非常重要的專業技能。因此，本實務篇最後會介紹行銷簡報的重要性、重要觀念與常見的錯誤觀念，說明如何透過成功行銷簡報四步驟（規劃、製作、練習與呈現）來提升簡報的 (1) 規劃力、(2) 設計力、(3) 說服力與 (4) 表達力，讓你能事半功倍，提升職場競爭力！本實務篇最後會用三個步驟所建立好的商業模式，透過實際演練，上台簡報「你的商業模式」以及練習用「MTV 自我介紹法」與「CUV 獨特價值自我行銷法」來作出令人印象深刻的自我介紹。

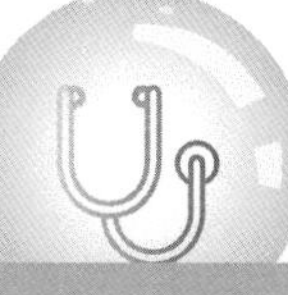

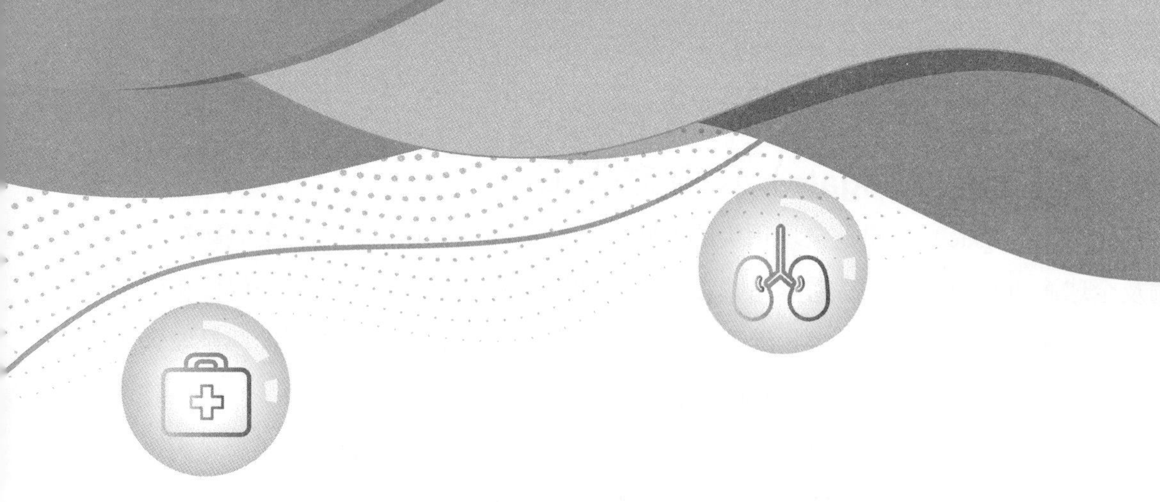

Chapter 9

知名品牌商業模式案例分析（大型企業）

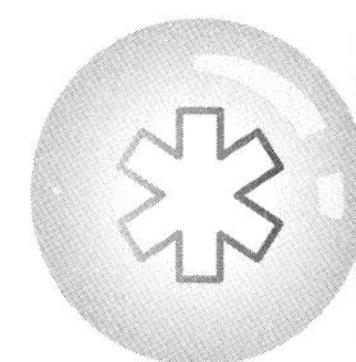

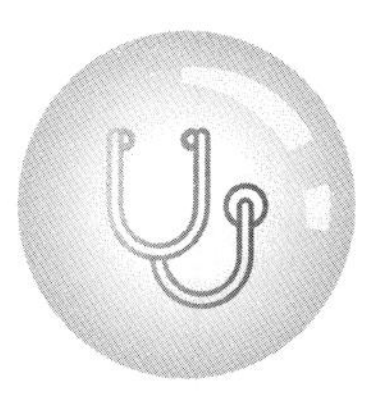

學習目標

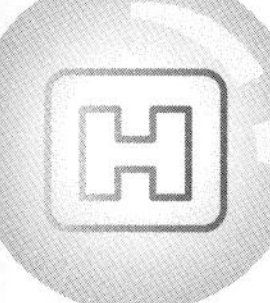

1. 透過六家全球知名品牌為案例，來幫助了解如何建立商業模式的各個要素。
2. 延伸思考商業模式的機會點。

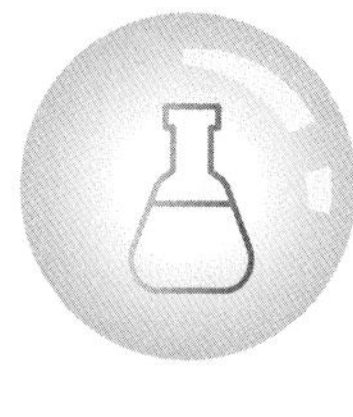

案例一：高露潔（Colgate）公司商業模式

高露潔（Colgate）公司是全球頂尖的跨國性消費性產品公司，總部在美國紐約，業務遍及全球逾 200 個國家。高露潔品牌在全球各地廣爲人知，主要生產口腔保健相關產品，包括各種牙膏、牙刷、牙線、漱口水等。高露潔口腔保健產品的目標客戶是廣大的消費大眾，產品多爲宣稱經由臨床實驗證實來傳遞其功效與專業形象。除了一般口腔保健產品，高露潔同時也提供口腔醫藥產品（如預防治療蛀牙、牙齒敏感、牙周病與矯正等口腔問題）提供牙醫師臨床使用。其行銷策略是利用牙醫師的親身使用與推薦來塑造口腔保健領導品牌與專業形象（如宣稱高露潔牙膏是「牙醫第一推薦」品牌）；經由廣告、行銷與業務推廣活動來影響或提升廣大消費族群對高露潔品牌的喜好度，並進而購買產品。高露潔口腔保健產品的價值主張可因爲不同的產品屬性而有所差異，例如：全球牙醫第一推薦是指高露潔牙膏，雖不含牙刷、牙線、漱口水等產品，但此訴求對整體品牌形象的提升很有助益。其中臨床實驗證實「安全有效」的產品價值主張訴求，對講求實證醫學的牙醫師而言更爲重要。

高露潔 商業模式

Colgate 高露潔

關鍵夥伴	關鍵活動 / 關鍵資源	價值主張	顧客關係 / 通路策略	目標客戶
經銷商 零售商 媒體/廣告商 倉儲物流公司 牙醫師代言	**關鍵活動** 生產製造 行銷活動 學術研討會 **關鍵資源** 品牌/財務 研發人員 工廠/設備	全球牙醫第一推薦 全球知名品牌 專業高品質 臨床實驗證實有效	**顧客關係** 民生消費 專業醫療諮詢服務 **通路策略** 大賣場/零售商 超市/便利商店 藥妝店/牙醫診所	大眾市場 牙齒敏感者 預防牙周病者 牙醫師 口腔醫藥

成本結構	收入來源
人事/行政/訓練 研發/倉儲/物流 行銷/廣告/活動 原物料/生產/設備等	產品銷售營收

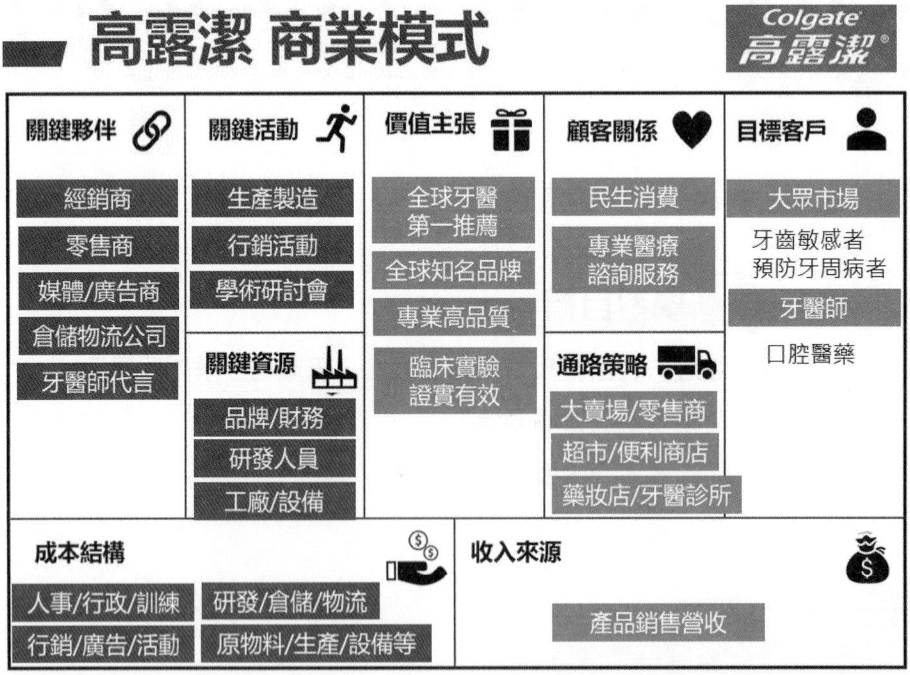

【延伸思考商業模式的機會點】

案例二：愛爾康（Alcon）公司商業模式

愛爾康（Alcon）公司是全球最大的眼科保健產品公司，服務全球 180 多個國家，爲眼科保健專家與病患提供多元、先進的產品或服務，主要包括三大產品線：1. 眼科用藥（如降眼壓、抗發炎、抗感染藥物等）；2. 眼科手術用品（如白內障、視網膜、青光眼以及屈光矯正手術的技術與設備等）；3. 視力保健產品（如隱形眼鏡、保養液等）的研發、製造及行銷，致力於改善人類的視力問題，從而提升生活品質。此三大產品線均位居全球領導的地位。愛爾康（Alcon）眼科用藥的目標客戶是眼科醫師與藥師，產品以實證醫學（Evidence-Based Medicine）爲基礎、利用其全球眼科保健領導品牌的地位，搭配專業行銷業務團隊的推廣來傳遞價值主張以獲得目標客戶的認同。以下是針對愛爾康眼科藥品的商業模式分析：

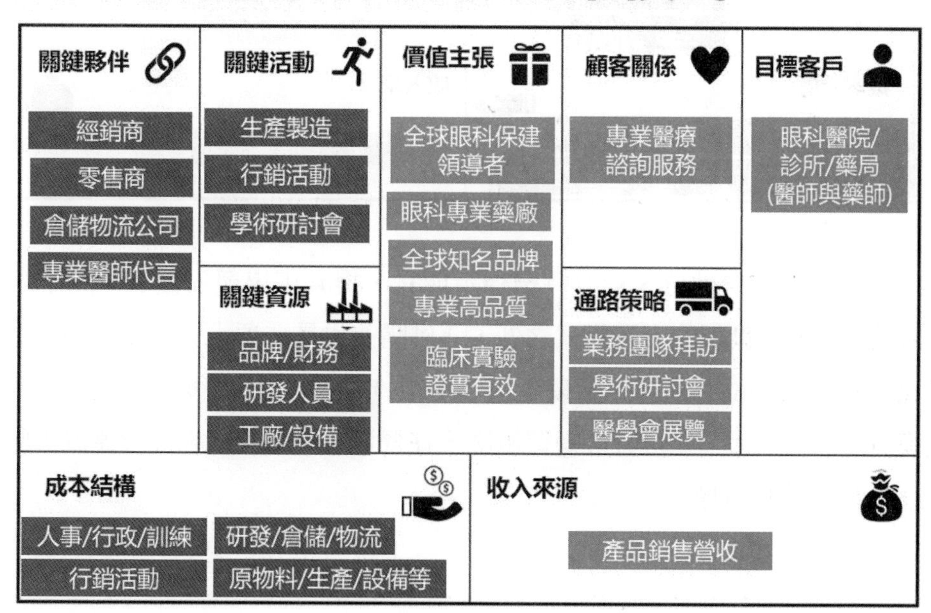

【延伸思考商業模式的機會點】

有別於眼科藥品，愛爾康視力保健產品主要目標客戶是大眾市場，其商業模式與藥品的商業模式不同，分析如下：

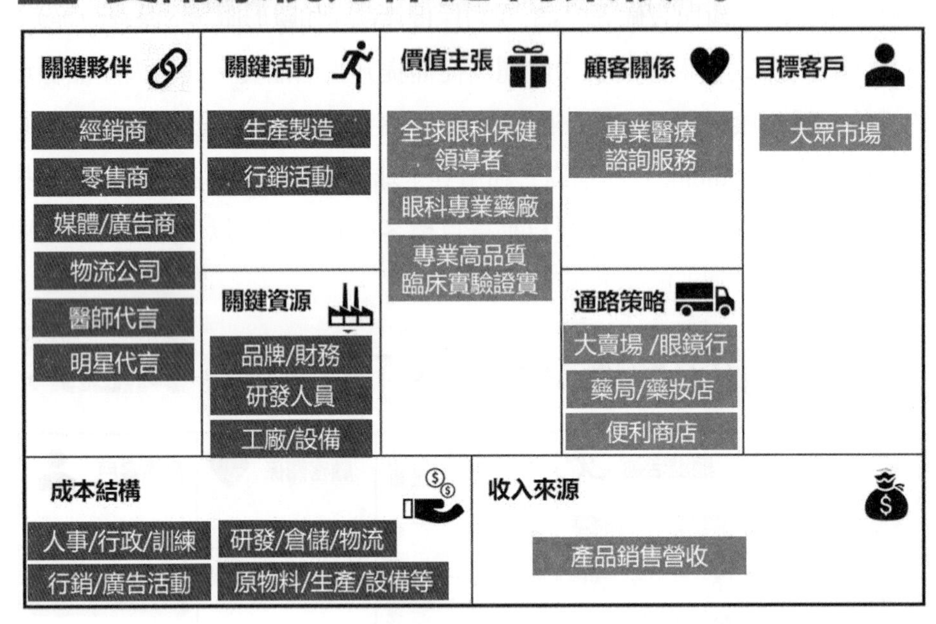

為了維持企業領導地位、營收持續穩定成長、提升市場競爭優勢，除不斷研發新產品、新服務、發展創新的商業模式之外，「併購」也是一項十分重要的發展策略。全球大藥廠諾華（Novatis）集團併購愛爾康（Alcon）公司，合併後的市場占有率提升、經濟規模與產品線擴大，並可分散營運風險，在營運、財務及市場面皆達成併購的綜效（Synergy）的策略性目標。

【延伸思考商業模式的機會點】

案例三：蘋果（Apple）公司商業模式

蘋果公司（Apple Inc.）致力於設計、開發和銷售性消費電子產品、電腦軟體、線上服務和個人電腦。該公司最著名的硬體產品是 Mac 電腦系列、iPod 媒體播放器、iPhone 智慧型手機和 iPad 平板電腦；線上服務包括 iCloud、iTunes Store 和 App Store；消費軟體包括 macOS 和 iOS 作業系統、iTunes 多媒體瀏覽器、Safari 網路瀏覽器等。蘋果公司稱霸世界科技業的原因，不僅僅是產品的時尚設計與創新技術，在每一次發表新產品都超出了顧客對常規產品的想像，更重要的成功關鍵是「創新的商業模式」爲顧客創造獨特的價值，先後改變了傳統音樂、手機和出版行業的營運模式。本案例是以蘋果公司的 iPhone 爲例的商業模式。

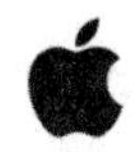

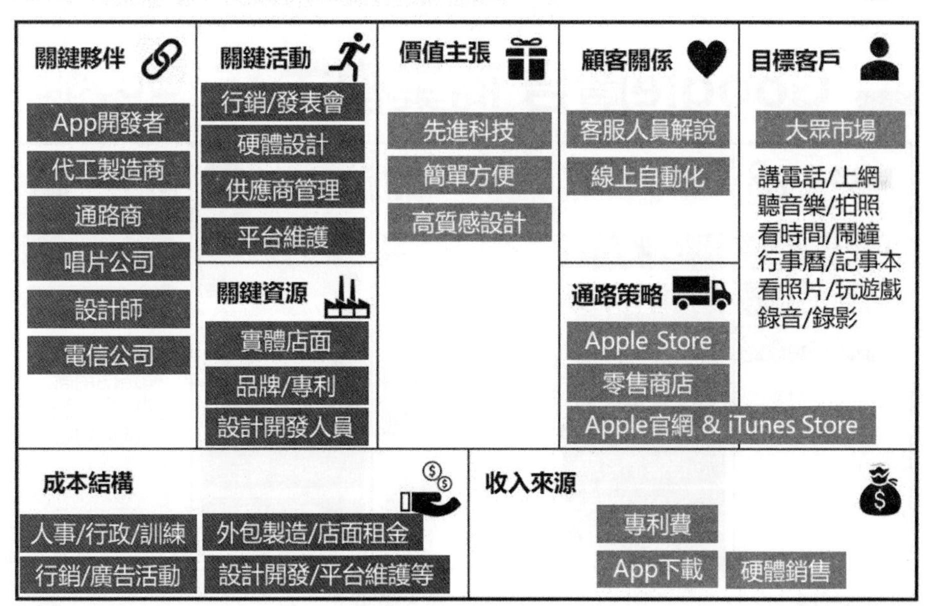

【延伸思考商業模式的機會點】

案例四：谷歌（Google）公司商業模式

谷歌（Google）公司是一家美國的跨國科技企業，業務範圍涵蓋網際網路廣告、網際網路搜尋、雲端運算等領域的產品與服務。Google 擁有全球最大的網站用戶群，覆蓋全球多個國家和語言。Google 提供各種免費優質的服務，吸引了非常大量的使用者使用，將使用者的資訊做研究分析後，向某些廠商販售廣告。也就是說 Google 的客戶是那些向 Google 買廣告的廠商。

當網友在搜尋時，Google 會將「對」的廣告呈現到「對」的網友面前，以增加點選率，這就是 Google「關鍵字廣告」的獲利模式。當網友看各種網站或部落格時，會看到「Google 廣告連結」，這些都是和網友閱讀該網頁相關的訊息內容，廣告連結的點閱率也相對較高。當網友點下廣告連結後，Google 會向該廣告商收取費用，並將部分收入用來支付給夥伴網站。以下是針對 Google 關鍵字廣告的商業模式分析：

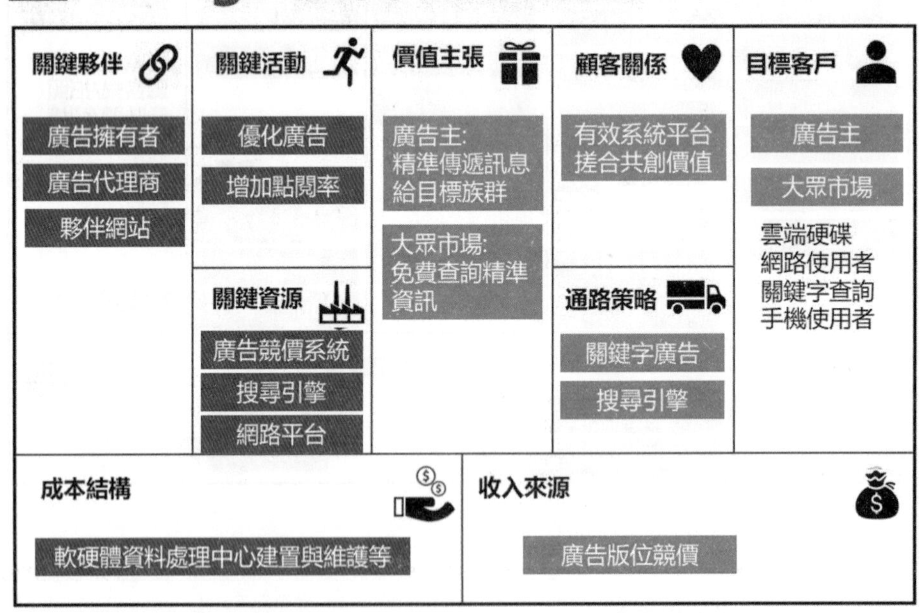

【延伸思考商業模式的機會點】

案例五：雀巢（Nestle）公司商業模式

雀巢（Nestle）公司是全球最大的食品飲料製造商，業務遍佈全球超過 190 個國家，在全球擁有 500 多家工廠。雀巢產品在國際上多爲領導品牌，從耳熟能詳的雀巢嬰幼兒營養品、雀巢咖啡及膠囊咖啡機、檸檬茶，都是全球熱銷商品。雀巢咖啡（NESCAFE）是定位在一般大眾市場的民生消費品，於一般超市賣場通路銷售，其商業模式分析如下：

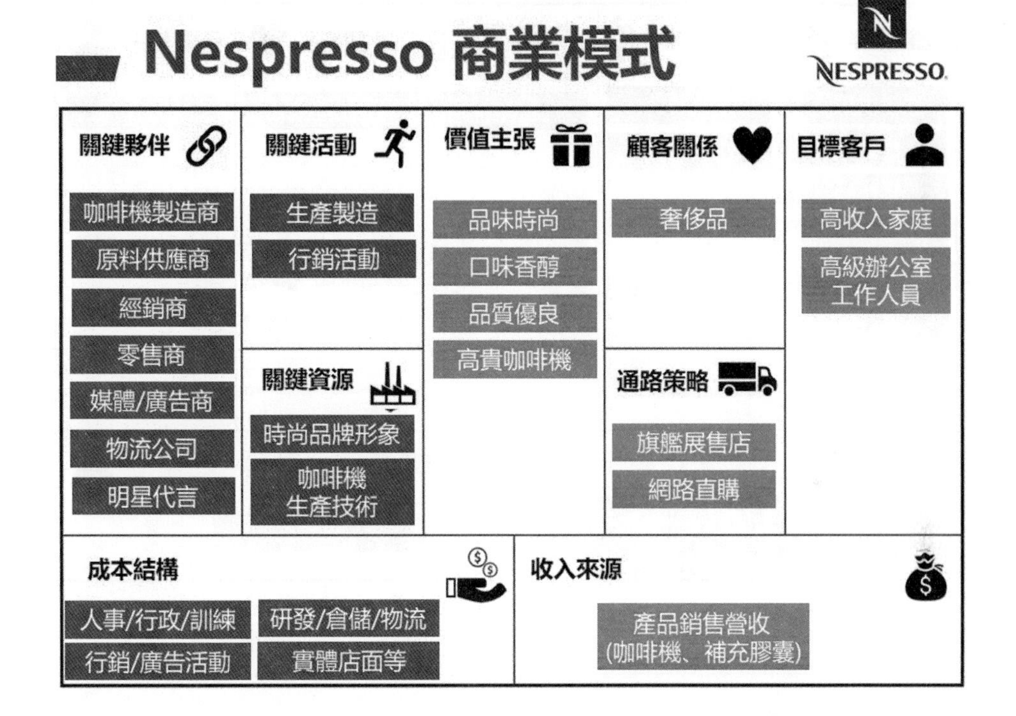

【延伸思考商業模式的機會點】

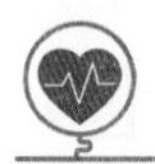

同樣是咖啡，雀巢將 Nespresso 定位在高收入家庭或高級辦公室工作人員，提供時尚高質感的產品於高級百貨公司（如新光三越、SOGO 太平洋百貨）、網路（直購）通路銷售。商業模式分析如下：

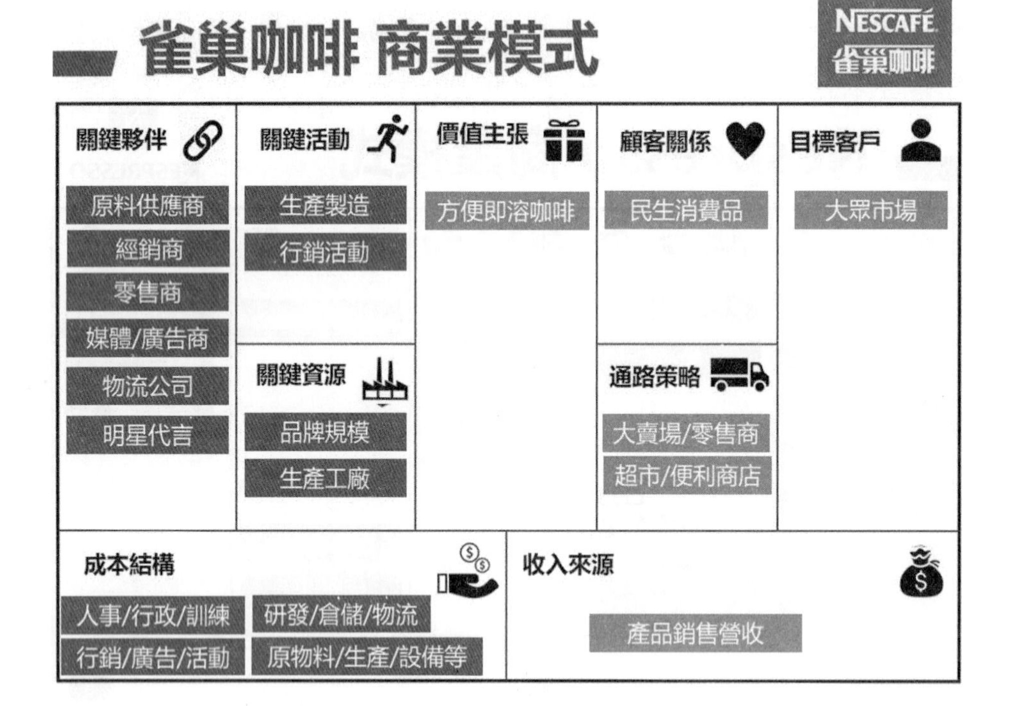

【延伸思考商業模式的機會點】

案例六：星巴克（Starbucks）公司商業模式

星巴克（Starbucks）是美國一家連鎖咖啡公司，爲全球最大的咖啡連鎖店，其總部坐落美國華盛頓州西雅圖市。星巴克利用在全球各地選購、烘焙的頂級咖啡豆作爲優勢，讓消費者品嚐最香醇的咖啡，並且網羅各地的優秀人才進行培訓，提供消費者高品質的咖啡與完善的服務，搭配獨特的室內裝潢設計，讓消費者除了居家和辦公室外，另一個好的休閒與商務空間，體驗喝咖啡的氣氛與環境（星巴克不以外帶爲主）。星巴克是多元經營，不只提供了咖啡，還有其它飲料、餐點、紀念品等商品，也爲企業創造額外的收益。其商業模式分析如下：

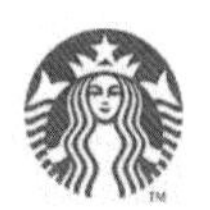

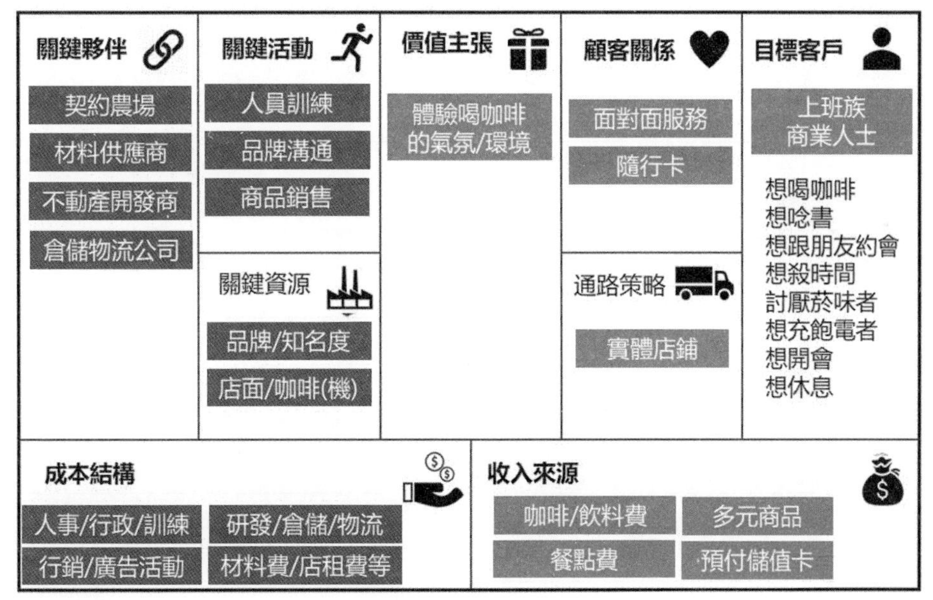

【延伸思考商業模式的機會點】

NOTE

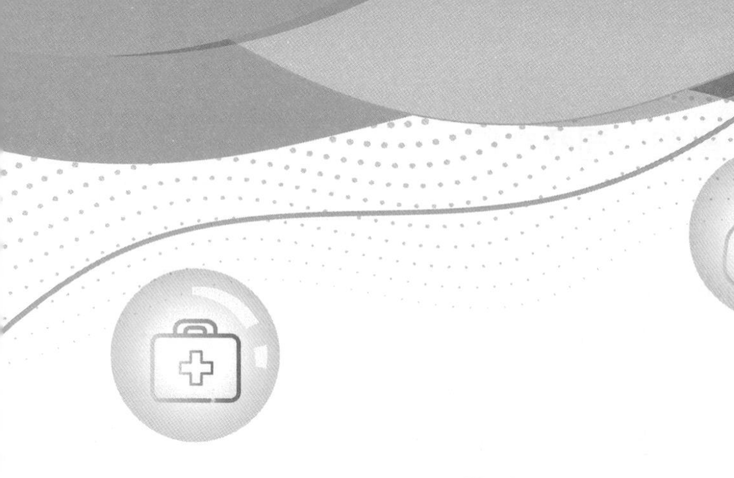

Chapter 10

大健康產業商業模式案例分析（中小型企業）

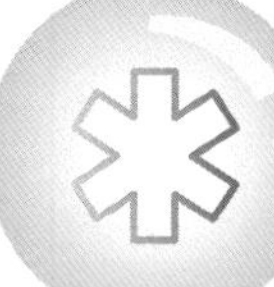

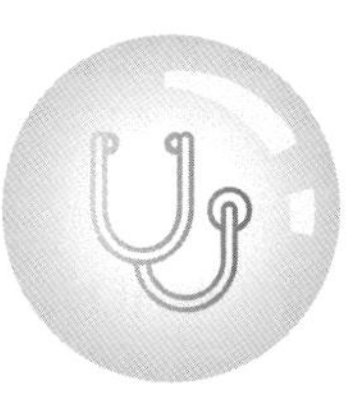

學習目標

1. 利用三個參考案例，來練習建立商業模式三步驟。
2. 思考商業模式需要調整之處。
3. 延伸思考商業模式的機會點。

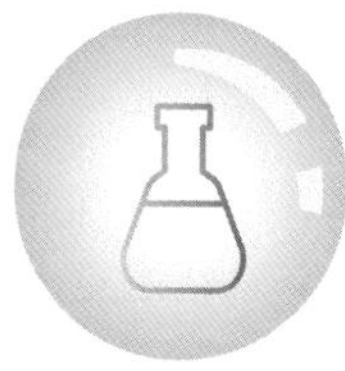

案例一：樂齡公司商業模式

一、前言／背景：

以下爲本章節之課堂演練參考案例：資料來源爲 2018 年 1 月 4 日長庚大學醫務管理系醫療行銷課程期末分組報告內容，參與者：呂欣紋、吳盈穎兩位同學爲主，加上賴杰伶、陳昀暄、廖珮安、張殷慈、朱薏安等期末小組成員，此內容已經上述同學同意刊出並經作者修改潤飾，僅供讀者與其他同學們參考。

二、公司標語：讓尊嚴老化付諸行動，溫暖生命直到最後。

三、經營理念與使命：

成爲失智症老人及家屬值得託付的選擇，提供即時、完善、全面的專業醫療照護。

四、問題／需求：

隨著醫療科技日新月異與健康、保健的意識大幅提升，全球人口平均餘命日益延長，而臺灣人口高齡化速度更是世界第一，老年人口比率將於 2018 年達 14.5%，進入高齡社會；預計至 2026 年將達 20.6%，邁入超高齡社會。而根據研究指出，失智症的發生率將會隨著年齡的增加而增加；而根據衛生福利部的資料顯示，臺灣 65 歲以上人口中，患有失智症的比例估計約 8%，推估至 2026 年，將會有 30 萬名失智症病人。因此，失智症病人的醫療與健康照護問題，已是迫在眉睫的議題[1]。

隨著失智症人口急遽攀升，失智症議題更是成爲 2017 年世界衛生組織（WHO）重要議題之一；且世界衛生大會（WHA）更通過全球失智症行動計畫，爲了降低失智症對個人、家庭、社會及國家的影響，進一步提升失智症病患和家屬的生活品質[2]。而臺灣也於 2017 年開始實施長照 2.0 計畫，更將服務對象納入 50 歲以上失智症患者，以因應失智症人口急遽增加的現象，衛生福利部更創新設立失智共同照護中心，協助個案就醫，到後續轉介、諮詢、追蹤服務等。提供一系列的整合系統性照護模式。有鑑於此，看到失智照護的龐大需求，於是我們提出引進「荷蘭侯格

[1] 衛生福利部醫事司 (105)。獎勵發展失智症病人連續性整合性照護模式。載於：https://www.mohw.gov.tw/fp-2624-19435-1.html

[2] 衛生福利部護理及健康照護司，呼應 WHO 全球失智症行動計畫長照 2.0 創新設立失智共同照護中心。載於：https://www.mohw.gov.tw/cp-16-29918-1.html。

威失智村」的創新照護商業模式，營造安全、溫暖、舒適自在及健全生活機能的環境[3]。由於失智症患者會漸漸忘記周遭的人事物，因此會出現迷路、漫無目的地徘徊行爲，以致於容易發生意外。而一般的照護模式往往都以侷限活動範圍的方式並搭配藥物治療，對於病患和照護者而言將會承受極大壓力，所以，我們以荷蘭侯格威失智村照護模式爲利基，打造出屬於臺灣樂齡村的創新商業模式。

五、解決方案：打造適宜失智患者居住的「樂齡村」。

關鍵字：老年化、失智症

[3] 小川謝（2015）。全球第一座失智村　荷蘭打造養老樂園。載於：http://www.storm.mg/lifestyle/42579。

步驟一：建立商業模式圖原型

九大要素	思考問題	商業模式
1. 目標客戶	你要幫助哪些人？	1. 失智症病患（有居住需求）。 2. 早期失智症病患（暫無居住需求）。 3. 失智症家屬。
2. 價值主張	你幫助顧客解決哪些問題？	1. 尊嚴老化，溫暖生命。 2. 完善的專業醫療照護體系。 3. 提供舒適、自在、友善的環境。
3. 通路策略	顧客如何找到你？	**實體通路：** 1. 醫院出院準備服務。 2. 醫院播放廣告。 3. 失智症門診外張貼海報。 4. 與相關醫療產業合作推廣。 5. 於大眾交通工具上打廣告。 **虛擬通路：**建立 Facebook 粉絲專頁，並定期更新、提供專業諮詢。
4. 顧客關係	你如何與顧客互動？	提供病患與家屬專屬個人化服務： 1. 定期回報病患的狀況。 2. 提供失智症照顧相關專業知識與技巧。 3. 以病患為中心的溝通方式來建立信任關係。
5. 收入來源	有哪些收入來源？	1. 居住與醫療照護服務費。 2. 向合作廠商收取廣告費、業績抽成、長期進駐每月的租金。 3. 受益人（接受過本機構服務的人）回饋捐款。 4. 民間自發性愛心募捐。 5. 政府補助。
6. 關鍵資源	你有什麼重要資源？	1. 專業醫療團隊提供溫馨的照護。 2. 符合失智症病患的優質居住環境。
7. 關鍵活動	你主要做哪些事？	1. 提供專業醫療照護並延緩失智症患者的病程。 2. 舉辦專業講座與相關藝文活動，紓緩病患與家屬的心理壓力，並有助於病患病情的控制。
8. 關鍵夥伴	誰能幫助你？	1. 保險公司。 2. 醫療機構。 3. 媒體／廣告商。 4. 社區志工。 5. 政府相關單位。 6. 醫療／其他產品（或服務）供應商。
9. 成本結構	你要付出哪些費用？	1. 房屋／車輛租金。 2. 裝潢費、家具費。 3. 人事、行政、訓練費用。 4. 行銷／廣告、設備。 5. 水電瓦斯費用。

步驟二：商業模式的二大分析

1. SWOT 分析

	正面	負面
內部能力	優勢 Strengths	劣勢 Weaknesses
外部環境	機會 Opportunities	威脅 Threats

S.W.	思考問題	內部能力
優勢	1. 你擅長什麼？ 2. 什麼是別人比不上的？ 3. 顧客爲何找你？ 4. 最近因何成功？	· 專業醫護團隊，並有完善的教育訓練。 · 舒適、自在、友善的專業照護環境。 · 鄰近交流道與高鐵站，交通便捷。 · 與合作商家及醫療機構緊密資訊連結，提供完整便利的服務。
劣勢	1. 你什麼事做不來？ 2. 別人什麼比我們好？ 3. 顧客爲何不找你？ 4. 最近因何失敗？	· 專業醫療照護人員人力不足，工作辛苦人才招募不易。 · 資金不夠充足，初期需要更多資金挹注才能維持正常營運。 · 新創團隊剛起步，公司知名度不夠。
O.T.	**思考問題**	**外部環境**
機會	1. 外在環境／市場有什麼機會？ 2. 可以提供什麼新的產品（或服務）？ 3. 可以吸引哪些新的顧客？ 4. 如何與眾不同？ 5. 組織未來中、長期的發展？ 6. 政治與法律、經濟、社會和文化、技術（PEST）等因素的機會？	· 臺灣人口老化，長照產業正在興起，失智人口數快速增加。 · 結合數位智慧醫療，營造出智能與友善的專業照護環境，以提升競爭力。 · 配合政府長照 2.0 政策，來增加收入來源。

威脅	1. 有什麼外在環境 / 市場會傷害組織？ 2. 來自競爭者有什麼威脅？ 3. 無法滿足顧客哪些需求？ 4. 哪些事情可能會威脅組織的生存？ 5. 政治與法律、經濟、社會和文化、技術（PEST）等因素的威脅？	‧其他企業或財團複製樂齡村商業模式，削價競爭，搶走客戶。 ‧政府財政稅收吃緊，恐造成政府政策改變影響給付。 ‧失智症病患或家屬若沒有長期穩定的收入來源，很難長期支付高額的照護費用，而造成社會問題。

練習：SWOT 交叉分析形成四種策略

內部能力 ╲ 外部環境	Strengths (優勢) S	Weaknesses (劣勢) W
Opportunities (機會) O	SO (優勢 + 機會) 發揮優勢 / 掌握機會 積極進攻	WO (劣勢 + 機會) 彌補劣勢 / 掌握機會 強化弱點
Threats (威脅) T	ST (優勢 + 威脅) 發揮優勢 / 避免威脅 創造差異化	WT (劣勢 + 威脅) 彌補劣勢 / 避免威脅 防守或撤退

1. 優勢 + 機會（SO）策略	先建立「樂齡村」的標準作業流程（SOP）成爲業界示範機構；與協力廠商合作，共同發展數位智慧醫療吸引目標顧客；配合政府推廣長照 2.0 政策，增加額外補助並減輕病患或病患家屬的負擔。
2. 劣勢 + 機會（WO）策略	與長照醫療機構合作，提供醫療人力支援與專業訓練；開放優良合作廠商 / 銀行入股，增加資金挹注。
3. 優勢 + 威脅（ST）策略	強調「樂齡村」所提供的獨特價值（舒適、自在、友善、便利的專業照護環境），避免削價競爭；與金融單位合作，提供失智症病患或家屬能「以房養老」，無壓力支付相關費用。
4. 劣勢 + 威脅（WT）策略	創造員工友善的工作環境，並提供優渥獎勵制度吸引人才、留住人才；發展數位智慧醫療，創造差異化，並透過經營 Facebook 臉書粉絲專頁和參與社區活動，增加「樂齡村」的知名度。

【其他建議策略方向】

練習：回頭檢視商業模式

內部能力 / 外部環境	Strengths (優勢) S	Weaknesses (劣勢) W
Opportunities (機會) O	SO (優勢 + 機會) 發揮優勢 / 掌握機會	WO (劣勢 + 機會) 彌補劣勢 / 掌握機會
Threats (威脅) T	ST (優勢 + 威脅) 發揮優勢 / 避免威脅	WT (劣勢 + 威脅) 彌補劣勢 / 避免威脅

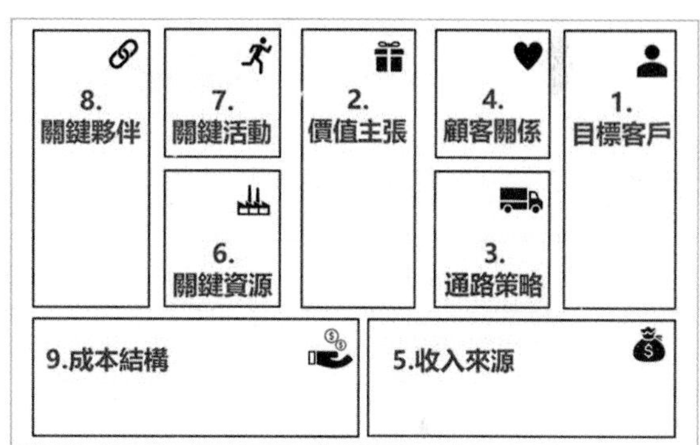

【商業模式需要調整之處】

2. 價值主張分析，再回頭檢視商業模式

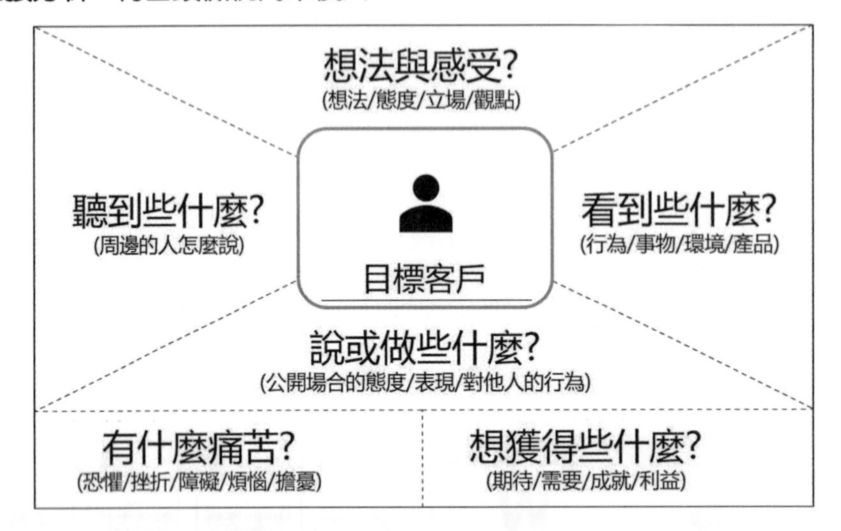

同理心地圖	
目標客戶：失智症病患（有居住需求）、早期失智症病患（暫無居住需求）、失智症家屬	
聽到些什麼？ （周邊的人怎麼說） ・對於失智症有錯誤的認知。 ・覺得病患無法溝通。 ・覺得病患聽不懂，甚至是講不聽。 ・忙於工作而無力照顧，旁人會因此覺得照顧者不孝順。	**看到些什麼**？ （行爲／事物／環境／產品） ・因爲疾病忘記付錢，而被當成竊賊。 ・大環境對病患仍帶有異樣眼光。 ・現今多是居於一室的照護方式。 ・照護者因照顧病患的壓力，而得到憂鬱症。
說或做些什麼？ （公開場合的態度／表現／對他人的行爲） ・失智症病患不認得自己的家人。 ・失智症病患覺得不被理解／情緒暴躁。 ・失智症病患的醫療花費不貲。	**想法與感受**？ （想法／態度／立場／觀點） ・渴望尊嚴老化。 ・傳統照護是提供狹窄空間、冰冷的服務。 ・家屬覺得照護資源不夠完善。 ・希望政府提供更多的資源。
有什麼痛苦？ （恐懼／挫折／障礙／煩惱／擔憂） ・缺乏完善的醫療照護體系。 ・失智症病患情緒暴躁，照護者心情容易受影響感到鬱悶。	**想獲得些什麼**？ （期待／需要／成就／利益） ・期望得到舒適、自在、友善的環境。 ・期望得到尊嚴。

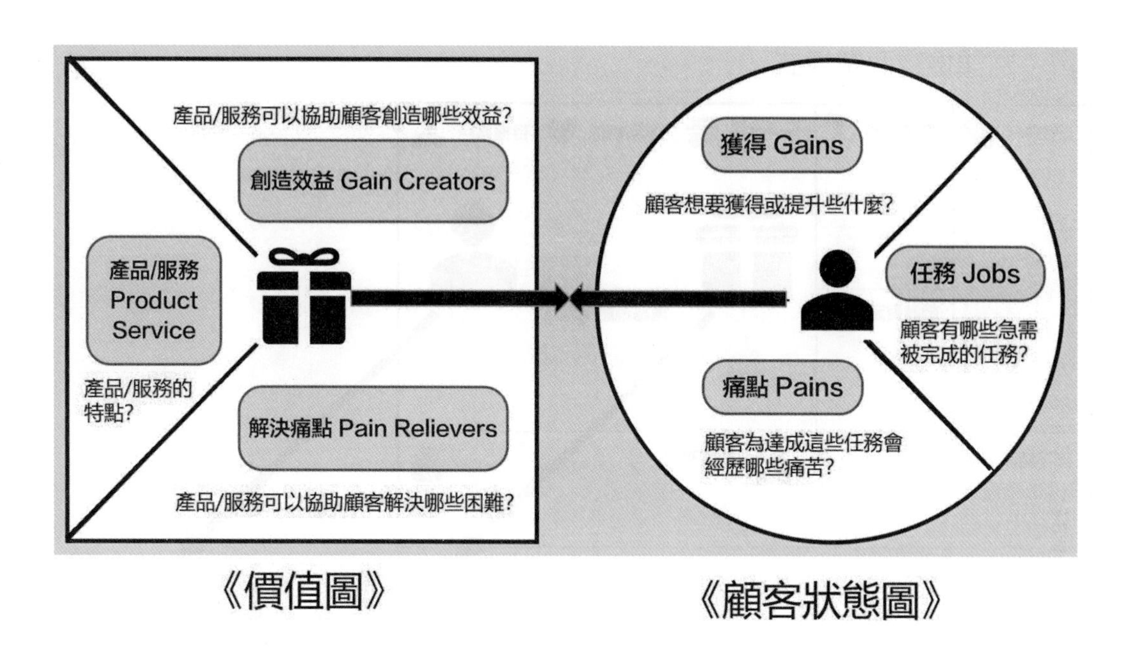

價值主張圖	
價值地圖	顧客狀態圖
產品服務： （產品／服務的特點） ．專業醫療照護團隊。 ．環境清幽、生活機能完備、有尊嚴的環境。 ．定期舉辦講座，提供照護者相關協助。	**任務：** （顧客有哪些急需被完成的任務） ．得到專業醫療照護。 ．得到舒適、自在、友善的環境。 ．得到正確的疾病資訊，減緩照護者的壓力。
解決痛點： （產品／服務可以協助顧客解決哪些困難） ．提供完善的醫療照護體系。 ．具有證照且經專業訓練的照護人員，爲照護者提供喘息服務與專業諮詢。	**痛點：** （顧客爲達成這些任務會經歷哪些痛苦） ．缺乏完善的醫療照護體系，病患病情不穩定。 ．照護者會抑鬱，身心靈遭受極大的負擔。
創造效益： （產品／服務可以協助顧客創造哪些效益） ．提供舒適、自在、友善的環境。 ．提供專業且富有人情味的醫療照護。	**獲得：** （顧客想要獲得或提升些什麼） ．希望提升病患的生活品質。 ．期望得到尊嚴。

練習：回頭檢視商業模式

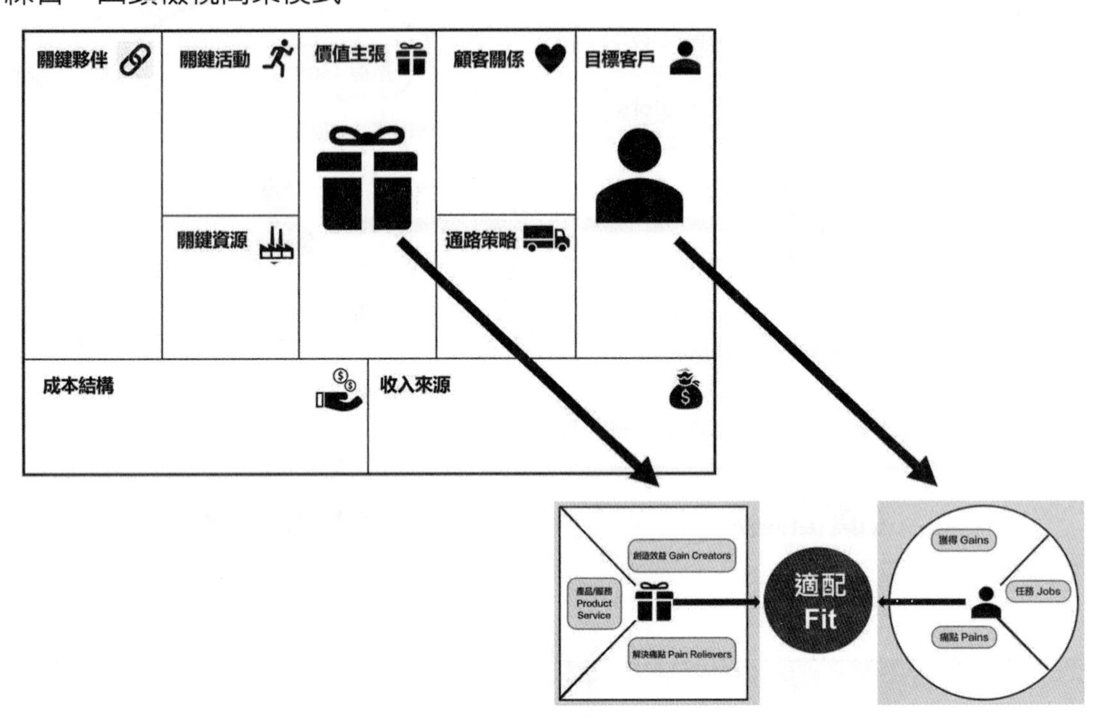

【商業模式需要調整之處】

步驟三：評估商業模式七大要點

評估要點	分數（1-10 分）	評估分析
1. 重複性收益	9	顧客是否持續回流消費？ ．無須重新銷售，顧客繼續付費的比例高。 ．創造持續性的收入。
2. 易規模化	6	是否容易進行擴充或複製？ ．系統 SOP 一旦成型，容易複製。 ．關鍵在於人才的聘雇與養成較耗時。
3. 轉換成本	8	顧客跳槽到別家公司的難易程度如何？ ．轉換成本高，照護品質是關鍵。 ．一旦習慣此環境，顧客黏著度高不易轉換。
4. 先賺後花	5	是否能在投資前就先獲利？ ．初期須先投入建置費用，才能開始向顧客收費。 ．可向顧客收取保證金，可做爲資金運用 / 周轉。
5. 改變成本結構	5	是否比競爭對手更具有成本競爭力？ ．由於房屋是投資者自有，租金僅爲行情價的 50%。 ．其它取得成本較競爭者無特別優勢。
6. 被取代性低	5	是否容易被取代或被複製？ ．進入門檻中等。 ．競爭者取代程度中等，複製難度一般。
7. 借力使力	6	是否容易借合作夥伴之手來達成目的？ ．需自行投入部份資金與部分資金向銀行貸款，建置軟硬體相關設備。 ．與合作廠商做策略聯盟推廣商品與服務。

最高分：10 分
最低分：1 分

【延伸思考商業模式的機會點】

樂齡公司 商業模式

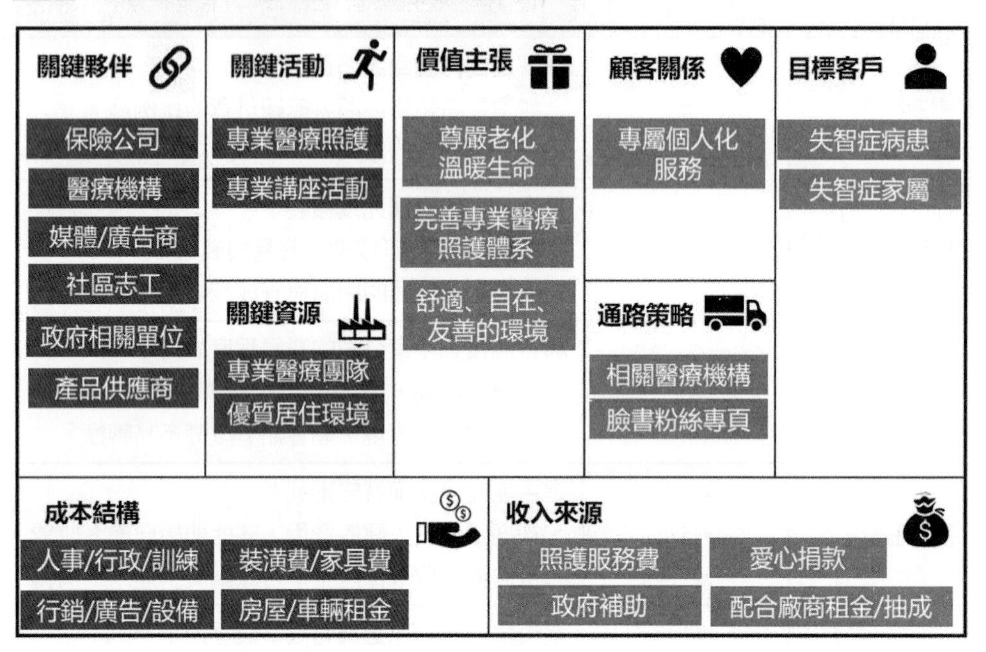

【延伸思考商業模式的機會點】

案例二：智能科技公司商業模式

一、前言／背景：

此智能科技爲美國的一家創新科技公司，結合全球頂尖的科學家、大學、研究中心以及全球知名的技術夥伴共同合作，在全球超過 120 個國家／地區營運。利用健康大數據、區塊鏈技術、A.I. 人工智慧及個人化健康管理趨勢，透過網絡行銷開發全球市場，打造以科技及網絡行銷結合的獨特品牌。富比世（Forbes）分析報告指出未來十年最大的經濟趨勢爲：(1)A.I.（人工智慧）；(2)5G ｜ IOT（數據網路｜物聯網）；(3) 個人化及預測醫學；(4)Big data 大數據和區塊鏈。結合物聯網、大數據、A.I. 人工智慧與醫學領域的結合，個人化健康管理的「精準醫學」（Precision Medicine）已成爲未來的趨勢。根據勤業眾信管理顧問公司調查，全球醫療照護支出到了 2020 年，規模將高達 8 兆 7000 億美元（約合新台幣 270 兆元），其中，醫療 AI 相關應用每年成長高達 4 成！根據 Market Research Future 預計，到 2025 年健康大數據分析市場於 2019 年至 2025 年的市場規模將以 24.98% 的穩定速度成長，並於 2025 年達到 609.7 億美元。根據 Emergen Research 的最新分析，預計到 2027 年全球健康大數據市場價值將達到 780.3 億美元。

因此，未來醫療保健提供商可以透過大數據，提供更加精確和個性化的護理。數據分析工具的存在，可提供更好的臨床支援、降低護理措施的成本以及針對高風險的患者進行有效管理。甚至可以預測可能的流行病暴發、避免可預防的疾病的發生、並在總體上提高生活品質。

二、公司標語：讓夢想更美好 Making Life Wonderful

三、經營理念與使命：

幫助人們過更健康的生活，提升生活品質。「在未來五年內，成爲世界上最創新且最具影響力的科技公司之一。」

四、問題／需求：

現今的生活常見的不良飲食習慣、營養攝取不均衡、環境的汙染、充滿壓力的作息以及缺乏運動，都是常見引發慢性疾病的主要原因。由於每個人的生活作息、工作型態、飲食習慣與運動習慣都不同，如何找到適合自己的健康管理方式呢？服用的營養補充品對自己眞的有效？健康的管理不應只停留在治療，罹患疾病前的預防與疾病後的長期照護也很重要。

五、解決方案：

利用先進生物感知科技的智能穿戴手錶進行 24 小時監測，結合區塊鏈技術（眞實不可竄改、安全保護隱私、永久雲端儲存），蒐集健康大數據，透過 Oracle A.I. 人工智慧運算分析的精準醫學，提供個人專屬解決方案（如專屬客製化保健食品，可滿足個人化不同的營養需求），做好自主健康管理與疾病預防，讓健康不再只是憑感覺。

關鍵字：精準醫學、物聯網、大數據、A.I. 人工智慧、智能穿戴、區塊鏈、專屬客製化

步驟一：建立商業模式圖原型

九大要素	思考問題	商業模式
1. 目標客戶	你要幫助哪些人？	**大眾市場** 1. 重視預防保健者。 2. 想做好自主健康管理者。 3. 增加額外收入者。 4. 想要擁有自己的事業。
2. 價值主張	你幫助顧客解決哪些問題？	1. 先進智能科技，做好自我健康管理。 2. 專屬客製化保健食品。 3. 美國 OTC 掛牌公司。 4. 提供會員分享經濟。
3. 通路策略	顧客如何找到你？	1. 網路商店。 2. 活動會場。 3. 加盟商。
4. 顧客關係	你如何與顧客互動？	1. 客服人員解說。 2. 線上自動化服務。
5. 收入來源	有哪些收入來源？	1. 產品銷售收入。 2. 每月會員訂閱方案。 3. 健康數據收入。
6. 關鍵資源	你有什麼重要資源？	1. 設計開發人員。 2. 專利技術。 3. 健康大數據。 4. 資金充沛。
7. 關鍵活動	你主要做哪些事？	1. 線上線下說明會。 2. 專家研討會。 3. 教育訓練系統。 4. 網路平台維護。
8. 關鍵夥伴	誰能幫助你？	1. App 開發者。 2. 代工製造商。 3. 媒體／廣告商。 4. 設計師。 5. 加盟商。 6. 專業醫師代言。
9. 成本結構	你要付出哪些費用？	1. 設計開發費用。 2. 外包製造費。 3. 人事／行政／訓練費用。 4. 行銷／廣告／活動費。 5. 辦公室租金／管銷費用。 6. 設計開發／平台維護費等。

步驟二：商業模式的二大分析

1. SWOT 分析

	正面	負面
內部能力	**優勢** Strengths	**劣勢** Weaknesses
外部環境	**機會** Opportunities	**威脅** Threats

S.W.	思考問題	內部能力
優勢	1. 你擅長什麼？ 2. 什麼是別人比不上的？ 3. 顧客爲何找你？ 4. 最近因何成功？	· 美國 OTC 掛牌公司資金充沛。 · 生命感知科技的專家、擁有區塊鏈技術蒐集健康大數據並回饋用戶，與全球頂尖策略聯盟夥伴合作，加速產品研發。 · 提供智能生活解決方案、客製化保健產品的獨特競爭優勢。 · 豐富的平台架設與網路行銷實務經驗。
劣勢	1. 你什麼事做不來？ 2. 別人什麼比我們好？ 3. 顧客爲何不找你？ 4. 最近因何失敗？	· 創業初期，公司與品牌知名度較低。 · 創新產品上市，品質穩定度有待提升。 · 新創團隊剛起步，服務品質與效率待提升。
O.T.	**思考問題**	**外部環境**
機會	1. 外在環境 / 市場有什麼機會？ 2. 可以提供什麼新的產品（或服務）？ 3. 可以吸引哪些新的顧客？ 4. 如何與眾不同？ 5. 組織未來中、長期的發展？ 6. 政治與法律、經濟、社會和文化、技術（PEST）等因素的機會？	· 智能健康管理符合健康產業發展趨勢。 · 穿戴式裝置市場成長快速。 · 健康大數據結合區塊鏈技術與 A.I. 人工智慧的精準醫學，可帶動健康產業快速發展。 · 創造專屬客製化保健品的藍海市場。 · 會員分享經濟，提供會員加盟參與分潤已成爲趨勢潮流，市場成長快速。

威脅	1. 有什麼外在環境／市場會傷害組織？ 2. 來自競爭者有什麼威脅？ 3. 無法滿足顧客哪些需求？ 4. 哪些事情可能會威脅組織的生存？ 5. 政治與法律、經濟、社會和文化、技術（PEST）等因素的威脅？	・許多知名品牌投入穿戴式裝置市場，市場將越來越競爭。 ・營養保健品市場競爭激烈。 ・消費者／市場對預防保健觀念仍有待教育與提升。

練習：**SWOT** 交叉分析形成四種策略

內部能力 ＼ 外部環境	Strengths (優勢) S	Weaknesses (劣勢) W
Opportunities (機會) O	SO (優勢 + 機會) 發揮優勢／掌握機會 積極進攻	WO (劣勢 + 機會) 彌補劣勢／掌握機會 強化弱點
Threats (威脅) T	ST (優勢 + 威脅) 發揮優勢／避免威脅 創造差異化	WT (劣勢 + 威脅) 彌補劣勢／避免威脅 防守或撤退

1. 優勢 + 機會（SO）策略	與世界各地頂尖研究單位合作或收購專利技術，持續創新研發更先進的生命感測科技或之穿戴式裝置、區塊鏈技術與 A.I. 人工智慧；與專業代工供應商做策略聯盟，擴大營運規模；善用豐富的網路行銷、分享經濟的經驗來增加使用者與推廣者。
2. 劣勢 + 機會（WO）策略	加強內部員工訓練，提升顧客服務品質；密集舉辦線上與實體課程，提升公司與品牌知名度，並強調參與此趨勢科技事業的未來性與發展機會，藉此提升購買率或回購率。
3. 優勢 + 威脅（ST）策略	透過社群媒體積極推廣自主健康管理的重要性、公司所提供的解決方案與分潤機制可以帶給消費者的價值，並強調公司提供全方位智能生活解決方案、客製化產品的獨特性與優越性，創造差異化。
4. 劣勢 + 威脅（WT）策略	定期舉辦專家研討會，邀請具專業學術背景的專家與會分享，結合區塊鏈技術與 A.I. 人工智慧的精準醫學的未來發展與對自主健康管理的重要觀念，藉此提升品牌的專業形象與知名度。

【其他建議策略方向】

練習：回頭檢視商業模式

內部能力 / 外部環境	Strengths (優勢) S	Weaknesses (劣勢) W
Opportunities (機會) O	SO (優勢 + 機會) 發揮優勢 / 掌握機會	WO (劣勢 + 機會) 彌補劣勢 / 掌握機會
Threats (威脅) T	ST (優勢 + 威脅) 發揮優勢 / 避免威脅	WT (劣勢 + 威脅) 彌補劣勢 / 避免威脅

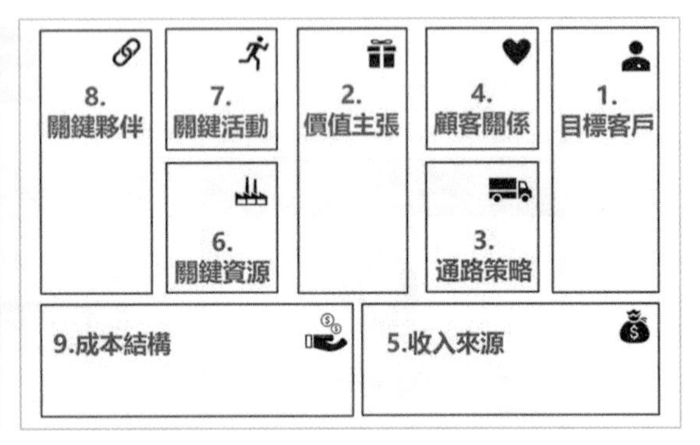

【商業模式需要調整之處】

2. 價值主張分析，再回頭檢視商業模式

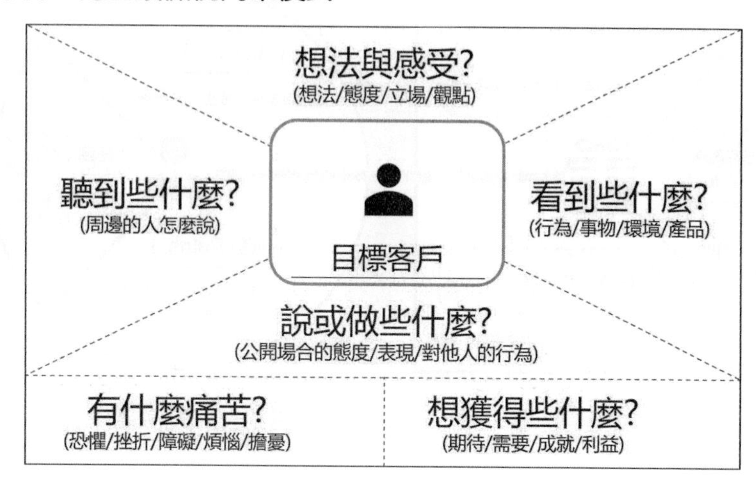

同理心地圖	
目標客戶：重視預防保健者、想做好自主健康管理者、想要增加額外收入者、想要擁有自己的事業者	
聽到些什麼？ （周邊的人怎麼說） ‧許多名人突然猝死的消息頻傳。 ‧癌症、心血管疾病、糖尿病威脅全人類。 ‧每年做體檢還是逃離不開癌症、慢性病的風險。 ‧跨境電商趨勢，有網路就不要走馬路。	**看到些什麼？** （行爲／事物／環境／產品） ‧上班族普遍薪資低，經濟拮据。 ‧工作常加班／工時長、工作壓力大。 ‧退休金不夠養老，需繼續工作。 ‧現代人生活飲食習慣不正常、營養不均衡。 ‧穿戴式裝置越來越普遍。
說或做些什麼？ （公開場合的態度／表現／對他人的行爲） ‧創業需要龐大的資金且失敗率很高。 ‧均衡飲食就不需要額外補充營養保健品。 ‧擔心體態不佳、肥胖、老化、疾病問題。 ‧健康是最大的財富。 ‧現代人都吃太多甜食。	**想法與感受？** （想法／態度／立場／觀點） ‧一般營養保健品的效果不明顯。 ‧服用的營養保健品不知道是否適合我？ ‧想要做好預防保健讓身體更健康。 ‧飲食不正常、沒有規律運動的習慣。 ‧大數據、精準醫療、預防醫學是未來趨勢。
有什麼痛苦？ （恐懼／挫折／障礙／煩惱／擔憂） ‧擔心體態不佳、肥胖、老化、疾病問題。 ‧工作常加班、工時長、工作壓力大。	**想獲得些什麼？** （期待／需要／成就／利益） ‧想要擁有健康的身體。 ‧想要增加額外收入，提早退休。

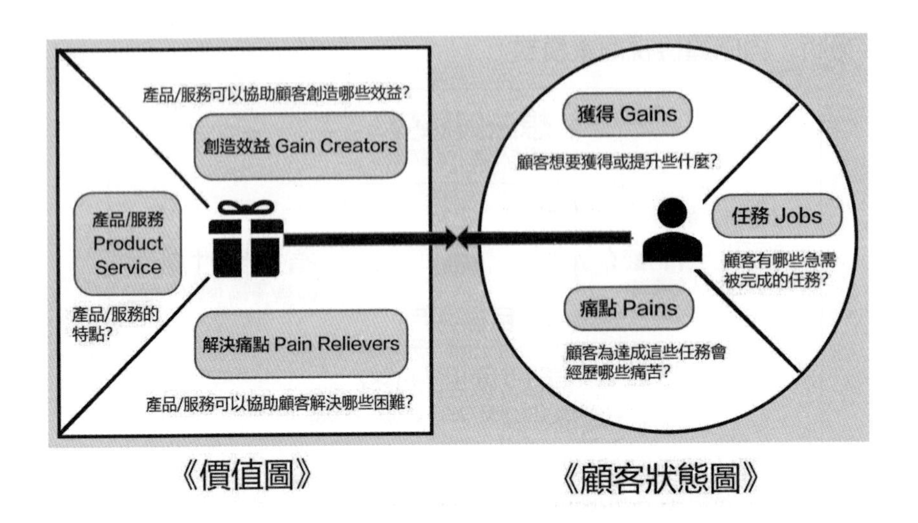

《價值圖》 《顧客狀態圖》

價值主張圖	
價值地圖	顧客狀態圖
產品服務： （產品／服務的特點） ．如人體儀表板般的智能穿戴手錶，即時顯示身體狀況，搭配客製化保健食品來補充身體所需。 ．參與智能科技事業，掌握趨勢商機，透過網路把生意做到全世界。	**任務：** （顧客有哪些急需被完成的任務） ．有效做好自主健康管理。 ．想要擁有自己的事業。
解決痛點： （產品／服務可以協助顧客解決哪些困難） ．智能科技解決方案，做好自我健康管理。 ．規律生活作息、運動習慣搭配專屬客製化保健食品，讓自己維持健康。	**痛點：** （顧客爲達成這些任務會經歷哪些痛苦） ．擔心體態不佳、肥胖、老化、疾病問題。 ．生活、工作壓力大。
創造效益： （產品／服務可以協助顧客創造哪些效益） ．智能科技解決方案，健康不再只是憑感覺。 ．會員分享經濟／健康數據回饋／科技電商全球加盟分潤機制。	**獲得：** （顧客想要獲得或提升些什麼） ．擁有健康的身體。 ．想要增加額外收入，提早退休。

練習：回頭檢視商業模式

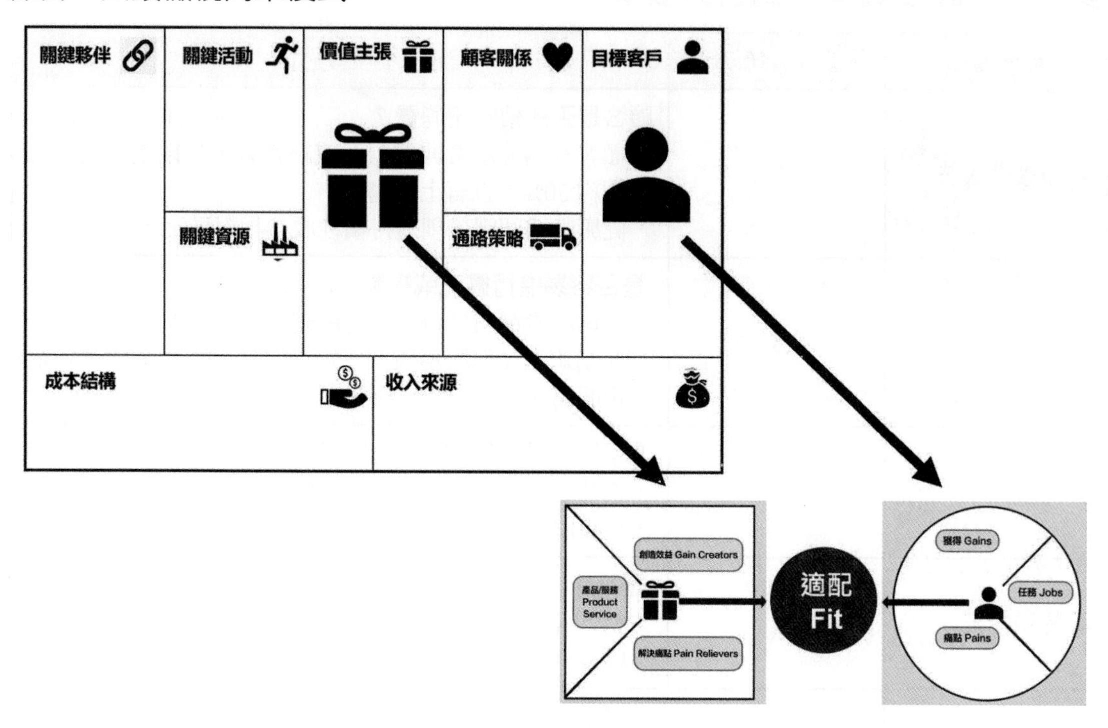

【商業模式需要調整之處】

步驟三：評估商業模式七大要點

評估要點	分數（1-10 分）	評估分析
1. 重複性收益	7	顧客是否持續回流消費？ ‧顧客多為使用者非加盟商或經營者，長期重複消費比例約 30%，且有上升趨勢。 ‧健康數據回饋，創造持續性收益相對穩定。
2. 易規模化	8	是否容易進行擴充或複製？ ‧全球跨境電商平台，容易擴充市場規模。 ‧此創新產品與服務模式，需配合當地法規，提供在地化服務。
3. 轉換成本	9	顧客跳槽到別家公司的難易程度如何？ ‧獨特的加盟分潤與數據回饋機制，顧客不易轉換。 ‧獨特的產品規格與優勢，顧客黏著度、忠誠度高。
4. 先賺後花	4	是否能在投資前就先獲利？ ‧初期建置成本很高，要生產產品並提供相關服務後，顧客才會付費購買。
5. 改變成本結構	5	是否比競爭對手更具有成本競爭力？ ‧透過關鍵夥伴的自動化量產以節省成本。 ‧其它取得成本較競爭者無特別優勢。
6. 被取代性低	9	是否容易被取代或被複製？ ‧系統化的解決方案，掌握關鍵專利技術，進入門檻高，競爭者不容易複製。 ‧產品獨特，競爭者取代程度低。
7. 借力使力	8	是否容易借合作夥伴之手來達成目的？ ‧在美國 OTC 掛牌，獨特商業模式與產品服務可吸引投資者投入資金。 ‧與頂尖研究單位與代工廠商做策略聯盟，加速產品創新研發。

⬆ 最高分：10 分
⬇ 最低分：1 分

【延伸思考商業模式的機會點】

智能科技公司 商業模式

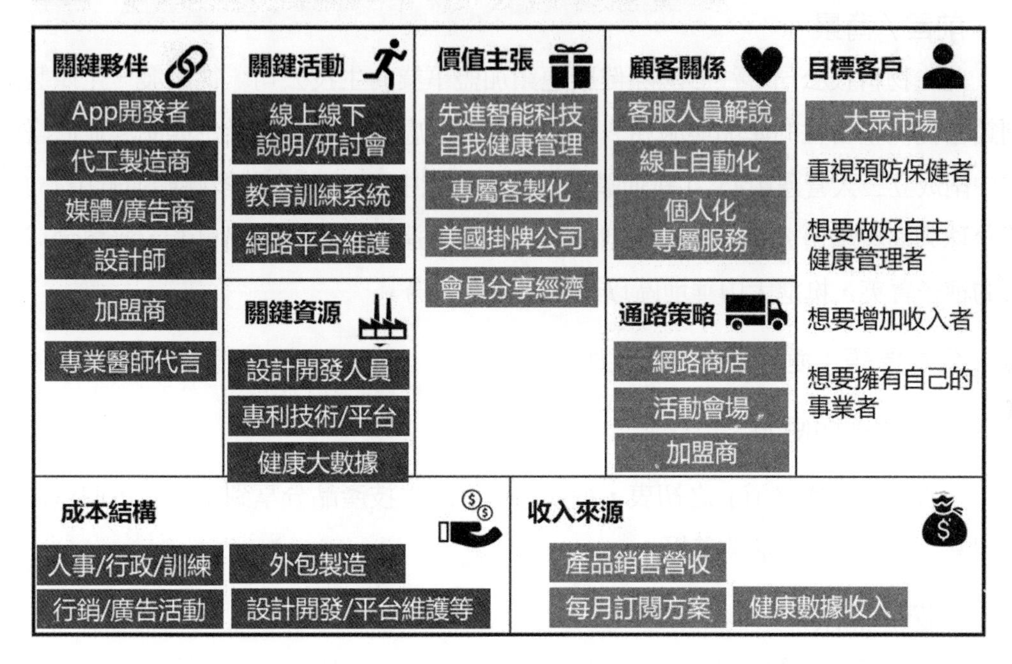

【延伸思考商業模式的機會點】

案例三：生物科技公司商業模式

一、前言／背景：

此生物科技公司專注於國際健康連鎖加盟事業的生技公司，從研發、生產製造到銷售提供整合性的產品與服務，打造線上線下虛實整合的創業生態圈，並於臺灣北中南成立三大營運中心：「新連鎖加盟戰略研究中心」、「全球多媒體運營中心」、「全球先進科學研究中心」。並創立「中華國際連鎖加盟育成協會」，培育全球創業的種子菁英，挺進大中華地區以及東盟各國市場。

二、公司標語：愛、關懷、生命力。

三、經營理念與使命：

「善德信、盛之道」之初衷，把臺灣最好的生技產品分享到全世界，期望世人「用愛・享受健康生活的美好」。

四、問題／需求：

隨著醫療技術的進步，國人的壽命不斷的延長，但「不健康餘命、老齡化、長照」所衍生的問題與需求特別值得關注。長壽的眞義，不應該是單純追求「活得久」，而是要「活得好」。要減少罹患疾病活得健康，就要做好自我保健，因爲「保健等於預防，預防勝於治療」，擁有健康的人生，長壽才有意義。

國人平均壽命數據參考出處：

https://ctee.com.tw/news/policy/314008.html

五、解決方案：

結合國內外頂尖專家、藥廠組成研發團隊，針對國人易罹患的疾病，推出一系列優質的生技產品（含藥品與保健食品）。

關鍵字：不健康餘命、老齡化、長照、預防保健、連鎖加盟。

步驟一：建立商業模式圖原型

九大要素	思考問題	商業模式
1. 目標客戶	你要幫助哪些人？	**大眾市場** 1. 重視預防保健者。 2. 想增加額外收入者。 3. 想要低成本創業者。
2. 價值主張	你幫助顧客解決哪些問題？	1. 改善常見健康問題。 2. 提供專業諮詢，貼近個人化需求。 3. 低成本、高投報率的創業模式。
3. 通路策略	顧客如何找到你？	1. 活動會場／聚會。 2. 經由親友推薦／口碑。 3. 公司官網／ FB 粉絲專頁／ Line 生活圈。
4. 顧客關係	你如何與顧客互動？	1. 藥師及營養師的專業講座與諮詢。 2. 個人化專屬諮詢服務。 3. 線上自動化諮詢服務。
5. 收入來源	有哪些收入來源？	1. 產品銷售收入。 2. 一次性入會費收入。 3. 電商平台服務費收入。
6. 關鍵資源	你有什麼重要資源？	1. 頂尖研發團隊。 2. 全球電子商務系統。 3. 獨特專利技術。
7. 關鍵活動	你主要做哪些事？	1. 線上線下說明會。 2. 專家講座。 3. 網路平台維護。 4. 產品與事業說明會。 5. 研發優良藥品與保健食品。
8. 關鍵夥伴	誰能幫助你？	1. 保險公司。 2. 加盟經銷商。 3. 代工 GMP 藥廠。 4. 生技專家學者代言。
9. 成本結構	你要付出哪些費用？	1. 辦公室／車輛租金。 2. 外包代工生產費。 3. 人事／行政／訓練費用。 4. 行銷／廣告／活動費。 5. 研發／管銷費用。 6. 裝潢／平台維護費等。

步驟二：商業模式的二大分析

1. SWOT 分析

	正面	負面
內部能力	優勢 Strengths	劣勢 Weaknesses
外部環境	機會 Opportunities	威脅 Threats

S.W.	思考問題	內部能力
優勢	1. 你擅長什麼？ 2. 什麼是別人比不上的？ 3. 顧客爲何找你？ 4. 最近因何成功？	・頂尖的研發團隊。 ・產品回購率高，口碑佳。 ・經銷制度透明，獲利性佳。 ・創立 18 年，產品 0 消費糾紛。 ・全球電子商務系統易操作。 ・提供兼職或專職的低門檻創業機會。
劣勢	1. 你什麼事做不來？ 2. 別人什麼比我們好？ 3. 顧客爲何不找你？ 4. 最近因何失敗？	・公司與品牌知名度有待提升。 ・資本運作不及許多外商企業。
O.T.	**思考問題**	**外部環境**
機會	1. 外在環境 / 市場有什麼機會？ 2. 可以提供什麼新的產品（或服務）？ 3. 可以吸引哪些新的顧客？ 4. 如何與眾不同？ 5. 組織未來中、長期的發展？ 6. 政治與法律、經濟、社會和文化、技術（PEST）等因素的機會？	・人口老齡化問題帶動保健需求與日俱增。 ・電商會員分享經濟已成爲趨勢潮流，市場成長快速。
威脅	1. 有什麼外在環境 / 市場會傷害組織？ 2. 來自競爭者有什麼威脅？ 3. 無法滿足顧客哪些需求？ 4. 哪些事情可能會威脅組織的生存？ 5. 政治與法律、經濟、社會和文化、技術（PEST）等因素的威脅？	・許多外商或財團投入生技產業，營養保健品選擇性多，市場競爭日益激烈。 ・消費者對預防保健觀念仍有待教育。 ・許多廠商誇大療效，造成消費者對組織行銷的負面印象。 ・政府對組織行銷行業不友善，造成業者經營困擾。

練習：SWOT 交叉分析形成四種策略

內部能力 ╲ 外部環境	Strengths (優勢) S	Weaknesses (劣勢) W
Opportunities (機會) O	SO (優勢 + 機會) 發揮優勢 / 掌握機會 積極進攻	WO (劣勢 + 機會) 彌補劣勢 / 掌握機會 強化弱點
Threats (威脅) T	ST (優勢 + 威脅) 發揮優勢 / 避免威脅 創造差異化	WT (劣勢 + 威脅) 彌補劣勢 / 避免威脅 防守或撤退

1. 優勢 + 機會（SO）策略	透過舉辦實體講座、社群媒體等行銷活動來推廣，提升民眾對「不健康餘命、老齡化、長照」的重視，再引導回產品的優越性與經銷制度的優勢，並簡化行銷與經銷商話術，掌握「簡單、好複製」的原則。
2. 劣勢 + 機會（WO）策略	藉由市場同性質公司合併計畫，除可快速增加產品線外，並可降低營運固定成本，提高獲利機會，並藉由邀請協力廠商入股的方式，整合上下游並且強化營運資本。
3. 優勢 + 威脅（ST）策略	強調產品的獨特性，與同業做出區隔化，並提供優渥獎勵制度鼓勵加盟經銷。
4. 劣勢 + 威脅（WT）策略	定期舉辦專家研討會，邀請具專業學術背景的專家與會分享，提升品牌的專業形象與知名度。

【其他建議策略方向】

練習：回頭檢視商業模式

內部能力 / 外部環境	Strengths (優勢) S	Weaknesses (劣勢) W
Opportunities (機會) O	SO (優勢 + 機會) 發揮優勢 / 掌握機會	WO (劣勢 + 機會) 彌補劣勢 / 掌握機會
Threats (威脅) T	ST (優勢 + 威脅) 發揮優勢 / 避免威脅	WT (劣勢 + 威脅) 彌補劣勢 / 避免威脅

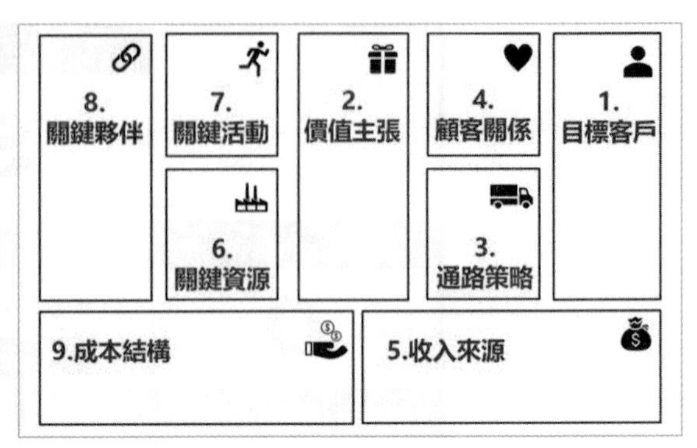

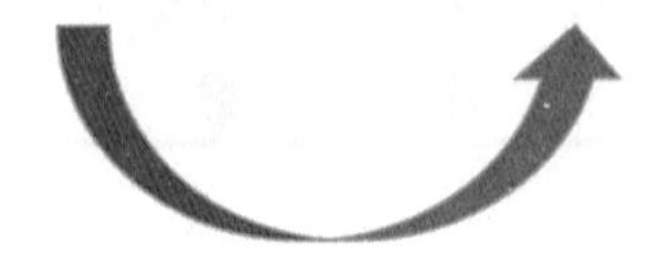

【商業模式需要調整之處】

2. 價值主張分析，再回頭檢視商業模式

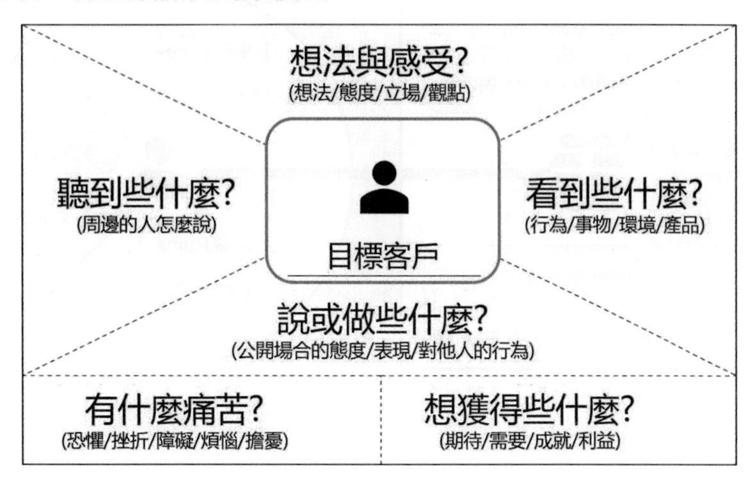

<table>
<tr><th colspan="2">同理心地圖</th></tr>
<tr><td colspan="2">目標客戶：大眾市場
重視預防保健者、想增加額外收入者、想要創業又擔心有資金風險者。</td></tr>
<tr><td>聽到些什麼？
（周邊的人怎麼說）
．對從事組織行銷的親友存有戒心。
．對組織行銷行業存有偏見。
．想要追求財富自由。</td><td>看到些什麼？
（行爲／事物／環境／產品）
• 覺得組織行銷都是一群瘋狂的人。
• 覺得組織行銷產品價格太高。
• 工作壓力過大，又害怕失業。</td></tr>
<tr><td>說或做些什麼？
（公開場合的態度／表現／對他人的行爲）
．缺乏概念預防保健觀念。
．怕生病造成家人負擔。
．飲食不正常、沒有規律運動的習慣。</td><td>想法與感受？
（想法／態度／立場／觀點）
• 想要做好預防保健讓身體更健康。
• 仿間的保健食品琳琅滿目，不知如何選擇。</td></tr>
<tr><td>有什麼痛苦？
（恐懼／挫折／障礙／煩惱／擔憂）
．仿間的保健食品琳琅滿目，不知如何選擇。
．想要增加收入，又怕受騙上當。</td><td>想獲得些什麼？
（期待／需要／成就／利益）
• 想要做好預防保健讓身體更健康。
• 想要有永續穩定收入，過健康自在的生活。</td></tr>
</table>

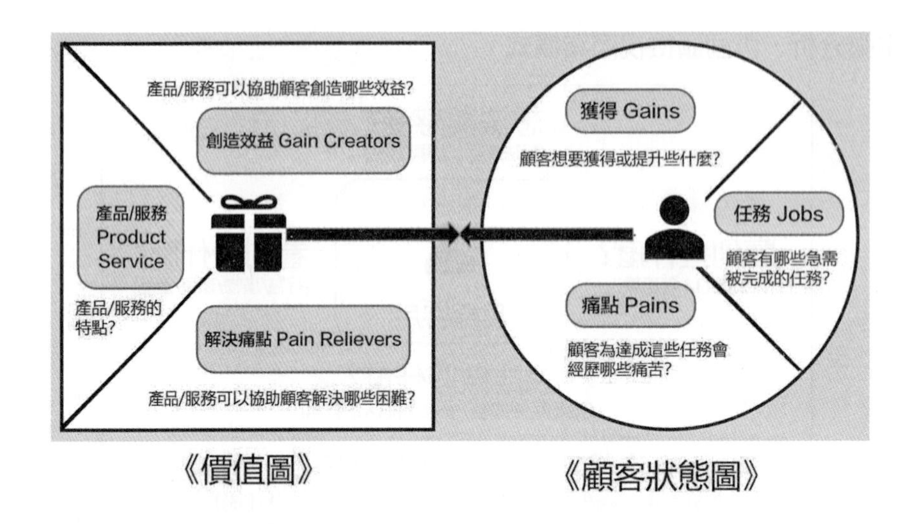

《價值圖》　　《顧客狀態圖》

價值主張圖	
價值地圖	顧客狀態圖
產品服務： （產品／服務的特點） ・結合國內外頂尖研發團隊，針對國人易罹患的疾病，推出一系列優質的生技產品。 ・線上與線下完整的教育訓練規劃，以及遍布全台據點及亞洲分公司，讓經銷商市場無遠弗屆。	**任務：** （顧客有哪些急需被完成的任務） ・得到合適的健康改善支持方案。 ・無壓力增加額外收入的機會。
解決痛點： （產品／服務可以協助顧客解決哪些困難） ・專家諮詢與消費者的體驗，選擇適合自己的保健方式與保健產品。 ・累積 18 年的產品信譽與口碑，公開透明的經銷制度，讓健康與事業發展更有保障。	**痛點：** （顧客爲達成這些任務會經歷哪些痛苦） ・仿間的保健食品琳琅滿目，不知如何選擇。 ・想要增加收入，又怕受騙上當。
創造效益： （產品／服務可以協助顧客創造哪些效益） ・通過定期與不定期的健康講座，配合專家的諮詢服務，提升自己的健康意識。 ・會員分享經濟／電商全球加盟分潤機制。	**獲得：** （顧客想要獲得或提升些什麼） ・想要做好預防保健讓身體更健康。 ・想要有永續穩定收入，過健康自在的生活。

練習：回頭檢視商業模式

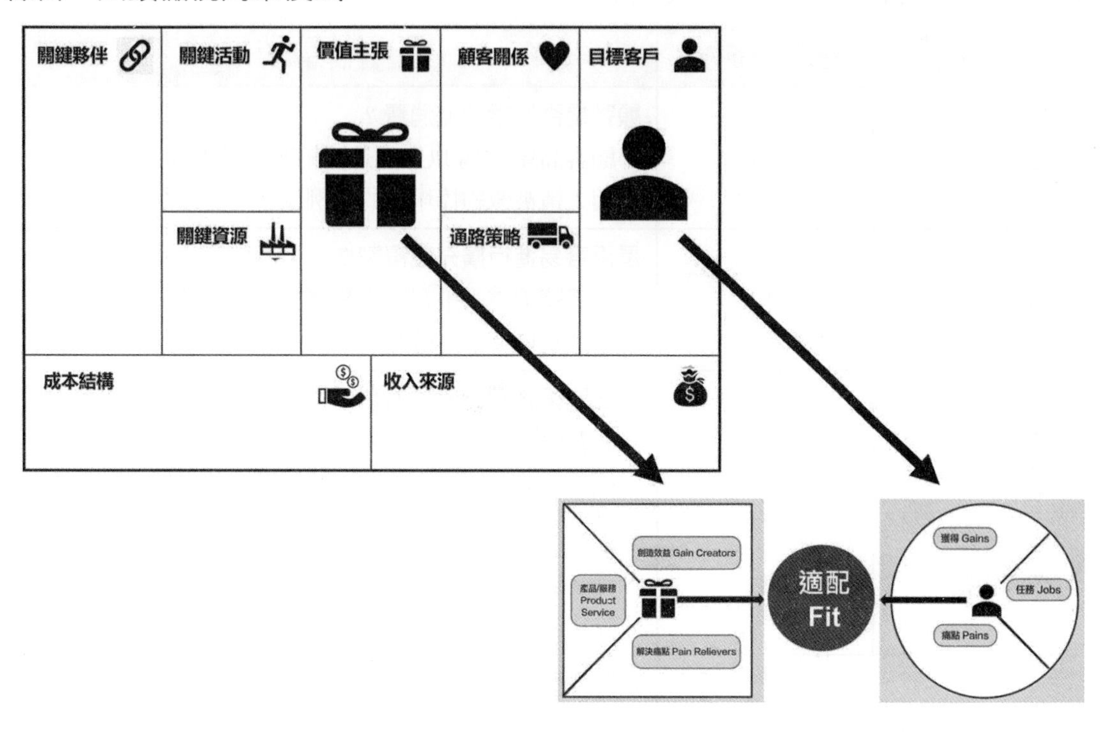

【商業模式需要調整之處】

步驟三：評估商業模式七大要點

評估要點	分數（1-10 分）	評估分析
1. 重複性收益	8	顧客是否持續回流消費？ ・顧客高達 75% 以上都是經銷商兼愛用者。 ・因人情被邀約捧場者的比例低。
2. 易規模化	8	是否容易進行擴充或複製？ ・全球跨境電商平台，容易擴充市場規模。 ・產品定位清晰，解說容易。
3. 轉換成本	8	顧客跳槽到別家公司的難易程度如何？ ・獨特的產品優勢，顧客黏著度高。 ・經銷加盟分潤機制，一旦建構顧客不易轉換。
4. 先賺後花	3	是否能在投資前就先獲利？ ・產品研發生產、各種系統建置、服務據點設立等投入才能讓經銷商及消費者信賴。
5. 改變成本結構	4	是否比競爭對手更具有成本競爭力？ ・由於投入研發，及堅持選用高等級原料，成本高於同業，需依賴擴大市場規模來分攤成本。
6. 被取代性低	7	是否容易被取代或被複製？ ・產品獨特，但市場上競爭者也很多。 ・自行開發電子商務系統，更貼近消費者需求。
7. 借力使力	8	是否容易借合作夥伴之手來達成目的？ ・與頂尖研究單位與代工藥廠商做策略聯盟，品質控管優於同業。

⬆ 最高分：10 分
⬇ 最低分：1 分

【延伸思考商業模式的機會點】

生物科技公司 商業模式

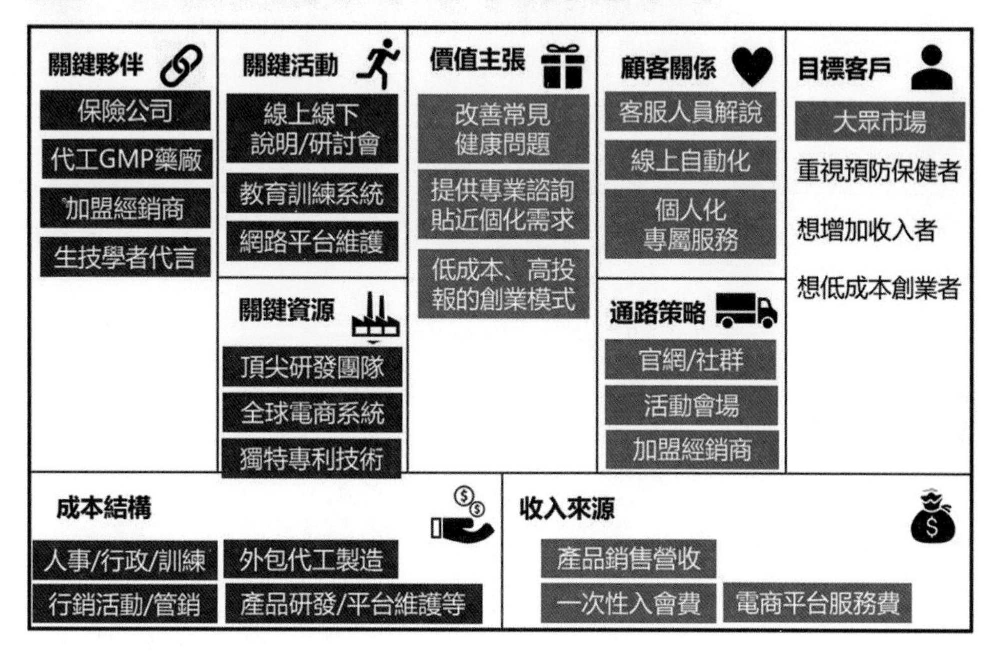

【延伸思考商業模式的機會點】

NOTE

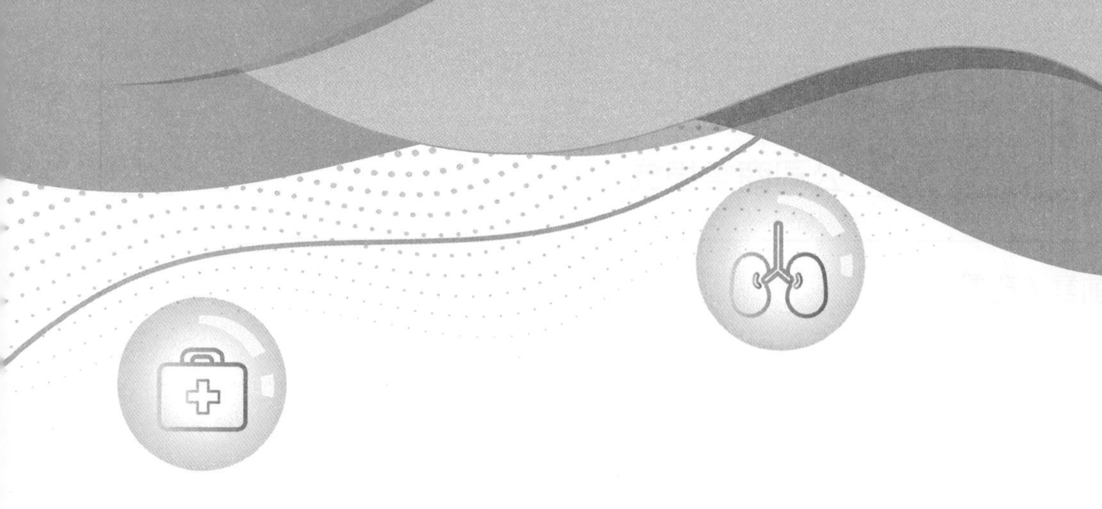

Chapter 11

建立屬於你的商業模式

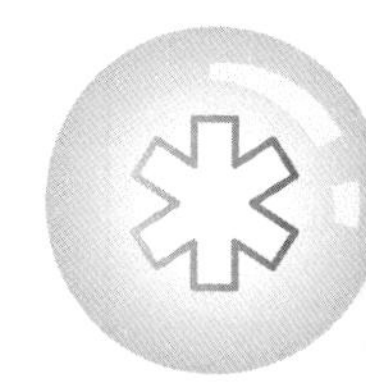

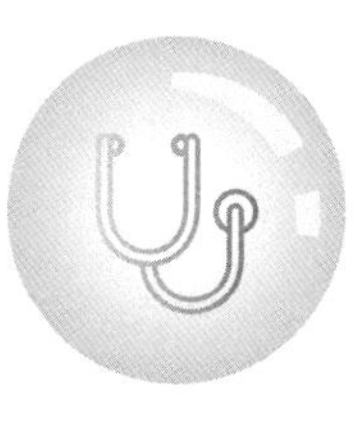

學習目標

1. 商業模式三步驟，建立屬於你的商業模式。
2. 思考商業模式需要調整之處。
3. 延伸思考商業模式的機會點。
4. 打造值得全力以赴的方向。

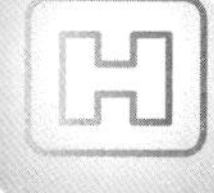

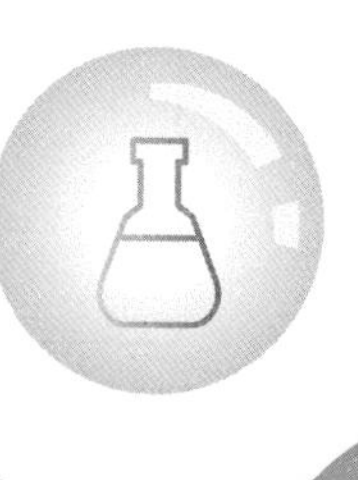

＿＿＿＿＿＿＿＿＿＿＿公司商業模式

一、前言／背景：

二、公司標語：

三、經營理念與使命：

四、問題／需求：

五、解決方案：

關鍵字：

步驟一：建立商業模式圖原型

九大要素	思考問題	商業模式
1. 目標客戶	你要幫助哪些人？	
2. 價值主張	你幫助顧客解決哪些問題？	
3. 通路策略	顧客如何找到你？	
4. 顧客關係	你如何與顧客互動？	
5. 收入來源	有哪些收入來源？	
6. 關鍵資源	你有什麼重要資源？	
7. 關鍵活動	你主要做哪些事？	
8. 關鍵夥伴	誰能幫助你？	
9. 成本結構	你要付出哪些費用？	

步驟二：商業模式的二大分析

1. SWOT 分析

	正面	負面
內部能力	優勢 Strengths	劣勢 Weaknesses
外部環境	機會 Opportunities	威脅 Threats

S.W.	思考問題	內部能力
優勢	1. 你擅長什麼？ 2. 什麼是別人比不上的？ 3. 顧客爲何找你？ 4. 最近因何成功？	
劣勢	1. 你什麼事做不來？ 2. 別人什麼比我們好？ 3. 顧客爲何不找你？ 4. 最近因何失敗？	
O.T.	**思考問題**	**外部環境**
機會	1. 外在環境 / 市場有什麼機會？ 2. 可以提供什麼新的產品（或服務）？ 3. 可以吸引哪些新的顧客？ 4. 如何與眾不同？ 5. 組織未來中、長期的發展？ 6. 政治與法律、經濟、社會和文化、技術（PEST）等因素的機會？	
威脅	1. 有什麼外在環境 / 市場會傷害組織？ 2. 來自競爭者有什麼威脅？ 3. 無法滿足顧客哪些需求？ 4. 哪些事情可能會威脅組織的生存？ 5. 政治與法律、經濟、社會和文化、技術（PEST）等因素的威脅？	

練習：SWOT 交叉分析形成四種策略

內部能力 ／ 外部環境	Strengths (優勢) S	Weaknesses (劣勢) W
Opportunities (機會) O	SO (優勢 + 機會) 發揮優勢 / 掌握機會 積極進攻	WO (劣勢 + 機會) 彌補劣勢 / 掌握機會 強化弱點
Threats (威脅) T	ST (優勢 + 威脅) 發揮優勢 / 避免威脅 創造差異化	WT (劣勢 + 威脅) 彌補劣勢 / 避免威脅 防守或撤退

1. 優勢 **+** 機會（**SO**）策略	
2. 劣勢 **+** 機會（**WO**）策略	
3. 優勢 **+** 威脅（**ST**）策略	
4. 劣勢 **+** 威脅（**WT**）策略	

【其他建議策略方向】

練習：回頭檢視商業模式

內部能力 / 外部環境	Strengths (優勢) S	Weaknesses (劣勢) W
Opportunities (機會) O	SO (優勢 + 機會) 發揮優勢 / 掌握機會	WO (劣勢 + 機會) 彌補劣勢 / 掌握機會
Threats (威脅) T	ST (優勢 + 威脅) 發揮優勢 / 避免威脅	WT (劣勢 + 威脅) 彌補劣勢 / 避免威脅

8. 關鍵夥伴	7. 關鍵活動 / 6. 關鍵資源	2. 價值主張	4. 顧客關係 / 3. 通路策略	1. 目標客戶
9.成本結構			5.收入來源	

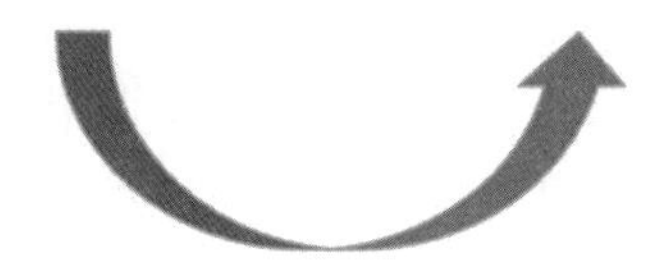

【商業模式需要調整之處】

2. 價值主張分析，再回頭檢視商業模式

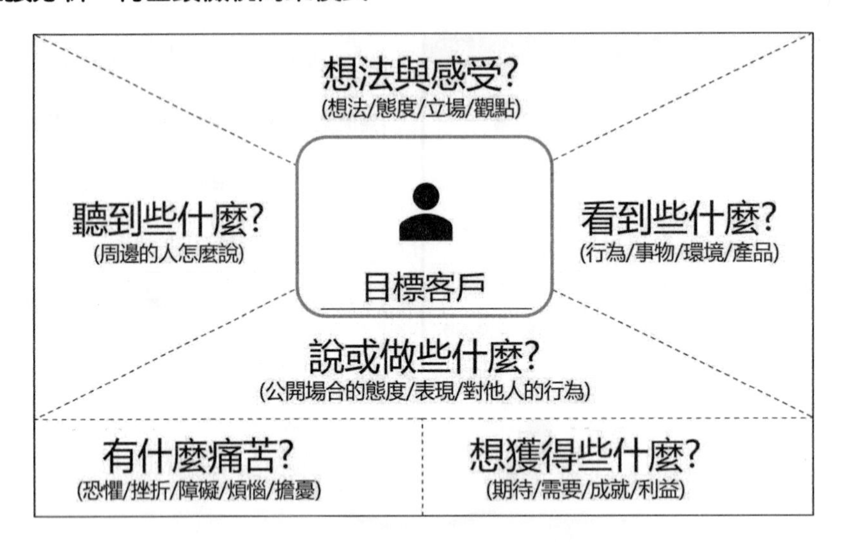

同理心地圖	
目標客戶：	
聽到些什麼？ （周邊的人怎麼說）	看到些什麼？ （行爲／事物／環境／產品）
說或做些什麼？ （公開場合的態度／表現／對他人的行爲）	想法與感受？ （想法／態度／立場／觀點）
有什麼痛苦？ （恐懼／挫折／障礙／煩惱／擔憂）	想獲得些什麼？ （期待／需要／成就／利益）

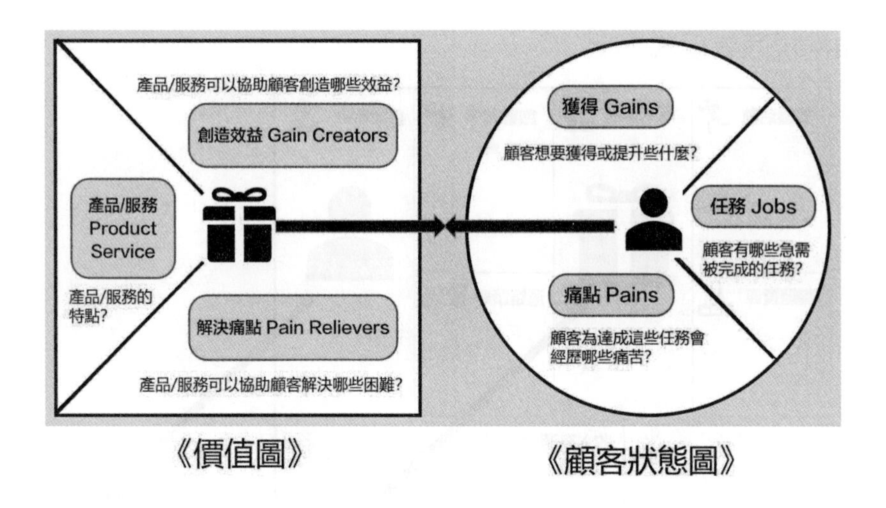

《價值圖》　《顧客狀態圖》

價值主張圖	
價值地圖	顧客狀態圖
產品服務： （產品／服務的特點）	**任務：** （顧客有哪些急需被完成的任務）
解決痛點： （產品／服務可以協助顧客解決哪些困難）	**痛點：** （顧客爲達成這些任務會經歷哪些痛苦）
創造效益： （產品／服務可以協助顧客創造哪些效益）	**獲得：** （顧客想要獲得或提升些什麼）

練習：回頭檢視商業模式

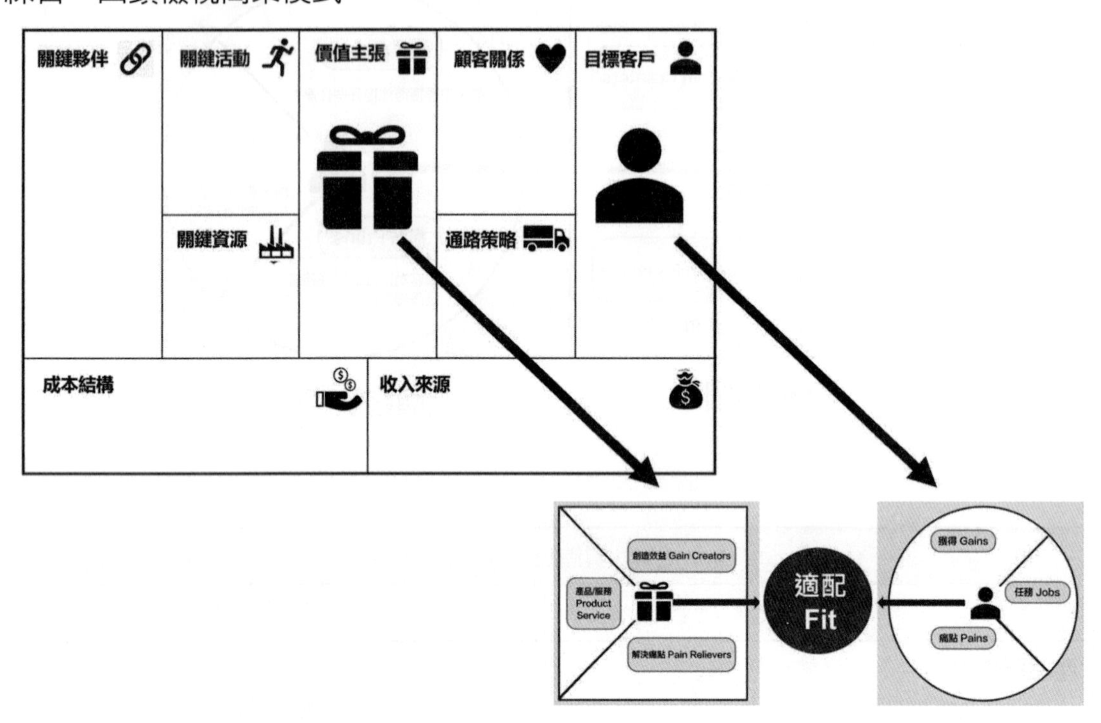

【商業模式需要調整之處】

步驟三：評估商業模式七大要點

評估要點	分數（1-10 分）	評估分析
1. 重複性收益		顧客是否持續回流消費？ ‧ ‧
2. 易規模化		是否容易進行擴充或複製？ ‧ ‧
3. 轉換成本		顧客跳槽到別家公司的難易程度如何？ ‧ ‧
4. 先賺後花		是否能在投資前就先獲利？ ‧ ‧
5. 改變成本結構		是否比競爭對手更具有成本競爭力？ ‧ ‧
6. 被取代性低		是否容易被取代或被複製？ ‧ ‧
7. 借力使力		是否容易借合作夥伴之手來達成目的？ ‧ ‧

↑ 最高分：10 分

↓ 最低分：1 分

【延伸思考商業模式的機會點】

最後整體檢視你的商業模式

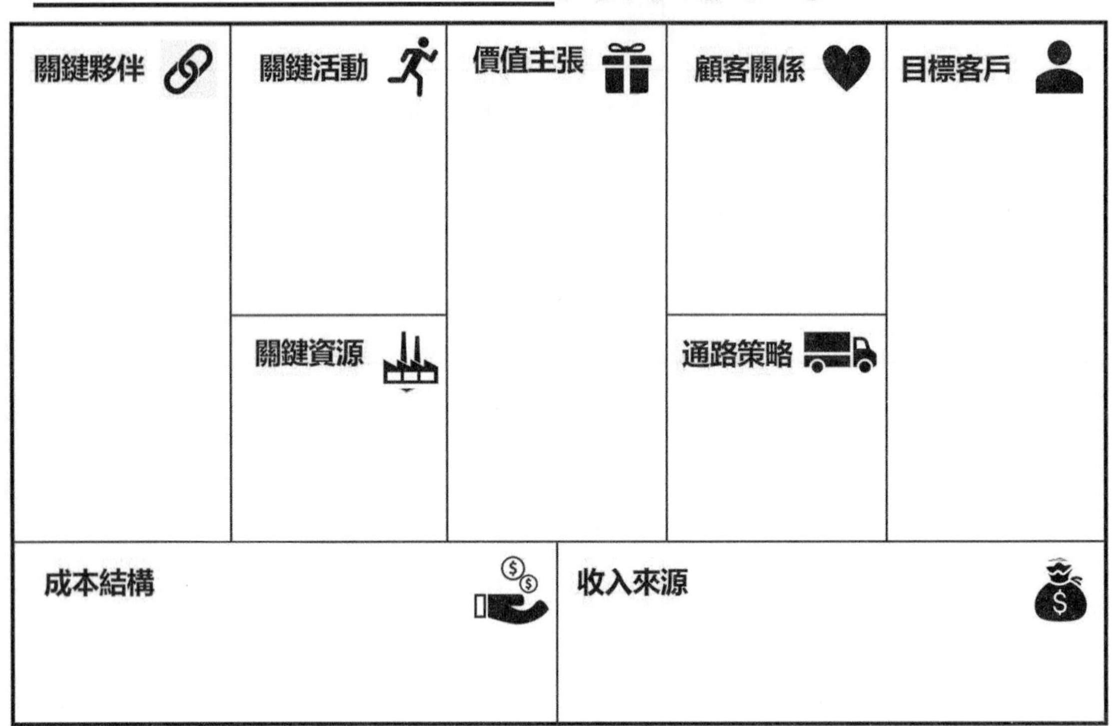

【延伸思考商業模式的機會點】

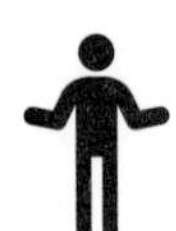
素描你的商業模式

Establish 建立 》 Exam 檢視 》 Evaluate 評估 執行商業模式

九大要素	二大分析	七大要點
1.目標客戶	1.強弱危機	1.重複收益
2.價值主張	2.價值主張	2.易規模化
3.通路策略		3.轉換成本
4.顧客關係		4.先賺後花
5.收入來源		5.成本結構
6.關鍵資源		6.被取代性
7.關鍵活動		7.借力使力
8.關鍵夥伴		
9.成本結構		

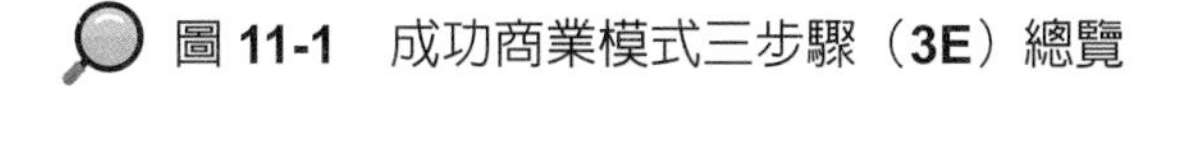

圖 **11-1** 成功商業模式三步驟（**3E**）總覽

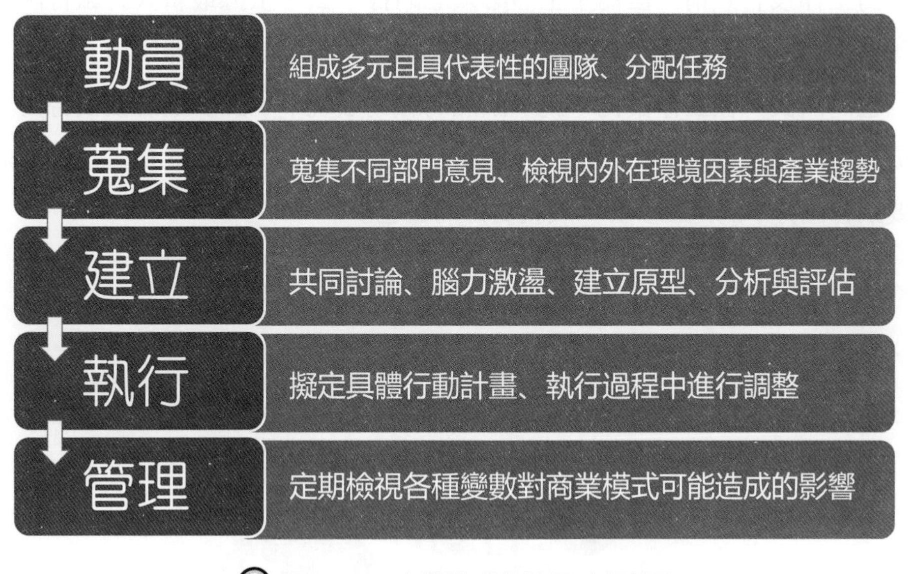

圖 **11-2** 商業模式的管理流程總覽

特別分享：找到方向，成就更好的自己

你是否覺得：

對工作缺乏熱情，無法發揮自己所長？

很想要改變自己，但不知道從何做起？

努力工作與學習，但成果卻不如預期？

你認爲人生的「方向」比較重要還是「努力」比較重要？這是一個見仁見智的問題，如果只有方向都不努力採取行動，也只是紙上談兵，不會有結果。如果沒有方向只是一昧的努力，就像是無頭蒼蠅一樣只是窮忙，不會有所成就。因此，在還沒找到人生方向之前要先努力找到方向，有了明確的方向之後要努力採取行動，才能有效地成就更好的自己。

根據全球知名調查公司蓋洛普（Gallup）的研究報告顯示，有七成的人不喜歡自己的工作，對工作沒有熱情，但爲了生活必須忍耐撐下去。根據最新人力銀行調查顯示，臺灣將近七成的上班族認爲，目前工作跟自己就讀的科系是「學非所用」，在工作上無法發揮自己的所長。在工作繁忙、競爭激烈的職場環境下，許多上班族很努力工作與學習，但成果卻不如自己的預期。在這樣的情況下，應該如何做才能讓自己更有成就呢？在此我要跟各位分享的是三步驟「成就更好的自己」。

步驟一：找到值得全力以赴的「方向」

步驟二：設定明確的「目標」

步驟三：積極採取「行動」

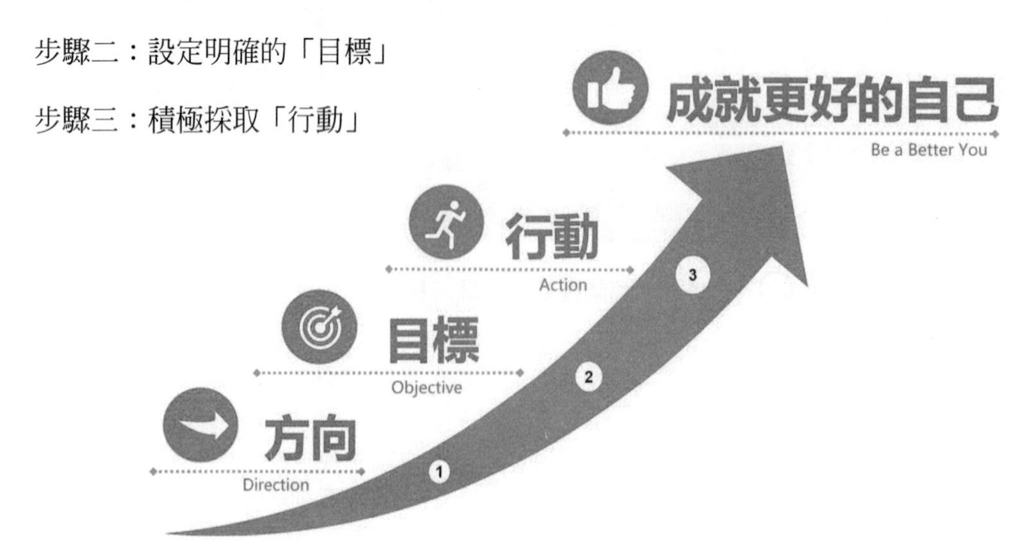

（一）找到值得全力以赴的「方向」

聖嚴法師說：「只要找到路，不怕路遙遠」，勤奮的雙腳要走在正確的道路上，在錯誤的道路上奔跑也沒有用，因爲方向不對努力白費，方向對了遲早都會到達目的。現在你站在什麼地方不重要，重要的是你要往哪個方向移動。找到好的「人生方向」，就好比企業成功獲利的關鍵是要找到好的「策略方向」一樣重要。產品要定位，因爲沒有定位就沒有地位，人生也要定位，定位好自己的努力方向，人生才能有所成就。只有你最了解自己的優缺點，人生方向是由自己決定，別人的建議都只是參考，走自己選擇的路對自己的人生也更有責任感、更有動力。結合「興趣」、「專長」與「價值」的共同交集，找到值得全力以赴的「方向」。

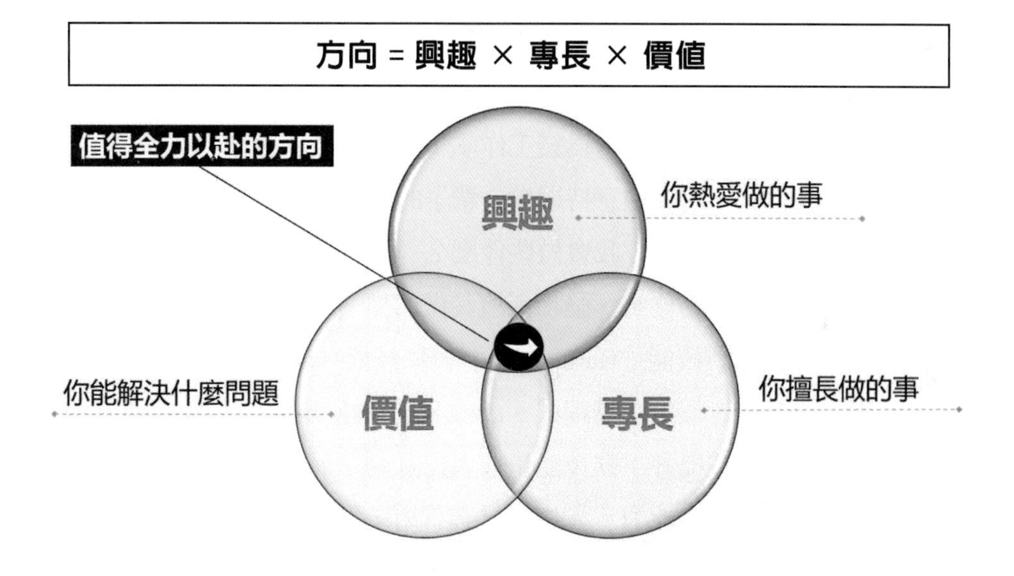

1. **興趣（Interest）**：是你的熱情、熱愛做的事。前蘋果公司執行長 賈伯斯（Steve Jobs）說：「工作會佔據你人生大部分的時間，如果你還沒找到你想做的事就繼續找，千萬別屈就於自己不喜歡的事」。別把生命浪費在不值得的事情上，「只有熱愛你的工作，你才能做出偉大的工作」，大多成功人士都對他們所做的工作有熱情，把解決問題當成是在享受工作。爲無趣的事努力叫壓力，爲所愛的事努力叫「熱情」。可以透過回顧「過去」、檢視「現在」與展望「未來」三個方向來思考自己的興趣熱情所在：

   (1) **回顧過去**：曾經做了哪些工作是讓你覺得很開心、你會感到很投入時間過得很快、不需要給你錢你也會很樂意做？你有沒有欣賞的人物？爲什麼？將這些事情記錄下來，因爲它們很可能跟你的興趣有高度相關性。

(2) 檢視現在：試著從目前的工作中尋找樂趣，對工作沒興趣可能是你還不夠投入或只是某些環境的因素所造成，如主管、團隊、資源等。排除這些外在因素的影響，有哪些事情對你而言仍是感興趣的？

(3) 展望未來：可以用「以終為始」的方式來思考，你想成為什麼樣的人，這對你的人生意義是什麼？這樣的使命感可能會激起你的熱情。

無論你是因為興趣或使命感去選擇熱愛的工作，或者從工作中去尋找興趣都很好，重點是你對工作有熱情、有動力，並且可以堅持下去。產生熱情的因素因人而異，有些人是因為被鼓勵或被表揚所產生的熱情，有些人是因為主管的提攜或指導所產生的熱情，有些人是因為工作的價值或意義所產生的熱情。儘量不要為了生存而勉強自己去做不喜歡的工作，對工作沒有熱情，你很容易就會放棄。關於「興趣」，你可以問自己下列三個問題：

- 如果我已經財富自由，再也不用為錢工作了，我會做些什麼？
- 有什麼事情是我樂此不疲，願意持續做一輩子的？
- 如果我只剩下三個月的生命，我會做些什麼？

2. **專長（Expertise）**：是你的優勢、強項或擅長做的事（不一定是喜歡做的事）。專長是指專業的能力，包括硬技能（Hard Skills）與軟技能（Soft Skills）。硬技能是指專業知識或技術，如英文、行銷、寫程式、法律、打字速度等「專業性」的能力，這些能力只要透過學習都可以提升；軟技能是像人際互動、溝通協調、團隊合作、解決問題、領導力等「經驗性」的能力。天生我材必有用，每個人都有自己的強項，可以是那些你所具有的天賦，只要做小小努力就有大大收穫的事情；也可以是透過後天的努力而發展成為強項。專注在發揮你的強項才能夠事半功倍，更有效率達成目標。「專家才是贏家」，任何行業都是內行專業的人才能有所成就。有成就的人經常是專注於發展強項，而非成為萬能。關於「專長」，你可以問自己以下三個問題：

- 在工作、生活、交際、休閒中，我經常被別人稱讚的是什麼？
- 列出三項我曾經解決過的重大問題或完成的重大成就？
- 哪些專業能力幫助我達成這些成就？（思考方向：職位、證照、證書、得獎紀錄、成功事蹟、著作等）

3. **價值（Value）**：是你可以幫助別人解決什麼問題？在職場上講求團隊合作，工作的意義不是要贏過別人，而是為別人創造價值。多幫助別人你會獲得別人的尊重，別人也會覺得你很有價值！因此，只要換個「利他」的心態，你就會找到自己的工作價值。對顧客也是一樣，你可以爲顧客解決問題，提供有「價值」的產品或服務，也就是顧客願意付錢請你做的事，可以幫助企業創造獲利。如果你能用越少的成本、在越短的時間、用越簡單的方式，幫助越多人解決問題、滿足需求，你的價值就會越高。找到工作的價值，自己也會展現出對工作的熱情。關於提供給顧客的「價值」，你可以問自己下列三個問題：

- 我主要幫助哪些人、誰會付錢（Who）？
- 我所提供的價值可以讓這些人得到什麼好處（What）？
- 我是如何辦到的（How）？

結合以上「興趣」、「專長」與「價值」的共同交集，找到值得全力以赴的「方向」。也就是接受自己的不完美，專注在自己有熱情、擅長的事情上，並且抱持著「利他」的心態，爲他人創造價值，找到屬於自己的人生方向。或許目前你對這些問題的答案覺得模糊，但你可以透過不斷探索、嘗試而變得更加清晰，這樣人生藍圖才能走得更遠、走得更穩。

（二）設定明確的「目標」

美國哈佛大學有一項著名的研究關於「目標」對人生的影響。對象是一群智力、學歷、環境等條件差不多的年輕人，追蹤 25 年的調查結果發現：其中 3% 的人有「長期且明確的目標」，25 年來幾乎不曾更改過自己的目標，朝著同一「人生方向」前進努力不懈。後來，這些人幾乎都成爲各個領域的頂尖成功人士。10% 的人有「短期且明確的目標」，25 年來那些短期目標不斷被達成，這些人大都小有成就，成爲各行各業的專業人士，如：醫生、律師、高級工程師、高階主管等。其中占 60% 的「目標模糊」的人，幾乎都生活在社會的中下層面，他們雖能安穩地生活與工作，但都沒有特別的成就。其餘 27%「沒有目標」的人，他們幾乎都生活在社會的底層，生活過得不如意，常常失業，靠社會救濟，並且經常抱怨別人，抱怨社會，抱怨沒有機會。從哈佛的研究報告可以看出設定「明確目標」對人生的重要性。沒有目標，人就不會努力且容易覺得無聊、變得懶散，因爲不知道自己爲什麼要努力。就好像開車，如果沒有明確的目標要去哪裡，也沒有開快的必要，反正你也不趕著去哪裡。這樣沒有目標的生活，再努力也是白費力，既浪費時間，也浪費資源。所以，當你不知道自己當下該做什麼好時，就爲自己定一個明確目標來驅動你前進，然後努力實現它。

目標的制定必須是具體的，不能過於抽象或太模糊（如：想要財富自由、學會一項新技能、成爲一位好講師、要寫部落格等都不夠具體）。好的目標不能是輕易就可以達成的，而是有些挑戰性但透過努力、用正確的方法去做是可以實現的，但如果目標訂得太高不切實際，反而容易讓人喪失鬥志、半途而廢。另外，目標加上一個時間（Time），能讓你對於達成目標這件事更加重視、更有急迫性，爲自己設一個合理期限的目標，可用「周」、「月」、「季」或「年」來設定，但不要超過自己能力所能負荷的。爲了確保自己能掌握達成目標的進度，目標必須是有數字（Number）可以衡量的。在追求目標的過程可爲自己設下不同的里程碑（小目標），可以利用目標視覺化的方式經常提醒自己。人生要先有目標才會有策略，也就是要做正確的事，再把事情做正確。努力不如用對力，專注於明確目標，才不會窮忙一生。當你有明確的目標時，你就會把勤奮當作享受，也不易因過程中的雜音而改變。接著要爲各位介紹一個簡單有效設定目標的方法，就是利用 TVNN 原則來設定目標，並確保此目標是具體、可實現、可衡量的，如此可提高目標的達成率！ TVNN 四個元素包括：

T- Time（時間）

V- Verb（動詞）

N- Number（數字）

N- Noun（名詞）

T	V	N	N
Time 時間	Verb 動詞	Number 數字	Noun 名詞

例如：開始減肥（改爲）>> 在三個月內減少 10 公斤體重

T- Time（時間）：在三個月內

V- Verb（動詞）：減少

N- Number（數字）：10 公斤

N- Noun（名詞：體重

其它舉例：

(1) 投資賺大錢（改爲）>> 在 2022 年 • 獲得 20% 以上 • 投資收益

(2) 定期寫作（改爲）>> 每周 • 撰寫 • 行銷相關的文章 • 1 篇（一年 52 篇）

(3) 努力進修（改爲）>> 每月 • 參加 • 1 場 • 健康講座（一年 12 場）

(4) 增加財務知識（改爲）>> 在一年內 • 閱讀 • 24 本 • 財經書籍（每月 2 本）

(5) 製作 Youtube 影片（改爲）>> 在 10 周內 • 達成超過 1 萬人次 • Youtube 影片觀看

（三）積極採取「行動」

有了明確的目標之後，接著要擬定計劃並積極採取「行動」。由於每個人的時間有限，在有限的時間要創造更大的價值就要做「目標導向」的行動，例如：在三個月內舉辦 5 場演講會、年底前出版一本書籍、半年內製作 10 集線上課程、每月增加 10 位新客戶等。透過持續學習來提升專業能力，可以更有效地達成目標，無論是透過閱讀、聽演講、請教專家，最好是有目的性的學習，也就是知道自己爲了達成什麼目標而學習，而非漫無目的的學習。學習只是一個過程，重點在於要輸出，如果能用「教人」的方式來做輸出，除了能幫助別人學習之外，自己也可能因得到別人的回饋意見，而能更深入了解內容，且讓自己能印象深刻。可以試著舉辦讀書會、講座，自己擔任講師教導別人，說不定因此還可以擴展自己的人脈，認識志同道合的夥伴。學習任何專業知識技能，重點不是學會什麼，而是改變什麼。學習必須化爲行動，因爲行動才能改變。學了多少不是重點，用了多少才是重點。此外，行動過程中要評估自己的表現，適度獎勵自己的成功，並定期盤點這些目標與現實的落差，適度調整策略方法與行動計畫，以更有效達成目標，這些目標可能跟你的工作、健康、財富、家庭或夢想相關。你不需要很厲害才能開始，但你需要開始才能很厲害，用積極的行動來達成目標，持續累積成果讓自己成爲該領域的專家。

行動（Action）的重要思維：

- 接近成功人士讓他們影響你。
- 你交往的人決定你的結局與格局。
- 想到和得到中間有兩個字，「做到」。
- 學習讓你找到夢想，行動讓你實現夢想。
- 用實力來行銷自己，用行動來改變人生。
- 成功者相信決策固然重要，執行才是關鍵。
- 成功者：「全力以赴」，失敗者：「全力應付」。

- 所有的知識必須化爲行動，因爲行動才有力量。
- 你不必開始時就很棒，但你必須開始才能成爲很棒。
- 學習是爲了發掘你的潛能，行動是爲了發揮你的潛能。
- 舞台再大，自己不上台永遠是觀眾。能力再強，自己不行動只能看別人成功。
- 真正的人脈是吸引而來而不是找來的，要先提升自己，「花若芬芳，蝴蝶自來」。
- 當你把希望放在別人身上時，你會選擇等待，當你把希望放在自己身上時，你會選擇奔跑。
- 西遊記的啓示：朝目標前進幫手自然就會出現，要找到與你一起同行的人，你必須先上路。

堅持（Persistence）的重要思維：

- 你不必走得快，但一定要走得遠。
- 不是成功來得太慢，而是放棄得太快。
- 成大事不在於力量多少而在能堅持多久。
- 成功的秘訣在於堅持自已的目標和信念。
- 成功要像郵票那樣黏著不掉，直到抵達目的地。
- 勇氣不是有力氣堅持下去，而是沒力氣還堅持下去。
- 成功者相信，不一定會一路領先，但一定會堅持到底。
- 「堅持」是堅定地向其他東西說「No」，選擇「值得堅持的事」。
- 放棄就是最大的失敗，經歷許多磨難、委屈才知道什麼叫「堅持」。
- 人生是一場馬拉松，贏在起跑點不一定能跑到最後，要堅持到最後。

（四）成就更好的自己

微軟創辦人 比爾 · 蓋茲（Bill Gates）說：「心態，是影響個人成就最重要的關鍵」，雖然每個人的天賦不同，但仍可以抱持著持續學習、追求卓越的「成長心態」來改變人生。朝人生的方向前進，不是超越別人，而是超越自己，要求今天的自己要比昨天好，不需要跟他人比較。最後，要跟各位共同勉勵的是：找到值得全力以赴的「方向」就不怕挫折跟挑戰，設定明確的「目標」並積極採取「行動」，相信你一定可以成就更好的自己。

心態（Mindset）的重要思維：

- 停止抱怨，改變自己。
- 珍惜才能擁有，感恩才會長久。
- 想要改變命運，要先改變觀念。
- 人生沒有輸贏，不是得到就是學到。
- 成功的人看機會，失敗的人看困境。
- 你無法轉換天氣，但你可以轉換心情。
- 保持積極、主動與熱情是成功必備的條件。
- 有感恩的心會吸引更好的事物來到你身邊。
- 人們不僅聽你的說話，同時也感受你的態度。
- 世上沒有絕望的處境，只有對處境絕望的人。
- 你處理情緒的速度，就是你邁向成功的速度。
- 能控制自己情緒的人，才能控制自己的人生。
- 思想決定態度，態度改變行爲，行爲創造結果。
- 追求卓越是一種態度，永遠要求今天比昨天好。
- 有動機看的是「答案」，沒動機看的是「問題」。
- 積極思考造成積極人生，消極思考造成消極人生。
- 我們無法選擇環境，但可以選擇面對環境的態度。
- 避免和消極的人在一起，他們會削弱你的意志力。
- 抱怨唯一能夠改變的事情就是讓親近的人離你更遠。
- 有時候要完成困難事情的關鍵不是「難度」而是「態度」。
- 低潮時要學會「永不放棄」，遇到死胡同時要「學會放棄」。
- 成功的人不斷學習別人的優點，有智慧的人會不斷的反省自己。
- 「心態」是影響個人學習成長、人際關係與終生成就最重要的關鍵。
- 沒有貧窮的口袋，只有貧窮的腦袋，最好的投資是投資自己的「腦袋」。
- 人生就像茶葉蛋一樣有裂痕才入味，擁抱生命中的裂痕，欣賞自己的缺點。
- 快樂不是一種性格，而是一種能力，解決煩惱的最佳辦法，就是忘掉煩惱。
- 不要責怪生命中的任何人，好的人給你快樂與回憶，壞的人給你經驗與教訓。
- 你改變不了環境，但你可以改變自己。你改變不了事實，但你可以改變態度。
- 少說這四句話，你會更成功：（1）不可能、（2）做不到、（3）不明白、（4）很麻煩。
- 世界不會在意你的自尊，人們看的是你的成就，在你沒有成就以前，不要過度強調自尊。

人生經驗案例分享：

陳信達 董事長

眾陽機械製造股份有限公司
年營業額：約 **2.4** 億元

發掘興趣，熱愛工作，找到方向

小時候由於家境貧窮，我與許多在社會底層生活的人一樣渴望擺脫貧窮，過更好的生活。8 歲那一年，我在上學途中經過一家鐵工廠，看見一位焊接師傅正在製作一個碩大無比的工件，引起我高度的好奇心，這位師傅英雄般的背影深深地烙印在我幼小的心靈中，當時我告訴自己，長大後我也要做這樣的工作。國中一畢業，我就到機械工廠做起黑手學徒，起初有 5 名同梯的學徒，但除了我之外，其他學徒因爲工作太辛苦而陸陸續續離開。我每天都工作到筋疲力盡，全身髒兮兮，晚上還要到夜校上課，就這樣半工半讀完成了我的高工學歷。此時，我更加堅定我的人生發展方向，並且將〝開機械工廠當老闆〞成爲自己的夢想，所以即使工作再辛苦，也消磨不了我的熱情。

持續學習，走向創業之路

爲了提升自己，讓未來的路可以走得更平順，我利用工作之餘努力讀書準備考試，很幸運地錄取我心目中最想讀的學校與科系－國立台北工專機械科。畢業後，我在機械工廠工作了幾年，持續涉獵研讀機械專業領域的書籍，並將專業知識運用在實際工作中不斷累積經驗，爲將來創業做好準備。在 28 歲那年我決定辭去工作自行創業，成立了〝眾陽機械〞，從一人公司開始，歷經了近 20 多年的努力，目前已經有上百位的員工，公司也持續成長中，對我而言，也算是有些小小的成就。

成為你想要成為的人

我有很強想要成功的動機與夢想，一直專注在自己熱愛的工作上，持續精進自己的專業能力，一路以來秉持著〝誠信爲本，客戶至上〞的經營理念，並在事業上爲顧客解決問題，不斷創新提升產品與顧客服務品質，爲顧客創造更高的價值，也逐漸累積公司的信譽。我很珍惜能擁有這樣的人生經歷，也期盼讀者能盡早找到人生志向，並且設定目標積極採取行動，相信你一定可以成爲你想要成爲的人。

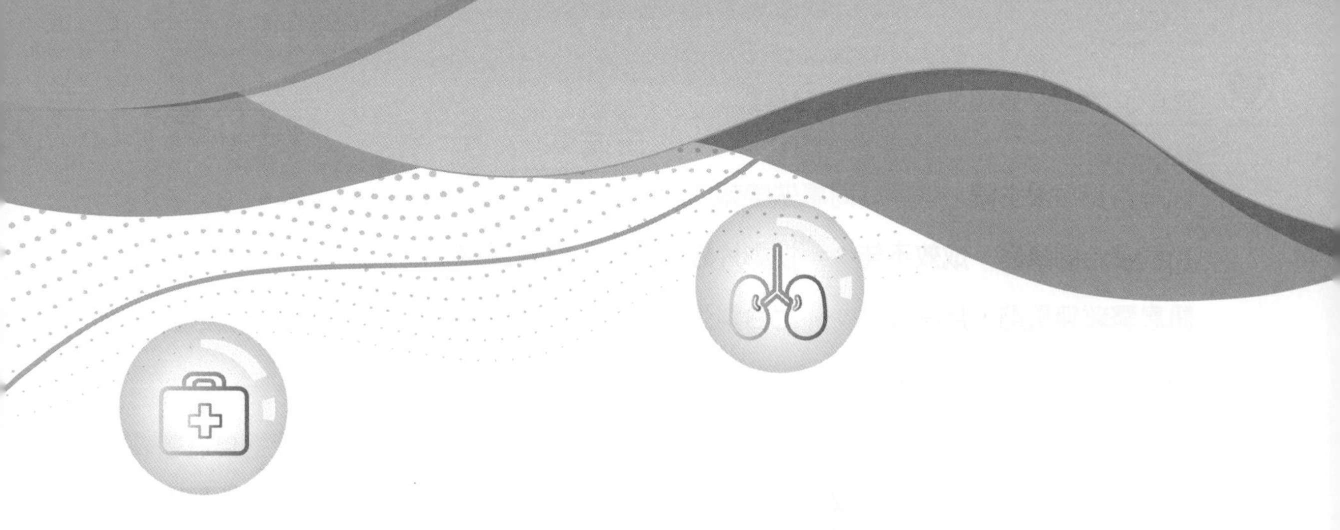

Chapter 12

行銷簡報力

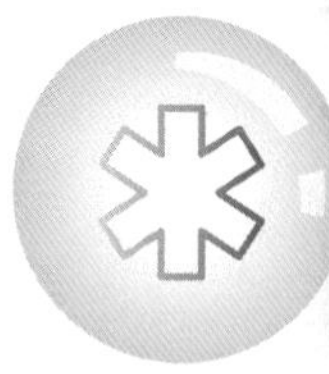

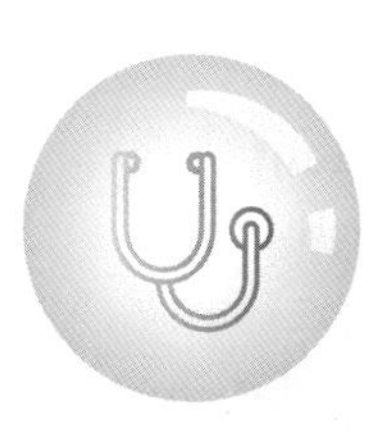

學習目標

1. 了解行銷簡報力的重要性。
2. 認識行銷簡報的重要觀念。
3. 行銷簡報常見的錯誤觀念。
4. 說明成功行銷簡報四步驟。
5. 透過實際演練提升簡報實力。

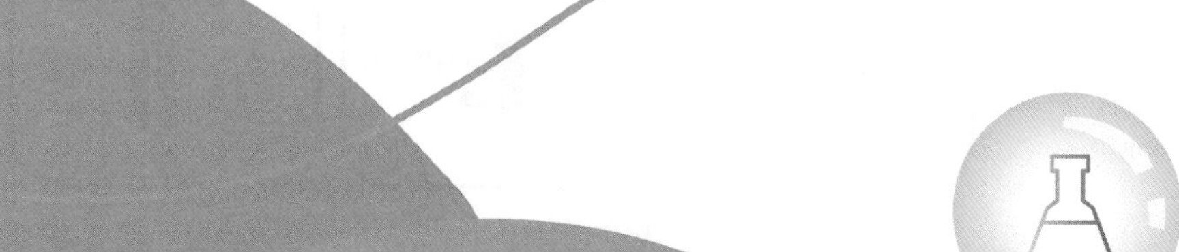

你是否覺得跟主管、客戶或同事做簡報：

花很多時間準備，成效不佳？　投影片設計雜亂，沒有質感？

訊息繁雜無重點，無說服力？　上台緊張沒自信，表達困難？

現在企業希望尋找的理想人才，都希望這個人才具備兩種能力：(1) 能把自己腦袋的想法裝進別人腦袋的能力，要能說出有說服力的簡報是非常重要的能力；(2) 能把別人口袋裡的錢裝進自己口袋的能力，也就是要讓人願意買單的行銷能力就更加的重要，因爲全世界最遠的距離不是南極到北極，而是別人口袋裡的錢到你口袋的距離。這兩種能力的結合就是「行銷簡報力」，簡單來說就是”把話說出去，把錢收回來的能力”。「行銷簡報力」是帶有行銷目的的簡報，需要具有說服力才能達到締結成交的目的，常用於商業場合的簡報。「簡報」不需要長篇大論，簡單扼要的內容反而能贏得掌聲！俗話說：「話多不如話少、話少不如話好」，好的演講者並非是很多話或很愛說話的人，而是要讓別人願意聽你說話的人，所以不需要擔心口才不好而害怕開口。希望擁有好的行銷簡報力其實並不難，要先對簡報有正確的觀念，並避免常見的錯誤，透過成功行銷簡報四步驟（4P）（規劃、製作、練習與呈現）來提升四種行銷簡報力，即 (1) 規劃力、(2) 設計力、(3) 說服力與 (4) 表達力（如圖 12-1），讓你能事半功倍，有效提升職場競爭力！

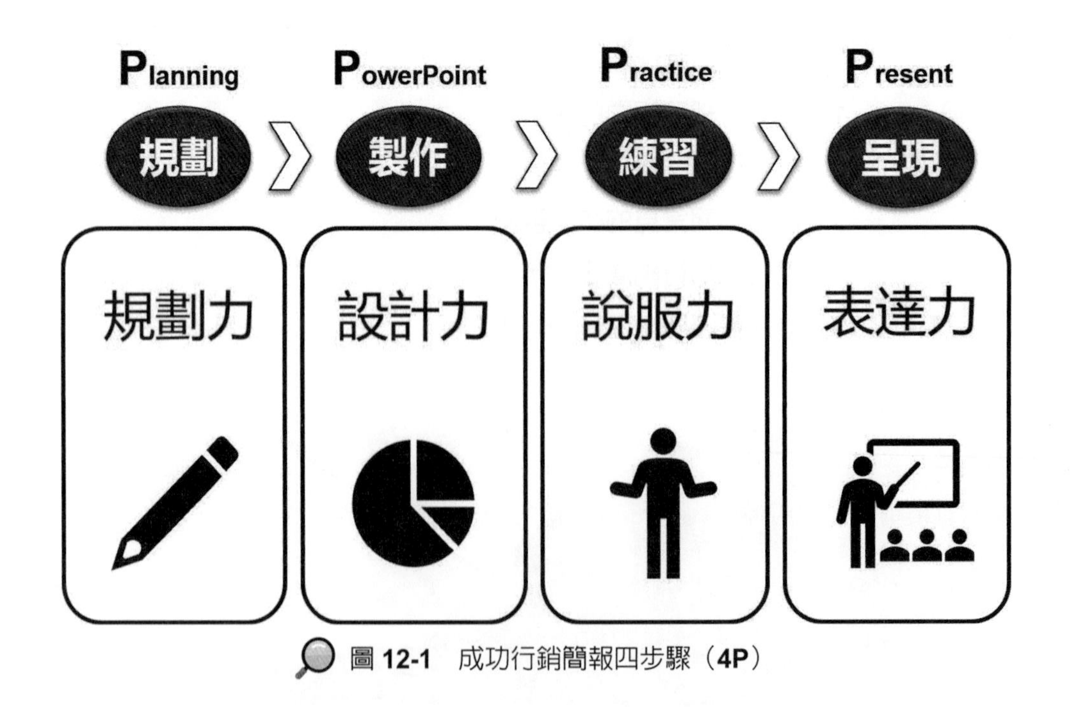

圖 12-1　成功行銷簡報四步驟（4P）

12-1 行銷簡報力的重要性

根據研究，有近八成的商業人士不擅長做簡報；美國一項調查統計，人們最恐懼的事情是簡報演說。所以，懂得做簡報你就贏過多數的對手，讓你在職場上出類拔萃。品牌策略專家 凱瑟琳·卡普塔（Catherine Kaputa）說：「行銷簡報力是建立個人品牌最重要的能力」：暢銷書富爸爸窮爸爸的作者 羅伯特·清崎（Robert T. Kiyosaki）說：「你必須不計一切代價改善自己的演說能力，這是創業成功不可或缺的要素」，演說能力也是各行各業許多成功人士所共同具備的關鍵能力。所以有人說：「學會演講，讓你的人生不斷領獎」。

股神 華倫·巴菲特（Warren Buffett）是公認世界上最成功的投資者，他在與年輕人進行生涯座談時談到，他自哥倫比亞大學商學院畢業後，參加了溝通表達訓練課程，從此改變他的一生；從一個害怕公眾演講的人，轉變爲出色的演說家。巴菲特建議年輕人，必須訓練自己溝通與演說的能力，除了要能清楚傳達意見，更要能感動人心。英國首相邱吉爾（Churchill）說：「可以面對多少人說話，意味著他的成就有多大」，說明「行銷簡報力」的重要性。

行銷簡報力就是職場競爭力

「行銷簡報力」是職場最不公平的競爭，多年在職場上看到許多人苦幹實幹努力工作，但因不擅於做行銷簡報，每當有機會向客戶、老闆或同事做簡報時總是辭不達意、表達冗長抓不到重點。然而，有些人沒有特別努力，但總是能夠簡單扼要傳遞訊息，達成目的讓對方採取行動。你認爲哪一種人比較容易被提拔呢？機會是留給準備好的人，而不是留給比較辛苦或工作時間較長的人。在職場上「你有多厲害」與「你讓別人知道你有多厲害」是一樣的重要，實力好還要讓自己被看見。許多人具有豐富的學經歷，但遇到要將想法或知識「輸出」的時候，無法簡潔有力的表達，讓人感受不到你的厲害，甚至覺得表達能力有待加強，實在很可惜。每次簡報的呈現都代表自己的價值，當你展現個人能力，留給別人好印象的同時，也在提升職場競爭力，爲自己創造更多升遷、加薪、獲得訂單或更好的轉職機會。「行銷簡報力」就是「職場競爭力」，它是事業成功的最佳捷徑，可以改變你的人生！

好的行銷簡報力對「個人」而言，可以有效說服他人、獲得對方的信任感、展現魅力、專業形象與能力、發揮領導能力與影響力、增加職場競爭力、提高知名度、建立自信提升自我價值、獲得尊重與認同等，是人生十分重要的投資。對「企業」而言，可以獲得客戶信任提高成交率、增進同事間彼此了解、讓組織運作和諧、提升團隊工作效率、提升公司專業形象、知名度、競爭力等。不論是企業內部的簡報或是對外部客戶做業務、行銷、募資的簡報，行銷簡報力是影響商業模式運作是否順暢或事業成功的重要關鍵因素。許多企業透過「會議行銷簡報」的方式來推廣產品（或服務），透過一對多的行銷方式（線上或線下）（如圖 12-2），以「教育」代替「銷售」更有說服力，用更少時間創造更大的效益或營收。

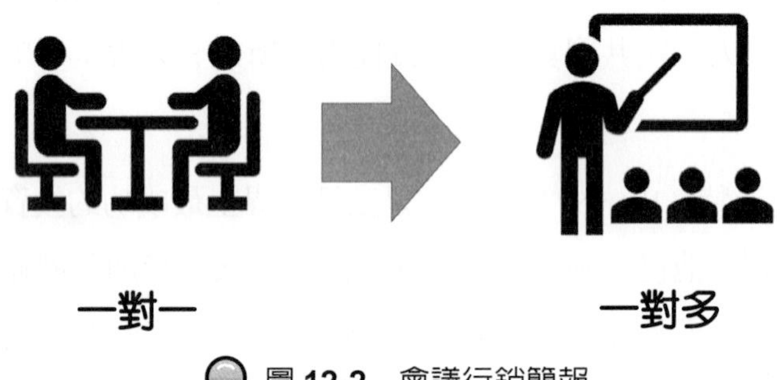

圖 12-2　會議行銷簡報

提升行銷簡報力是一項高投資報酬率的技能，雖然成功者不一定要有好的行銷簡報力，但擁有好的行銷簡報力的人顯然比較容易成功。許多人對簡報抱持「把簡報講完」就好的心態，而未思考簡報是有策略、有目的的溝通，而錯失很多好機會！對企業主、老闆、高階主管或重要客戶簡報時，時間通常十分有限，所以當有簡報機會一定要好好把握，別人對你或你公司的評價，經常是由這些簡報所決定的，特別是當產品（或服務）的差異性越來越小時，簡報能力顯得更爲重要。一個好的簡報會令人留下深刻的印象；相反的，不好的簡報會影響別人對你的觀感，也可能會抹滅掉你平日的努力，所以每一次簡報都要全力以赴用心準備，讓你的努力與實力可以被看見！

12-2 行銷簡報的重要觀念

一、誰需要做簡報

不是打開 PowerPoint 才叫做簡報，在職場上我們幾乎每天都會進行不同型式的簡報，無論哪一個部門或職位都需要做簡報。依對象、型式與時間的不同而有不同簡報呈現的面貌（如圖 12-3）：

1. **對象**：簡報呈現的「對象」有很多種，在不同的職位都可能面對上司、下屬、同事（同部門或跨部門）、供應商、客戶或投資人等。

2. **時間**：簡報的「時間」可長可短，短至在電梯中幾秒鐘的說明（電梯簡報），也可能是幾十分鐘的提案或演說，甚至長至一整天或好幾天的教育訓練。因此，每個人都需要會做簡報，簡報力是職場上必備的技能。

3. **型式**：簡報呈現的「型式」也有所不同，主要分爲報告、演講及教學三種：

   (1) 報告：商業會議大多以「報告」形式來呈現。例如：提案式、研討會、座談會、電話會議、視訊會議、書面報告與面對面口頭報告，許多會搭配 PowerPoint 來做簡報等。另外，企業有不同性質的會議。例如：營運說明會議、業務會議、年度工作目標與預算會議、產品上市計劃會議、產品發表會、部門主管會議、專案會議、周 / 月 / 季 / 年會、檢討會等。

   (2) 演講：演講通常是較單方面的表達，目的是希望能傳播自己的思想與理念以打動聽眾或激勵人心。演講之所以吸引人，是因爲那些眞實例子、生活故事與親身經歷才能令人印象深刻、打動人心、引起共鳴。

   (3) 教學：教學訓練的目的是要幫助聽眾學習，要有良好的學習成效，除了簡報內容要有邏輯架構、容易理解外，同時需要注意與學員的互動、觀察學員的反應，並做出適當的回應是很重要的。

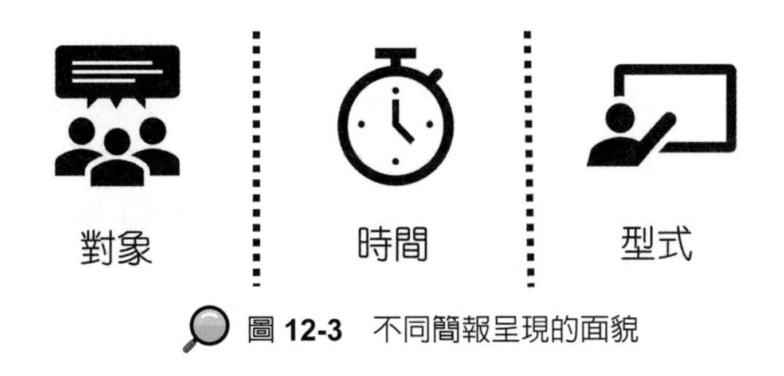

圖 12-3　不同簡報呈現的面貌

二、何謂簡報

簡單來說，「簡報」就是「簡單」的「報告」，用簡單扼要的方式來傳遞訊息以達到目的（如圖 12-4）。簡報是視覺與聽覺的溝通，無論是「開口報告」或「製作投影片」的簡報，都要用簡單扼要的方式來呈現。所謂「簡單」就是：

1. **化繁為簡**：將複雜的東西先歸納整理並融會貫通，列出幾個簡單扼要的重點（以不超過三點最好）。PowerPoint 的精神在於只講有力（Power）的點（Point），不談太多細節（但需要準備細節內容當補充資訊）、不偏離主題。

2. **容易理解**：透過簡化刪除不必要的內容後，仍要讓人覺得淺顯易懂容易理解。要直接，不拐彎抹角，不要用雙否定（例如：這不是不可能、我不會不想去）讓人較難以理解。

3. **通俗溝通**：專業是要建立在通俗的溝通，而不是賣弄學問，要用對方容易聽得懂的一般對話來溝通，避免用詞過於艱深（如用文言文來表達）。

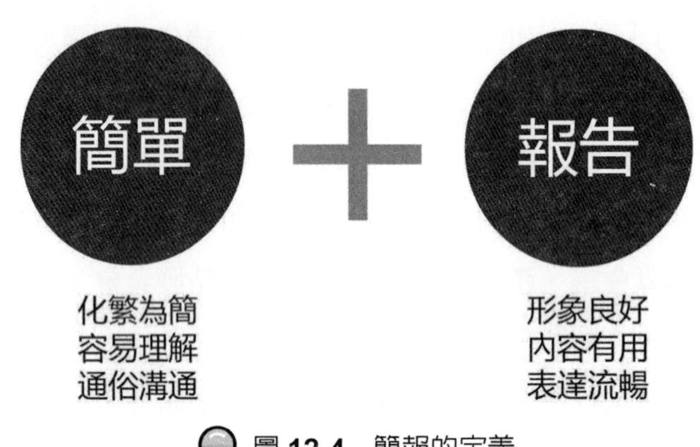

圖 12-4　簡報的定義

愛因斯坦（Albert Einstein）說：「If you can't explain it simply, you don't understand it well enough」，意思是「如果你不能簡單地解釋它，那表示你對它還不夠了解」。許多人為了讓對方更清楚了解簡報內容，而用更多的話語，更多的時間來說明；然而，聽取簡報的人卻希望聽到經過整理歸納簡單扼要的內容。也就是聽眾想要「聽較少的話，花較少的時間，但能聽得更明白」，即少就是多（Less is more）。達文西（Leonardo da Vinci）說：「簡單，是最高級的複雜 Simplicity is the ultimate sophistication」，意思是面對複雜的事情，用越簡單的方式來解決越好。簡報亦是如此」，簡報的重點在精不在多，越重要的話要越精簡，不浪費大家的時間，太多訊息反而會讓人難以消化理解。法國知名哲學家 伏爾泰（Voltaire）說：「讓別人乏味的最好方式，就是把每件事說得鉅細靡遺」。好的簡報不在於你說了多少，而是聽眾能聽懂吸收多少。好的簡報者不是口才好、很會說話的人，而是讓別人願意聽你說話的人。口才好不好不是重點，簡報是要在關鍵時刻說出適當的話，越重要的話要越精簡。

好的「報告」包含三個部分（如圖 12-5）：

1. **形象**：是指你的外表服裝儀容及態度給別人的感受。良好的形象可以獲得聽眾的好感，提升簡報的專業性。如果連打理門面這麼基本的事都做不到的人，沒有人會相信你是有深度的人。比爾．蓋茲（Bill Gates）說：「給人好的第一印象，只有一次機會」，強調形象的重要性。

2. **內容**：內容要與聽眾相關、對聽眾要實用、有價值、有邏輯性與有說服力才能引起共鳴，讓人願意採取行動。

3. **表達**：表達要有自信、清楚流暢，還要注意聲音語調要有抑揚頓挫，並配合適度的停頓，讓聽眾有時間可以思考、理解。

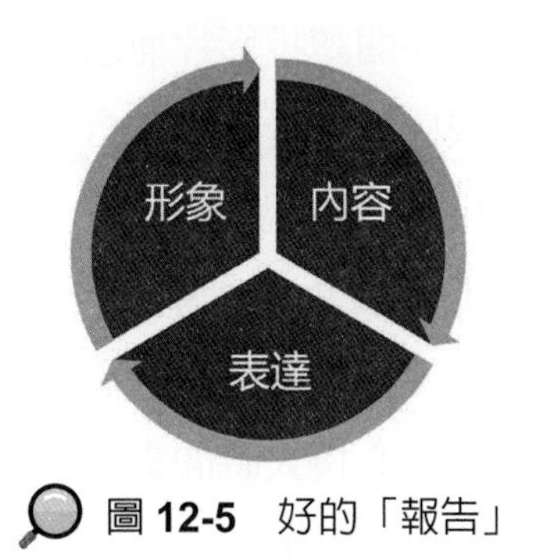

圖 12-5　好的「報告」

12-3 行銷簡報常見的錯誤觀念

「好觀念」是世界上最珍貴的資產，學習簡報同時也應導正許多錯誤的觀念，雖然知道並不見得就做得到，但可透過不斷的練習檢討來避免這些錯誤的發生。以下是常見的錯誤：

一、過度緊張或缺乏自信

之所以會緊張多半是因爲未知或不熟悉，而顯得缺乏自信。因此，簡報的準備與練習越足夠，就越有自信、越不會緊張。可以提早到現場與聽眾交流、熟悉場地設備，有助於緩和情緒。許多人缺乏自信認爲自己不太會說話或是太在意台下聽眾的反應而過度緊張，其實緊張是自己造成的，聽眾根本不在乎你緊不緊張，他們在乎的是你的簡報內容是否對他們有幫助。因此，「自己」才是主導簡報好壞的關鍵！要對自己有信心，無需神化對方而看輕自己，專注在自己的表現上，把握每一次簡報的機會多練習累積實力。上台前可以透過反覆的深呼吸來降低緊張感（利用生理去調節心理），緊張時特別容易口乾舌燥，可以喝一些溫開水讓聲音比較穩定、較不會發抖。另外，可以對自己做好心理建設，想像自己完成一場好的簡報得到聽眾肯定的感覺（心理暗示讓心情放鬆）。根據專家指出，當人處於緊張狀態時，體內分泌的腎上腺素可以提升專注力對抗壓力，所以適度的緊張對簡報有正面的影響。許多人在緊張的時候語速會不自覺越講越快，可以試著比平常說話速度再放慢一點，多利用停頓、微笑來放鬆心情降低緊張感。

二、一直背對聽衆或逐字唸稿

簡報要儘量用精簡的文字、圖像或影像來吸引聽眾，並讓聽眾把焦點放在演講者的內容說明上。許多人把簡報投影片當成備忘錄，在一張投影片中塞入過多文字或資訊，認爲照著唸就不會忘記或遺漏要說明的內容，而一直背對聽眾或照本宣科逐字唸稿，這樣反而會讓聽眾抓不到重點、專注在閱讀投影片而忽略演講者的說明，通常這樣的簡報會讓聽眾昏昏欲睡、感到不耐煩或感覺不受尊重，自然簡報就沒有說服力。將文字圖像化的簡報，會連帶精簡文字的使用量，讓觀眾聚焦在演講者身上，而不是投影幕上。不過，因爲簡報上的文字少，難有提詞效果，演講者需要投入更多時間來預演、練習。好的投影片是要能夠加深聽眾的印象，又不會讓人分心。好的簡報成效是要重視與聽眾的交流互動而不是緊盯著投影幕。要用心投入時間來預演、練習簡報內容，簡報時多面對聽眾才會有好的成效。由於聽眾閱讀速度會比演講者講話的速度快，等於是先看完訊息，再等演講者跟上，觀眾會感到不耐煩，覺得「演講者很遲鈍」。簡報要儘量用精簡的文字、圖像或影音來吸引聽眾，並讓聽眾把焦點放在演講者的內容說明上。

三、死背稿或忘詞

有些人花很多時間撰寫簡報逐字稿，然後再用更多的時間把它死背下來。由於背稿的壓力會讓人更加緊張，一旦上台後面對聽眾，就很容易發生忘詞的現象。即使背得滾瓜爛熟，簡報的呈現也會僵硬不自然像是在唸稿。簡報要流暢，要記住簡報的「大綱流程」，掌握投影片順序並消化內容，用自己的話說出來的簡報會比死背稿要來的自然流暢。忘詞時要保持鎮定，直接跳過或看小抄都無妨，也不需要道歉，就是不要卡在那裡不說話，聽眾不會知道你忘掉什麼內容。

幾年前我參加華人好講師比賽，在等待上台比賽時，坐在我左手邊的一位參賽者，帶著兩大張寫得密密麻麻的稿紙進入比賽會場，他很專注在背稿，嘴裡還唸唸有詞。當他上台時先做自我介紹，我才知道他是一本暢銷書的作者，接著他正式進入演講主題，講著講著突然間卡住不知道要說什麼，所有人都看著他到底發生什麼事。接著他又重複上一句話，原來他在思考下一句要接什麼話，但可能因爲太緊張他似乎還是沒有想起來，他切換到下一張投影片講沒幾句又卡住，然後開始連忙道歉，就這樣有一搭沒一搭、表情僵硬的做完簡報，這很明顯就是死背稿導致忘詞的結果。卡住不講話對演講者而言是大大扣分，即使部分內容忘記也最好能試著說下去，台下聽眾不會知道也不會在乎演講者忘記那些內容。因此，不要死背稿，而是要理解簡報內容。

四、一開始就找藉口或道歉

許多人以為自己未準備好簡報，只要在開場時找一些藉口或跟聽眾道歉就能會得到諒解，例如：「昨晚沒睡好精神不太好，如果講得不好請見諒」、「我有點小感冒」、「對不起，最近比較忙沒空準備簡報」、「抱歉，我的英文說得不好請多多包涵」、「我對這個題目內容不太熟悉」等，這樣做不但於事無補，反而讓聽眾對你要簡報的內容先打上問號，而且還會認為你對這場簡報不夠重視、不夠努力，浪費大家的時間。簡報是要讓聽眾感受到你的「用心」，要儘量讓自己保持在最佳狀態，而不是以藉口或道歉開場來彌補可能會表現的不好。但如果發生遲到或不可控制的因素時，上台時簡單跟大家抱歉說明原因即可，不需要做一大堆解釋，聽眾不會想知道太多的細節。

五、投影片太多或時間沒控制好

投影片準備太多又急著講完，很多內容就快速帶過，讓聽眾沒有太多時間理解，導致聽眾不是聽不懂就是乾脆放棄不想聽。或者是時間沒控制好，還沒講完時間就到了，而被要求下台、跳過或限制時間內說完，許多重點內容來不及說明，聽眾聽得一頭霧水，搞不清楚你想表達的重點，而造成一場失敗的簡報。因此，要控制投影片數量、內容與時間，這些是影響簡報成敗十分重要的關鍵因素。透過反覆練習並做計時以確保能在限定時間內有效傳遞簡報重點訊息，達成簡報目的。一般而言，準備簡報陳述的時間最好是表訂時間打 8 折（如 30 分鐘的簡報只要規劃 24 分鐘陳述），預留一些時間給現場聽眾問問題或應付臨時狀況（可以準備「備用」投影片說明），寧可提早結束也不要延後，通常聽眾對這樣的簡報安排會有比較高的滿意度。

六、太多贅字或口頭禪

許多人做簡報時會有太多贅字或口頭禪（例如：「其實」、「然後」、「老實說」、「嗯」、「啊」、「這個」、「那個」、「是啊」、「對啊」、「XX 的部分」、「基本上來說」、「OK」、「好嗎？」、「可以嗎？」、「這樣你懂不懂？」、「這樣懂我意思嗎？」等），而自己卻不自知，別人也不見得會糾正你。要知道自己是否有這方面的問題，可以透過錄音的方式仔細重聽就可以發現。可練習用「停頓」的方式來取代這些贅字或口頭禪或試著改掉這個說話習慣，讓你的表達可以更簡潔、更有說服力。

除上述簡報常見的六個錯誤觀念之外，其它就內容表達、形象態度、投影片、輔助工具等方面的錯誤觀念作分類說明如下（如圖 12-6）：

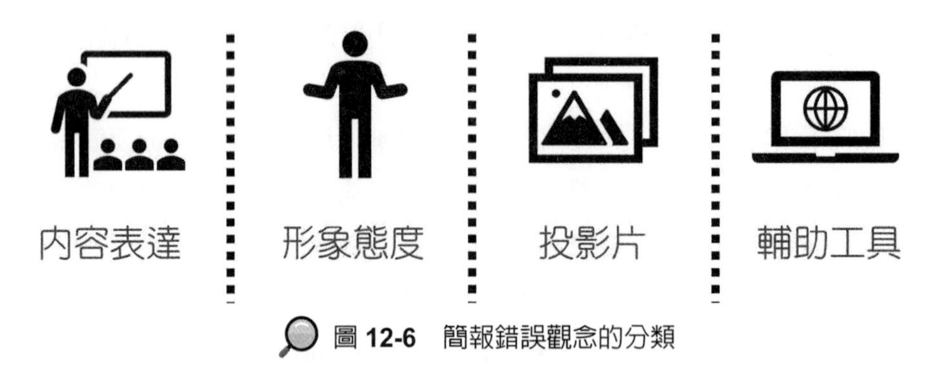

圖 12-6 簡報錯誤觀念的分類

1. **內容表達**：訊息太複雜、太多重點、太過冗長、與主題不相關、太多專業術語、表達沉悶、語調平淡、沒有熱情、不好的提問、姿態過低或太過客氣（如小弟我才疏學淺、我要向主辦單位致上十二萬分的謝意）、不合邏輯／前後矛盾、說得太快或太慢、談敏感話題（如宗教、政治、年齡、薪資、外貌、與他人比較等）、任意批評、抱怨、指責、得罪聽眾、口齒不清、口誤、咬字不清、發音錯誤、負面、消極、否定自己、經常性中英文混雜使用（如這種方式不work、這台電腦的SPEC是什麼？）、講（黃色）笑話、沒有互動、不當互動、不當引導、太卑微、聲音太大或太小、沒有做重點總結等。
2. **形象態度**：太過驕傲自負、自以為是、表情嚴肅／不自然／忘了微笑、穿著隨便、服裝儀容不整、態度輕浮、無眼神接觸、無肢體動作、肢體動作不自然、斜眼看人、翻白眼、雙手抱胸、叉腰、手放口袋、玩零錢、手放背後或放前面尷尬部位、手指著特定聽眾、手一直握拳、身體擋到觀眾、擋到銀幕、來回不斷踱步、雙腳交叉、站三七步、身體或手靠著講臺／牆壁、無走位、駝背、帶稿或帶手機上台唸稿等。
3. **投影片**：文字太多、字體太小、內容太靠邊界、打錯字、漏字、配色不當、不當的顏色深淺對比、五顏六色、圖片與主題不相關、圖片解析度不夠、直接從 Word 複製貼上、用不適合的圖表／圖解／表格呈現、風格不搭或風格沒有統一、用錯範本、使用別人製作的投影片、中英文夾雜、搭配輔助投影片更好、說的內容與投影片無關、圖片扭曲變形、動畫太多、投影片轉場太複雜、張數太多、一次顯示太多項目、行距太擁擠或太寬鬆、排版雜亂等。
4. **輔助工具**：不當使用簡報器、沒有事先測試軟硬體、現場讀不到檔案、沒有備份檔案、手機響起（未關靜音）、讓別人控制投影片、雙手緊握麥克風、麥克風或影音音量沒調好、麥克風或簡報器沒電、麥克風拿太遠或有雜音、講義或名片數量準備不夠等。

5. **其它**：遲到、手機響起（未關靜音）、沒規劃好問答內容、讓學員一直忙著記錄或作筆記、沒有練習就上台、不懂裝懂、簡報時間太長疲勞轟炸，沒有安排適當的中場休息時間等。

12-4 成功行銷簡報四步驟（4P）

成功簡報是由四個步驟（4P）所組成，這四個 P 依序是規劃（Planning）、製作（PowerPoint）、練習（Practice）與呈現（Present）（如圖 12-7）。透過此系統性的步驟來學習，可達事半功倍的效果，快速提升行銷簡報能力（即規劃力、設計力、說服力與表達力），以提升你的職場競爭力！

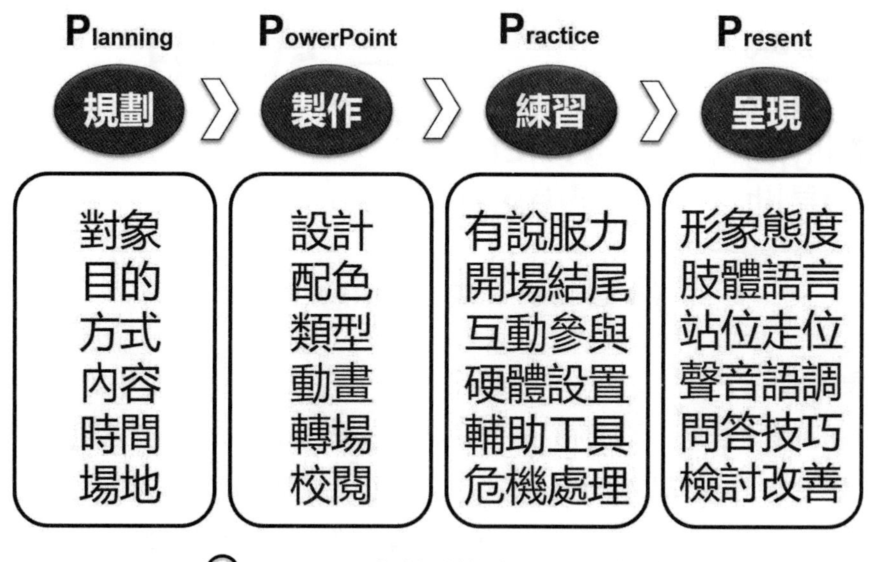

圖 12-7　成功行銷簡報四步驟（4P）

一、規劃（Planning）

成功的簡報表面看來輕鬆，其實每個環節都是經過設計規劃的，也就是作足事前的準備（Prepare），美國開國元老班 傑明．富蘭克林（Benjamin Franklin）說：「By failing to prepare, you are preparing to fail.」意思是：「沒有做好準備，就準備好失敗」。簡報不是臨場反應，它是可以事先「規劃」準備的！「規劃」是準備簡報的首要工作，也決定了 80% 簡報成敗的關鍵。所以，先別急著打開電腦 PowerPoint 對著螢幕想內容，或者尋找之前的檔案來修改，這樣做可能會讓你的思緒更亂。如果你是一面想、一面製作投影片，容易侷限在投影片的設計表現，而影響你思考簡報的重點、邏輯架構與流程。先從紙上作業開始，透過「六問 5W1H（Why、Who、When、Where、What 與 How）」（如圖 12-8）的方向來做事先規劃（Planning），將大概的想法內容寫下來，以提升簡報準備的效率與效果。以下針對這六問 5W1H 分別來做說明：

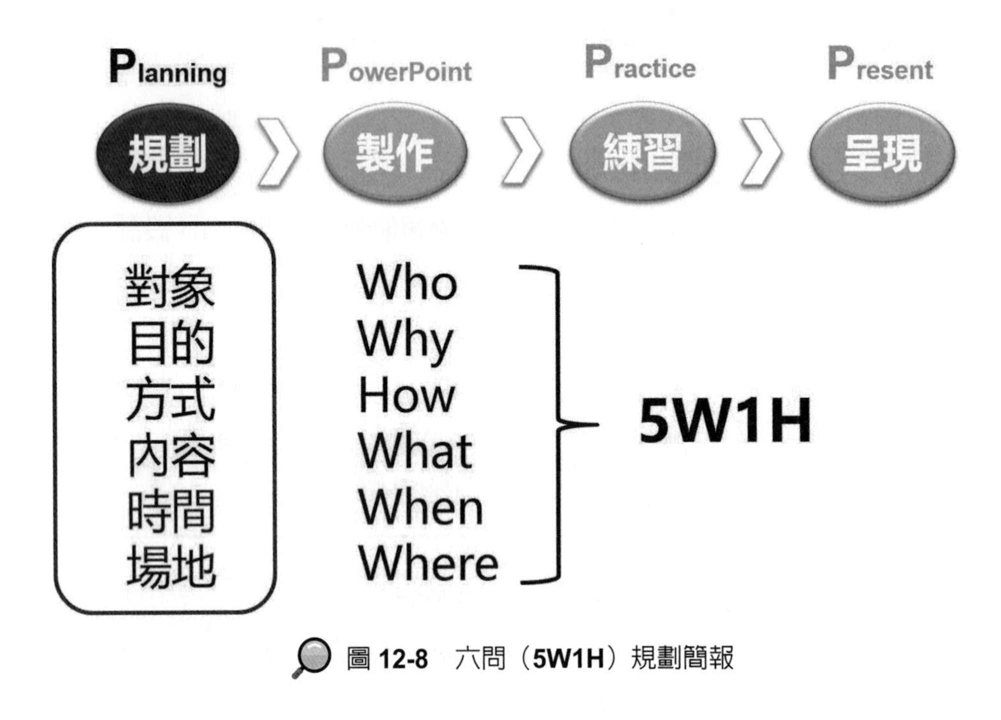

圖 12-8　六問（5W1H）規劃簡報

（一）對象（Who）

規劃簡報首要之務是「了解你的聽眾」Know your audience，在你接到做簡報的任務時，要先以聽眾的立場來思考（換位思考／同理心），了解聽眾的背景、問題與需求，來提出解決方案；因爲你的簡報內容、方式、語言等，都可能隨著聽眾背景的不同而有所改變。因此，事前了解聽眾的背景是十分重要的。背景資訊如：年齡、性別、學經歷、教育程度、工作性質、興趣、語言及參加人數等，了解聽眾對這個主題認識有多少？聽眾可能面對的問題是什麼（例如：想創業但創業失敗率很高、業務與行銷團隊水火不融）？對簡報的期望、需求是什麼（例如：成爲名利雙收的講師、實現財富自由）？簡報不僅是傳達訊息而已，而是要「預先判斷」聽眾想聽什麼。做簡報（Present）跟送別人禮物（Present）一樣（如圖 12-9），送錯禮（沒有用的資訊）就是失禮。好的簡報讓人「受益匪淺」，不好的簡報會「害人不淺」；要先了解對方想要的，再給予想要的才能獲得認同。簡報的成功與否通常取決於聽眾的反應；所以重點在於了解「聽眾需求」而非專注在「演講者想講的」，也就是利他多一點，自我少一點。特別是越專業的技術人士，越容易陷入這種狀況而不自知，忘了聽眾的問題與需求。一般而言，對象爲陌生聽眾、主管或客戶時其簡報型式及用語較正式，如對較熟悉的部門同事或朋友就不用太拘謹嚴肅。

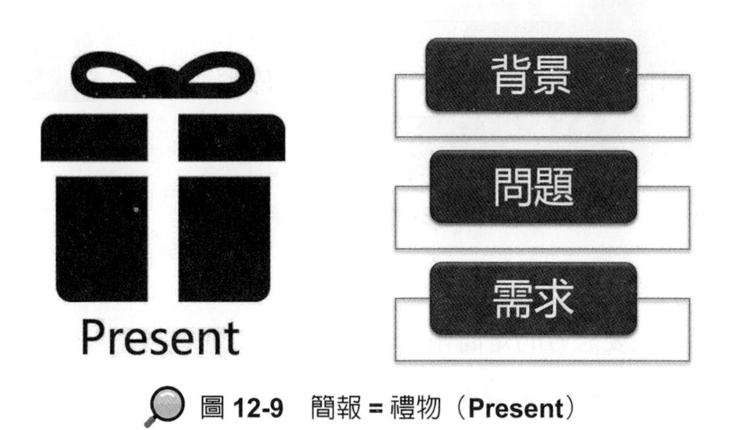

圖 12-9 簡報 = 禮物（Present）

在商業簡報會議中，聽眾的角色主要可分爲決策者、影響者與參與者三種，不同聽眾屬性所關心的事情可能不同（如圖 12-10）；如高階主管爲決策者，關心的重點在投資效益，如能打動決策者的心就成功一半；中階主管在意的是達成目標的策略方法，是決策者諮詢的對象，他們的見解往往間接影響決策；而參與的基層員工重視的則是執行細節，他們沒有改變決策的權利，但會受到決策者意見的影響。針對不同的簡報對象要根據他們不同的問題與需求來調整準備方向。當三者同時出席時，要以「決策者」與「影響者」所關注的事情爲主，以有效達成簡報目的。

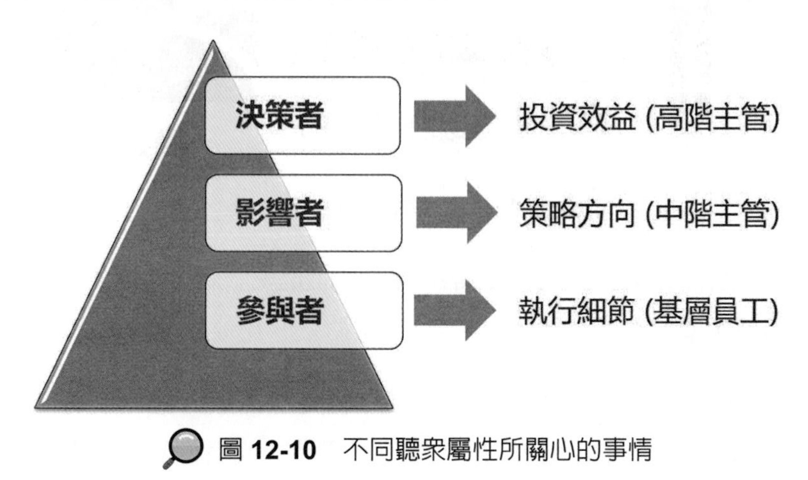

圖 12-10 不同聽衆屬性所關心的事情

了解你的聽眾之後，接著以簡報目的（Why）、呈現方式（How）與內容（What）的簡報思維架構，來更有效地規劃簡報（如圖 12-11）。

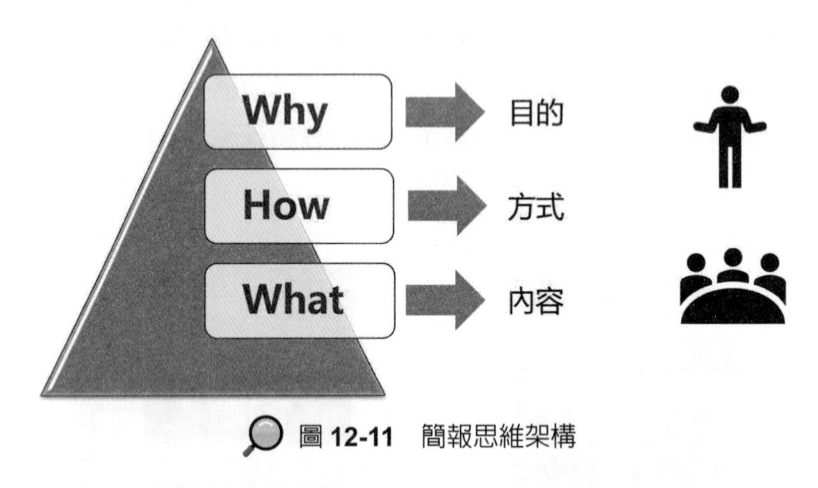

圖 12-11　簡報思維架構

（二）目的（**Why**）

簡報思維架構首先要思考的是簡報目的（Why）：聽眾爲何來聽這場簡報？你想達到的簡報目的？（如圖 12-12）。也就是以終爲始（Begin with the end in mind.）的觀念，先想清楚了目標，然後努力實現之。因此，應思考你希望聽眾聽完簡報後有什麼想法？要記住什麼？採取什麼行動？或做出甚麼決定？你要幫助大家解決什麼困難？也就是說要預先設定簡報「目的」，即使是別人要你做的簡報也不會沒有目的；設定簡報「目的」可引導聽眾理解你的想法，最後能「相信」並採取「行動」，它會影響簡報準備方向與成效。

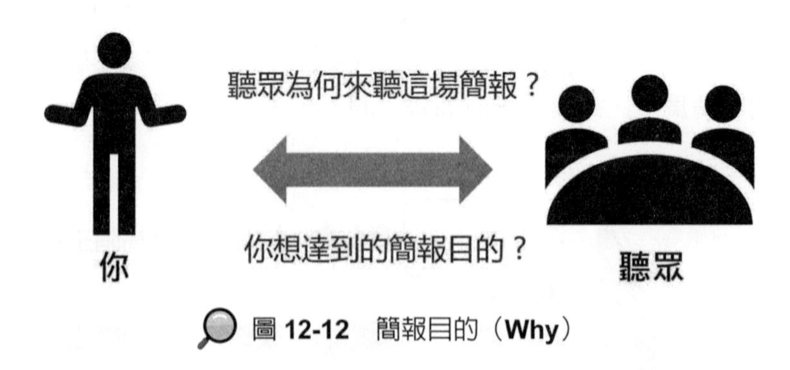

圖 12-12　簡報目的（Why）

商業簡報依所要達到的目的不僅是傳遞訊息，而是說服聽眾，通常可分爲「說服型」與「說明型」兩種類型：

1. **說服型（Persuasive）**：這類簡報的目的是說服聽眾，希望獲得聽眾的認同、改變原有的想法並採取行動。例如：向客戶簡報公司產品（或服務），目的是「說服」客戶對公司產品留下好的印象、下訂單購買、能有下一次拜訪機會或下訂單購買產品等。如果簡報目的是理解客戶需求，建立互信關係，就不應該過度推銷產品，說服客戶立刻買單；募資／招商／事業說明會的目的是希望「說服」聽眾投資、購買、加入會員等；向老闆簡報營運計畫與預算，目的是「說服」老闆同意或核准計畫；面試求職做簡報，目的是「說服」公司錄用你。

2. **說明型（Descriptive）**：這類簡報的目的是傳遞資訊，讓聽眾清楚了解。例如：公司政策說明、員工福利制度說明、員工旅遊行前說明會、公司簡介與產品教育訓練等，目的是「說明」清楚讓員工了解。另外，會議主持人／司儀介紹會議議程與主演講者，目的是扮演「說明」的角色，讓會議流程可以順利進行。

簡報也可能希望同時達到「說明」與「說服」的目的。例如：老闆在尾牙時做簡報的目的是「說明」過去一年公司亮麗的成績表現與未來成長計畫、表達感謝之意、提升員工士氣、創造歡樂氣氛，並同時「說服」董事會能繼續支持。

（三）方式（How）

在清楚了解簡報目的後，接著要思考的是簡報方式（How）：聽眾如何才會認同？你如何達成簡報目的？（如圖 12-13）。用聽眾容易接受（如對聽眾的好處）、精準表達、符合邏輯的方式來說，才能更省時省力達成簡報的目的。另外，要思考如何能讓聽眾留下深刻的印象？例如：你的論點要符合邏輯、有具公信力的數據；利用有趣的故事來增加吸引力與說服力；提供對聽眾實用的資訊，並告訴他們改變的好處等方式，都能讓聽眾留下深刻的印象。

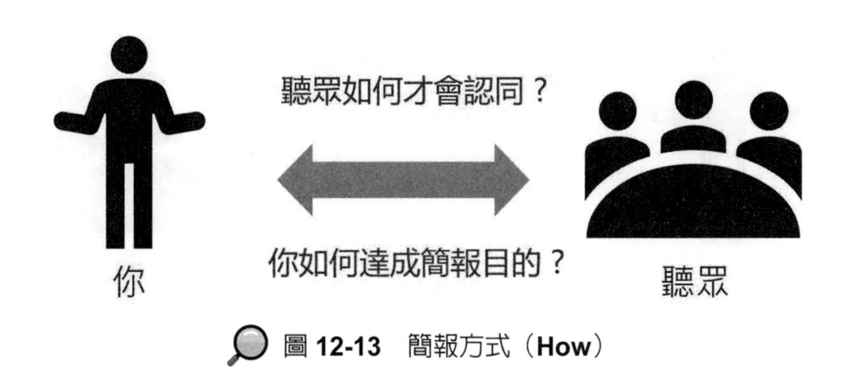

圖 12-13　簡報方式（How）

企業在看待一份簡報的價值，會考慮到「成本、時間、效率」的觀點，能以更少的時間、更容易的方式，正確達到目的之簡報更有價值。有時，演講者並不需要講很多，而是引導學員充分參與，在學員的參與中發現問題，再與學員一起研討，最後總結出解決問題的方法。可搭配書面資料、安排分組討論、影片、音樂、圖片、實體展示的方式來呈現，以視覺、聽覺及觸覺多元方式與聽眾互動來提升簡報的效果。

（四）內容（**What**）

想要讓聽眾採取行動，並非將你所知道的事情全部告訴聽眾；而是思考你想說的重點中哪些是聽眾想聽或一定要知道的？哪些內容是非必要的？可以根據簡報的時間來安排內容的呈現，最好是從重要的內容開始說。根據神經學專家研究發現，一般人的短期記憶，只能記住三件事，所以內容最好能歸納出三個重點。例如：引導聽眾說明「重點有三項」、「有三個思考方向」、「提出三個改善對策」、「給予三個建議」等。內容要簡潔有力，除了可以方便聽眾記憶，也可以讓聽眾不會因爲接收太多重點而失去耐性。建立簡報內容架構可以利用「便利貼」作創意發想，此時「先求有，再求好」，有想法就先記下來。思考的方向爲：你想講什麼？聽眾想要聽什麼？以及爲了達到簡報目的，還要多做些什麼？內容蒐集可透過 Google、YouTube 搜尋、閱讀報章雜誌或書籍、聽演講、請教專家等多種方式蒐集足夠點子或想法後，再進行重點分類、排序、抓重點、擬出大綱。簡報內容要精簡、明確、易懂、好記、有用、與聽眾相關、有說服力、可以幫助聽眾解決問題與創造價值的，最好能搭配有趣、創新的想法來吸引聽眾注意、引起共鳴。在了解簡報目的與簡報方式後，接著要思考的是簡報內容（What）：聽眾聽到什麼內容才會認同（聽眾想聽的）？你要說什麼內容來達成簡報目的（你要講的）？（如圖 12-14）儘量朝這兩者內容的交集部分來有效達成雙贏的結果（如圖 12-15）。

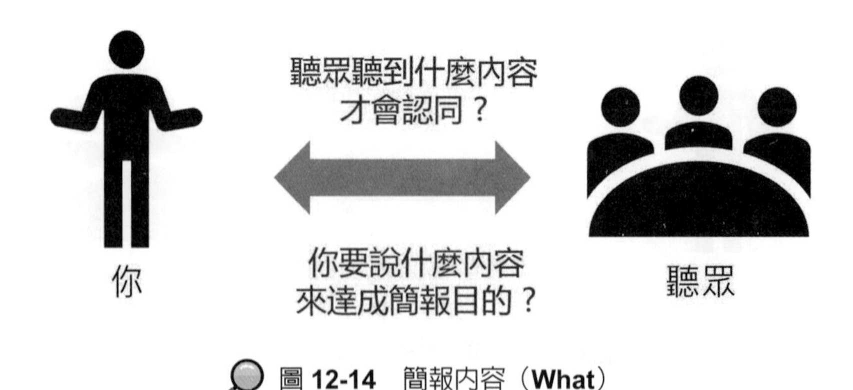

圖 **12-14**　簡報內容（**What**）

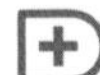

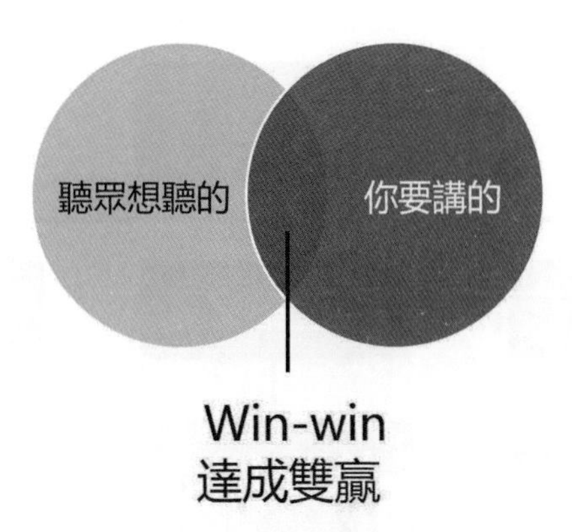

圖 12-15　達成雙贏的簡報內容

簡報內容要力求「簡單明瞭」，包括要有「邏輯架構」與「視覺圖像」（如圖 12-16）。所謂的邏輯就是要有因果關係、前後要一致且要合乎常理。例如：「這家公司一定會破產，因為老板脾氣不好」，破產與脾氣不好不見得有必然的因果關係，這樣的邏輯恐怕會被挑戰；例如：「我鼓勵大家可以投資股票，…，大多投資股票的人都會賠錢」，這就前後不一致；例如：「這家公司被票選成為幸福企業，…，員工應該常熬夜加班」，這就不符合常理。

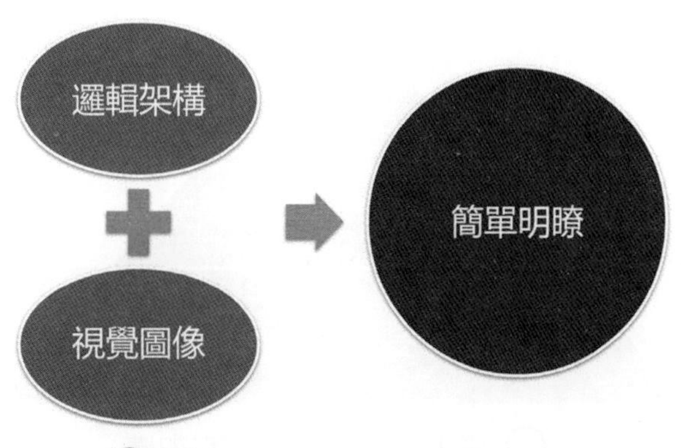

圖 12-16　簡報內容要簡單明瞭

讓人容易理解的簡報邏輯架構是指內容要與主題相關、投影片前後內容要有「連結」，原則上一張投影片表達一個重點內容，每一張投影片都要有意義（如圖 12-17）且簡報架構要清楚（如圖 12-18）。

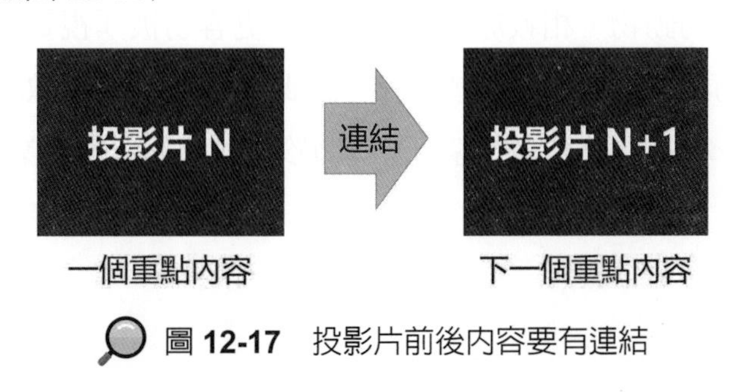

圖 12-17　投影片前後內容要有連結

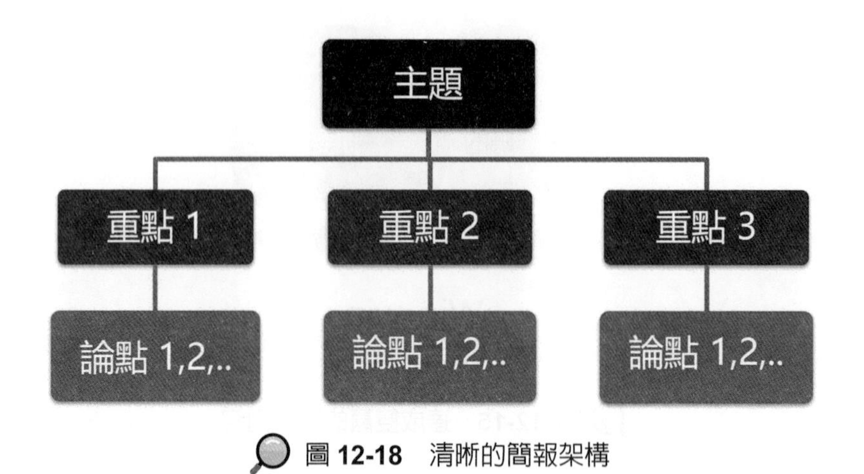

圖 12-18　清晰的簡報架構

「金字塔架構」可以讓簡報邏輯更爲清晰，幫助聽眾更容易理解簡報內容，達到說服的目的；其架構爲先講結論，接著說明不同角度的重點，再針對各角度做分析說明；也就是先見林，再見樹；先歸納結論，再說明細節原因（如圖 12-19）。例如：我認爲 A 產品的售價應該調漲價 10%（結論），從競爭品牌、成本結構與業績目標三個方向來分析（不同角度重點）；第一，競爭品牌…（各角度做分析說明）。

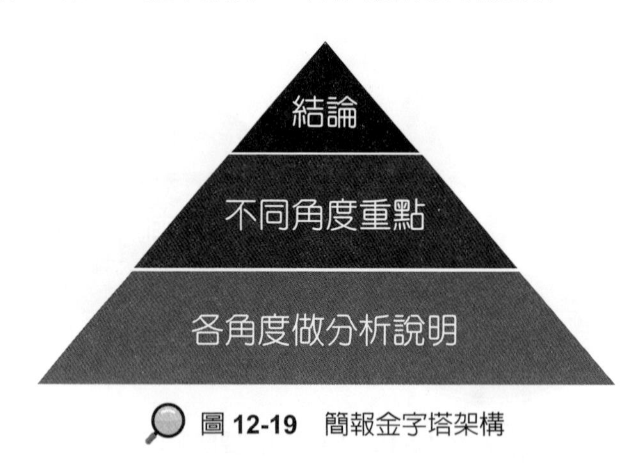

圖 12-19　簡報金字塔架構

我多次上課時播放投影片（如圖 12-20-1），問學員：「畫面左上方是什麼動物？」，幾乎每次都有人回答「貓頭鷹」，即使在投影片打上文字「畫面左上方是什麼動物？」（如圖 12-20-2），還是有人回答「貓頭鷹」（事實上畫面左上方是空白的）。許多心理學家已證實，人類是視覺的動物，相較於聲音或文字，更容易被「視覺圖像」所引導，且對視覺圖像的記憶能力，遠遠超過聲音或文字。因此，善用視覺圖像設計能抓住聽眾的目光，幫助聽眾理解、加深記憶簡報內容，還有助於提升演講者的專業度與說服力。

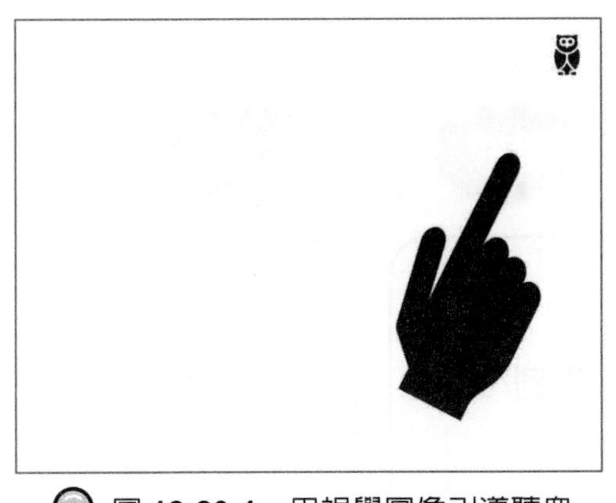

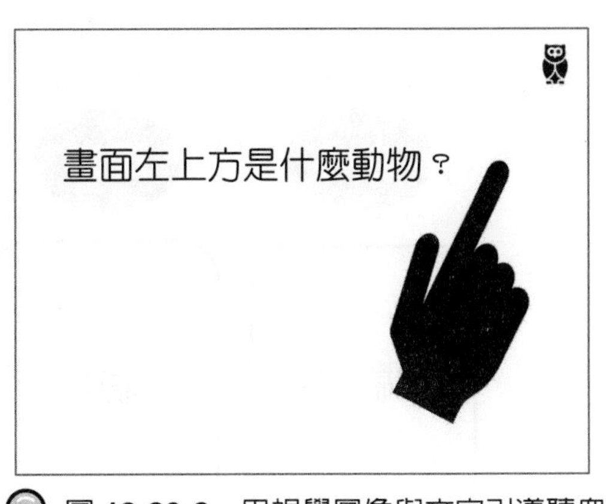

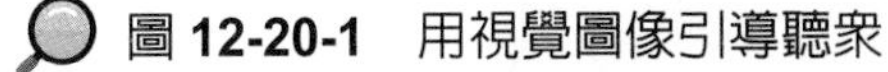
圖 12-20-1　用視覺圖像引導聽衆

圖 12-20-2　用視覺圖像與文字引導聽衆

投影片的「標題」要傳遞關鍵訊息，在清楚簡報內容後，要想一個簡潔有力的「標題」來吸引聽眾期待聽你的簡報，好標題要掌握明確具體、簡單易懂、引發興趣的三個原則來訂出，以下舉例說明這三個原則：

1. **明確具體**：快速提升你的行銷簡報能力 → 讓 90% 客戶買單的行銷簡報力
2. **簡單易懂**：圖解賺錢模式的策略性方法 → 圖解設計一門好生意
3. **引發興趣**：敏感性牙齒的解決方法 → 敏感性牙齒一分鐘立即見效

高階主管或重要人士通常沒時間等你慢慢說，所以請「講重點」。他們是很難被說服的一群人，經常會要求數據佐證、缺乏耐性急著打岔，甚至咄咄逼人；他們多半因爲時間緊迫，會給簡報者時間壓力，讓人心生畏懼。他們希望資訊要精準、簡單明瞭，以有效地幫助他們做出重要決策。此時，可以善用「電梯簡報法」的「PREP 架構」，它是訓練你講重點的能力；特別在職場上，更應重視溝通的效率，讓別人在短時間對你留下深刻的好印象。P 是指「立場」（Position），用一句話開場，說明基本訴求；R 是「理由」（Reason），解釋爲何提出此訴求，消除對方的疑問，只有主張 / 立場沒有理由難以說服人；E 指「證據」（Evidence），提出具體數據支持前述主張；最後再回到「立場」（Position），重述基本訴求做爲結論（如圖 12-21）。

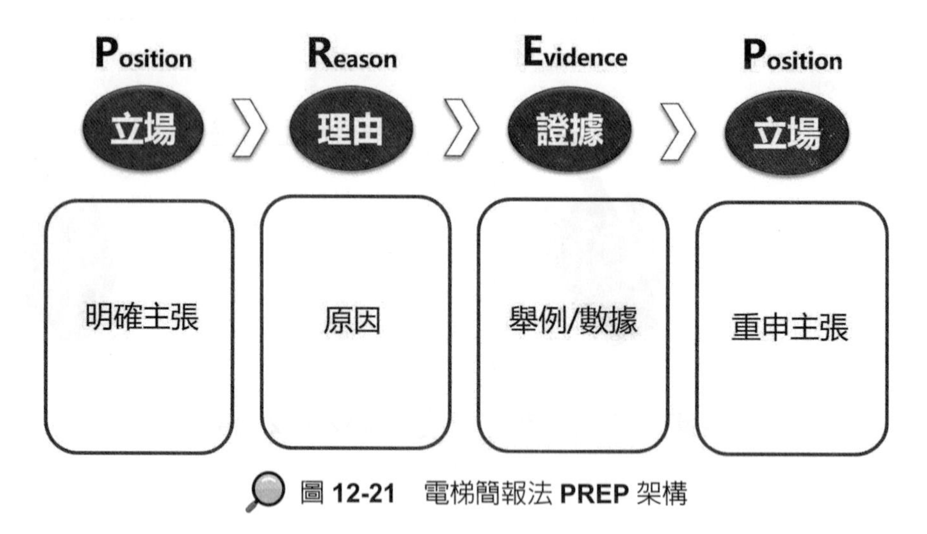

圖 12-21 電梯簡報法 PREP 架構

舉例 1：

1. **立場**：當你有牙齒敏感問題時，我推薦你使用 XX 牌抗敏感牙膏。
2. **理由**：因爲它獨特的 XX 專利技術，利用 XX 成分可以有效封塡牙本質小管，可幫助舒緩牙齒敏感問題。
3. **證據**：根據 XX 大學的臨床研究證實，使用 XX 牌抗敏感牙膏四週之後，可以有效降低牙齒敏感程度高達 80%，效果明顯高於其他市售品牌的抗敏感牙膏！
4. **立場**：所以當你有牙齒敏感問題時，我強力推薦你使用 XX 牌抗敏感牙膏。

舉例 2：

1. **立場**：我認爲公司應該積極投入發展資訊管理系統，以提升營運效率。
2. **理由**：目前公司的許多報表都是靠人工方式來統計，資料的時效性與正確性有很大的問題。
3. **證據**：上個月負責同仁在做公司損益表時，耗時三整天的時間用人工統計，最後呈現的資料卻是錯誤的，因而造成各部門許多困擾。根據廠商評估，如導入資訊管理系統，至少可以節省 70% 的作業時間且資料準確性高！
4. **立場**：所以我建議公司要發展資訊管理系統，以提升營運效率。

其他常用的簡報架構如下：

1. **問題解決法**：先提出明確的問題，引起聽眾的興趣或產生危機，再提出解決對策（結論），最後說明原因。例如：公司上半年業績下滑 10%，我對下半年的業績也不樂觀；我認爲產品售價應該調漲 10%，因爲⋯。

2. **特色利益法**：先說明商品的特色（Feature）與優勢（Advantage），再轉換成對聽眾的利益（Benefit）。將重點放在聽眾可以得到什麼好處，有助於達到簡報的目的。例如：
   - 公司某產品獨特 XX 專利技術（特色），相較於其它品牌更安全有效（優勢），可以迅速解決顧客的 XX 問題（利益）。
   - 此硬碟具有 2TB 容量（特色），可存取 200 萬張照片或 40 萬首歌（優勢），對需要儲存大量資料的人而言，一顆硬碟就搞定（利益）。將重點放在聽眾可以得到什麼好處，有助於達到簡報的目的。
3. **議題與行動**：先提出議題，再制定行動方案。例如：商業計畫書。
4. **系統法**：用系統架構來說明，優點是這些架構已被許多專家證實是有效的。例如：SWOT 分析、PDCA 管理循環模式、BMC 商業模式架構等。
5. **依時間順序說明**：依時間軸的先後來說明過去、現在與未來，讓人更容易理解。例如：公司的沿革／里程碑、個人工作經驗。
6. **依地點說明**：通常依不同區域的地點來做說明。例如：全球各營運據點狀況分析、全球各地新冠肺炎確診人數分佈。

（五）時間（When）

不浪費他人時間也是一種禮貌，要珍惜別人託付的時間。不好的簡報不僅是浪費自己的時間，更是浪費大家的時間。所以簡報前、中、後都要做好時間管理，要提前規劃所剩的準備時間與簡報的時間長度。在簡報過程中，要嚴格控制簡報時間，寧可提早結束也不要延遲。將心比心，當我們聽簡報時也不希望演講者拖延時間，所以「己所不欲，勿施於人」。簡報完成後，可預留問與答（Q&A）時間與台下聽眾作交流，達到更好的簡報效果。時間管理是重要的簡報技巧，它是會影響簡報成敗的關鍵因素。在練習時要確實計算每頁、每個段落的時間，如時間被壓縮、被要求改變簡報順序或加快、延後開始、聽眾發言太久、設備出狀況、中場休息太久等狀況，則要視情況調整簡報內容，時間要掌控得宜，可搭配計時器更能精準地掌握時間。如果沒有太多時間準備，則多專注在開場及口語表達的演練，別花太多時間在投影片的製作上，輔助的投影片就視情況簡單製作或甚至不需要投影片。因爲「自己」才是簡報的主角，而不是「投影片」。此外，務必「提早」到現場準備（不能準時到，當然更不能遲到），如果臨時有不可控制的情況發生，還有些時間做應變處理。時間管理是重要的簡報技巧，它是會影響簡報成敗的關鍵因素。因此，要確實計算每頁、每個段落的時間，甚至連聽眾發言太久、延後開始、設備出狀況、中場休息等時間都要控制得宜，可搭配計時器更精準地掌握時間。

（六）場地（Where）

確定簡報日期時間後，要先預定場地，儘可能事先作現場實地勘查了解場地的相關資訊。包括交通工具、地理位置（如是否有停車場？）、場地大小、座位型式、電腦及周邊軟硬體設備器材設置、檔案、多媒體影音與麥克風測試、空調或電燈開關控制、小組討論室、休息室、洗手間、飲水機等。如果可以，當天儘可能早一點到現場，讓自己有充分的時間熟悉場地，確認一切準備就緒。

二、製作（PowerPoint）

微軟 PowerPoint（簡稱 PPT）是全世界使用最廣泛的簡報軟體工具。Power 與 Point 字面的意思是「有力的點」，也就是「只談重點，不談細節」。在完成簡報準備工作後，要思考需用什麼型式的「投影片」來輔助呈現。有人說簡報內容比較重要，投影片不重要！你覺得呢？在競爭的環境下，內容好是基本的！簡報更要注重投影片呈現給人的專業的感覺，因優質的簡報，能有優勢的結果。使用投影片的目的不只是「視覺的效果」，更重要的是幫助演講者做「有效的溝通」，讓聽眾看到他們所聽到的以強化印象。

什麼是好的投影片？越好的投影片可以幫助聽眾理解的速度也越快。投影片是拉近演講者與聽眾距離的工具，讓溝通更有效率！但投影片不是提詞器，需要花時間熟悉內容。有些人不用輔助投影片當然也可以講得很精彩，但搭配好的投影片可以讓聽眾更容易理解，讓簡報更精彩。以下針對投影片設計原則與投影片類型做說明（以 Microsoft Office 365 版本為例）：

（一）投影片的設計原則

「少即是多」（Less is More），是投影片設計的基本法則，目的是讓觀眾聚焦在演講者身上，又能快速理解簡報內容。用一個簡單的英文單字來形容投影片設計的原則，就是「KISS」：Keep It Simple and Stupid，意思就是要力求「簡單明瞭」，資訊放的越多聽眾吸收越少。利用「視覺化」的設計來幫助聽眾更容易閱讀理解簡報的內容，包括投影片的一致性（風格、文字、色彩、圖案、圖像）、適當行距、善用動畫、轉場效果、內容校閱、版面配置、適度強調重點等。

一致性（Consistency）：投影片的一致性會讓人覺得畫面更整齊、更專業、更協調且更有美感。包括風格、文字、色彩、圖案與圖像的一致性：

1. **風格一致性**：PowerPoint 中的【檢視】>【投影片母片】功能，能讓投影片有一致性的風格。母片是投影片呈現的架構，母片設計要簡潔不花俏，從封面設計、標題投影片、內容投影片的配色、字型、字體大小、位置都要前後一致，才能呈現整體感，可由投影片瀏覽模式看簡報風格是否有一致性。建議用投影片母片建立屬於自己的簡報風格，避免使用 PowerPoint 內建預設的簡報範本，內容可能被限制，也很可能用到和別人相同的範本。有時簡報風格要配合企業形象識別系統（Corporate Identity System），簡稱 CIS，來塑造良好的「企業」或「產業」形象。例如：醫療、金融等產業，適合較專業穩重的風格，配色以冷色調為主。另外，許多人喜歡用 16：9 比例版面的投影片呈現，以搭配 16：9 的筆電螢幕比例。但很多投影機設定的比例是 4：3（如圖 12-22），所以當你不是很確定投影機可支援 16：9 比例版面的投影片時，請用 4：3 較保險，不同比例的投影片所呈現的效果也會不同。

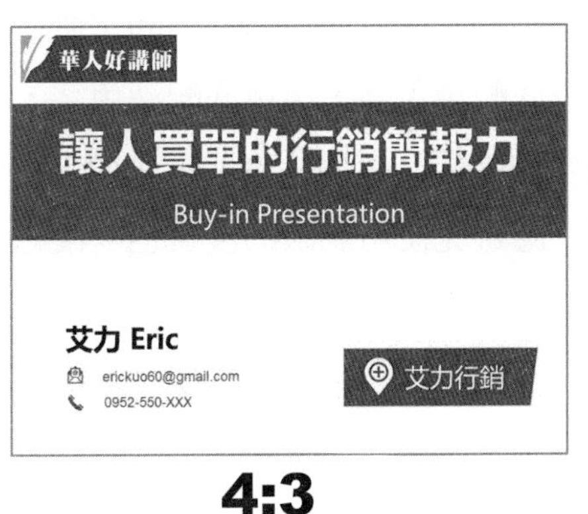

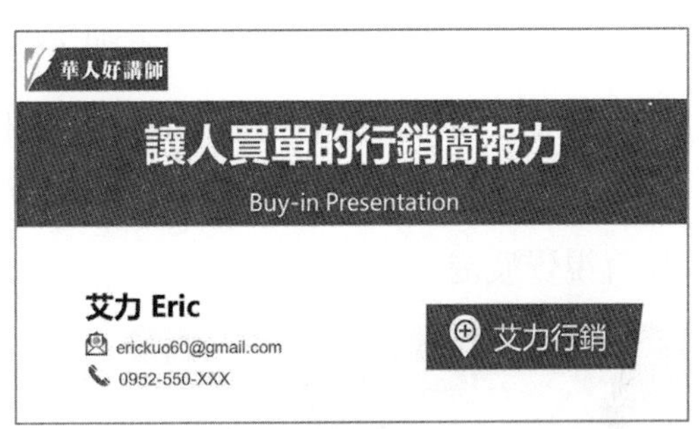

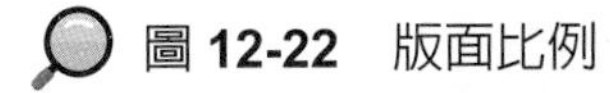

圖 12-22 版面比例

2. **文字一致性**：包括字體大小與字型。標題的字體大小建議使用 36 ～ 44 點，項目內容的字體則不小於 20 點，項目上下層級間以相差 4 點為宜。文字行數應控制在 6 行之內，且文字應精簡只放要點或關鍵字，並避免換行或使用過多的標點符號；無論是中文或英文的簡報都不需使用句號結尾。字型太多會顯得版面雜亂，最好統一字型或以不超過二種為原則；且字型要符合目的，用適合的風格調性。一般比較正式的中文字型建議用「微軟正黑體」或「微軟雅黑體」，看起來清楚、穩重且不花俏；較正式的英文字體則建議用無襯線字型（例如：Arial、Tahoma、Verdana 等）。有些投影片為求生動活潑，會使用「文字藝術師」字型，建議不要過度使用，以免太過花俏而顯得凌亂。當使用不同的電腦開啓檔案時，由於軟體版本的不同或作業系統（Mac 或 Microsoft）的不同，會發生原先所使用的字型、對齊或格式會跑掉。為防止這種情形發生，可將投影片存成圖片格式，再貼在空白投影片上即可；亦可以利用 PowerPoint 的字型內嵌模式來解決字型跑掉的問題。另外，用字也要有一致性，如計畫書、計畫案、企畫書、企劃書、企畫案、企畫書都是類似的用字，最好能統一。可利用 PowerPoint 中的【常用】>【取代】功能來將簡報中的用字統一。

3. **色彩一致性**：色彩分爲暖色系與冷色系。暖色系帶給人的感覺是熱情、活潑（如黃色、橘黃色、紅色、橘色等），許多休閒旅遊、百貨通路、幼兒教育等行業喜歡用紅色系。冷色系則是專業、穩重（如藍色、藍綠色、綠色、紫色等），常見醫療機構、學術機構、金融保險等行業偏好用藍色系；強調天然、草本、環保產品的企業喜歡用綠色系。配色色系要統一並與主題協調，可以用：

   (1) 同色配色：用同一個顏色，深淺不同搭配。如藍色配淡藍色（調整亮度、飽和度）。

   (2) 近色配色：用接近的顏色來搭配。如紅色配橘色。

色彩以不超過三種顏色爲原則，避免五顏六色過於雜亂。投影片中的字體如與底色過於接近，會看不清楚字體。配色的原則：深色底配淺色字，淺色底配深色字，顏色對比要強烈，聽眾才看得清楚字體（如圖 12-23-1、12-23-2）。常用好的配色如：白底黑字或藍字、黑底白字或黃字、藍底白字或黃字等。應避免使用刺眼的淺黃色、淺綠色當底色，容易有視覺疲倦。

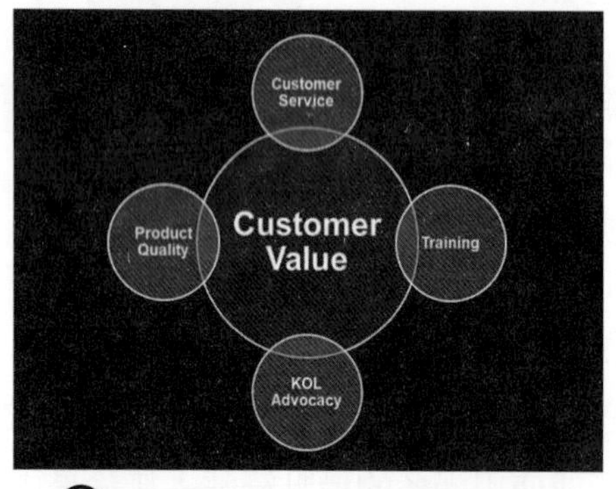

圖 12-23-1　深色底配淺色字

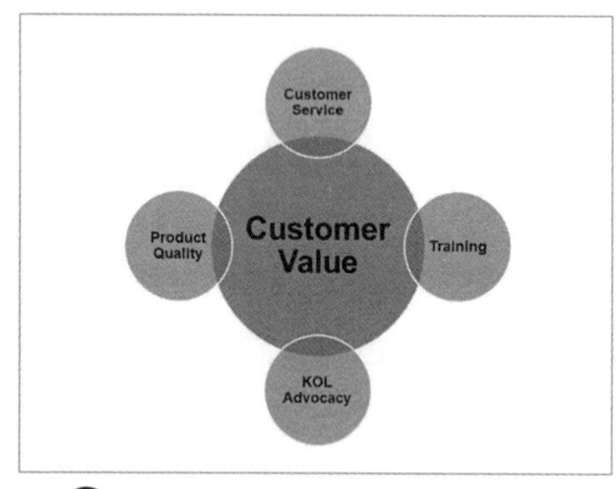

圖 12-23-2　淺色底配深色字

4. **圖案一致性**：用 PowerPoint 中的【插入】>【圖案】功能來選取圖案（例如：圓形、方形、橢圓形、箭頭等形式），各種圖案使用要有一致性（如圖 12-24-1）；如圖案形狀大小或形式不同，就無一致性（如圖 12-24-2）。

圖 12-24-1　圖案有一致性

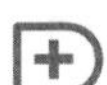

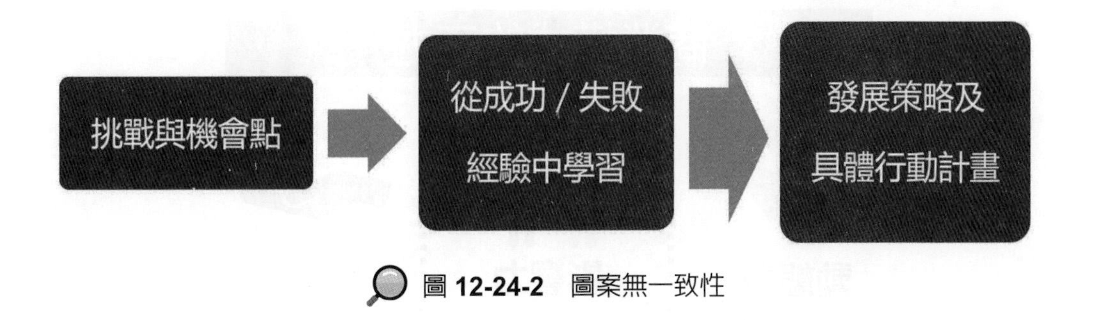

圖 12-24-2　圖案無一致性

5. **圖像一致性**：善用簡潔的圖像取代文字，可抓住聽眾的目光。在 PowerPoint 中的【插入】>【圖示】功能來選取圖像，無須另外付費（如圖 12-25 中的男性與女性的圖像）。各種圖像使用的形式、顏色或大小要有一致性（如圖 12-26-1）看起來更整齊。反之，則無一致性（如圖 12-26-2）。網路上有各種風格免費或付費的圖像素材可以善加利用，例如：Flaticon、Iconfinder、Noun Project 等。

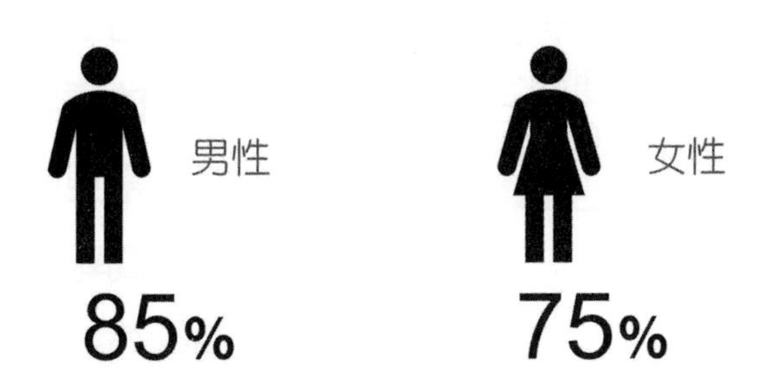

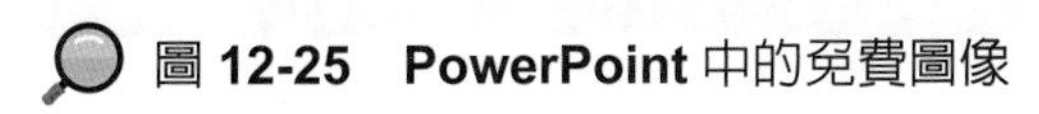

圖 12-25　PowerPoint 中的免費圖像

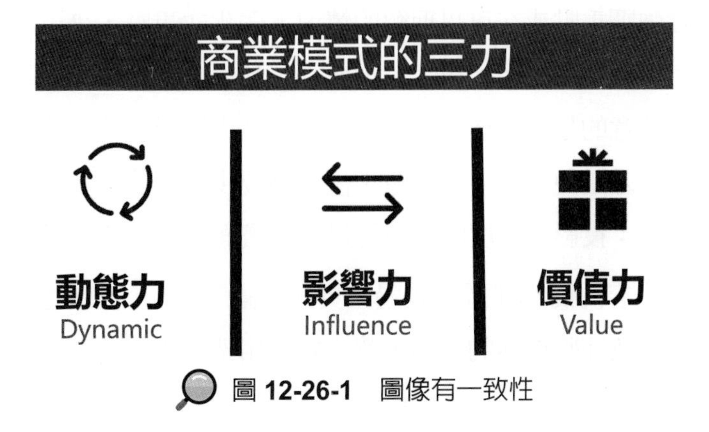

圖 12-26-1　圖像有一致性

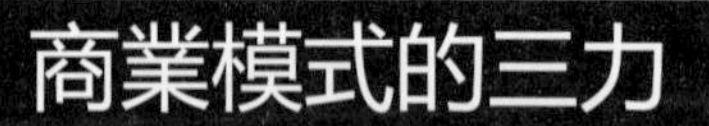

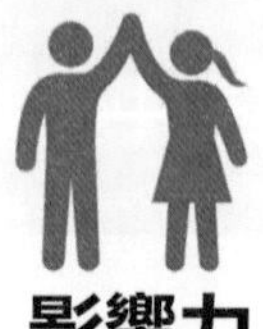

圖 12-26-2　圖像無一致性

6. **適當行距**：文字內容要保持適當的行距，一般以 1.5 倍行距最容易讀（單行行距過於擁擠），適度留白讓內容看起來更有層次感。每頁簡報以不超過五個項目（五個重點）較為理想，可加入排列整齊的項目符號讓內容更為條理分明。另外，項目符號與文字之間應保持適當（約 1 公分）的「間距」（如圖 12-27）。

◆行銷簡報力的重要性
◆行銷簡報的重要觀念
◆行銷簡報常見的錯誤觀念
◆成功行銷簡報四步驟
◆實際簡報演練

單行間距 / 間距值 0.5cm

● 行銷簡報力的重要性

● 行銷簡報的重要觀念

● 行銷簡報常見的錯誤觀念

● 成功行銷簡報四步驟

● 實際簡報演練

1.5倍行距 / 間距值 1cm

圖 12-27　適當行距與間距

7. **強調重點**：適度強調重點或在可以理解的情況下弱化次重點，來引起聽眾的關注或凸顯重點。例如：利用文字加粗、放大、加底線、加底色、加引號、顏色深淺、動畫、圖案等方式。要注意的是：不要有太多重點，因為太多重點等於沒有重點。另外，斜體較不易閱讀應儘量避免使用；底線會干擾閱讀要少用；陰影會讓人覺得視力或投影機有問題避免使用；投影片適度的留白可以提高畫面呈現的質感。

8. **過渡頁**：對較多內容的簡報建議設置過渡頁（如圖 12-28），它能提示聽眾前一個主題已告一段落，以及即將要講的內容，讓主題邏輯架構更為清晰。如果投影片是白底黑字的風格，在轉換主題時的過渡頁可以用黑底白字來凸顯差異，同時也告訴聽眾要轉換到下個主題了。

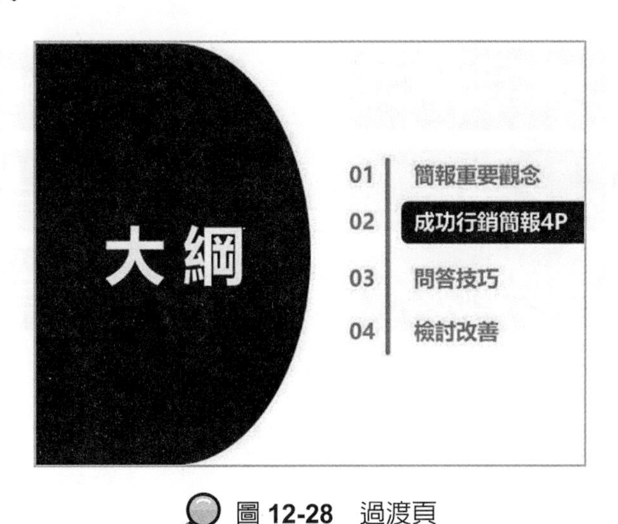

圖 12-28 過渡頁

（二）投影片類型

人類是視覺動物，對影音、圖像的理解速度都比文字或表格快，這就是爲什麼很多人說：「一張圖勝過千言萬語（A picture is worth a thousand words）」。一般來說，文不如字（文字條列、關鍵字），字不如表（表格），表不如圖（圖文、圖表、圖解或圖片），圖不如影音（影像、聲音）（如圖 12-29）。然而，文字的投影片類型一定比圖片差嗎？其實也不一定。原則上，越好的投影片讓聽眾的理解速度越快，最好可以加深聽眾的印象，投影片類型各有各的特色取決於什麼情況使用，要搭配簡報想要傳遞的重點，選擇適合的類型或類型「組合」來製作投影片。

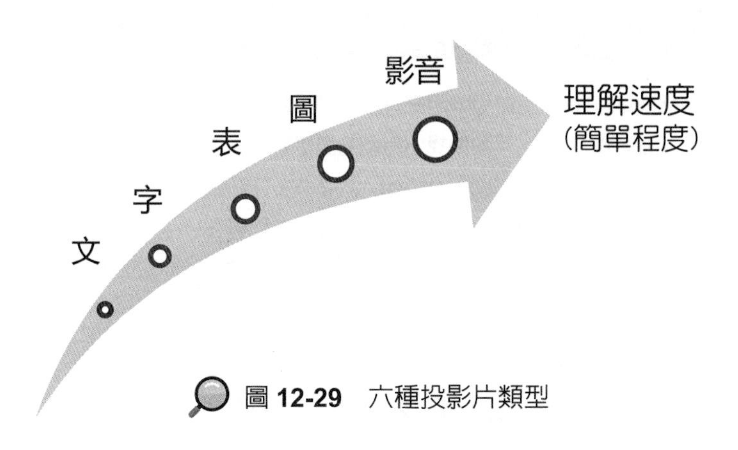

圖 12-29 六種投影片類型

投影片類型是由六種不同的元素所組合而成，包括：(1) 文字、(2) 表格、(3) 圖表、(4) 圖解、(5) 圖片與 (6) 影音（如圖 12-30）

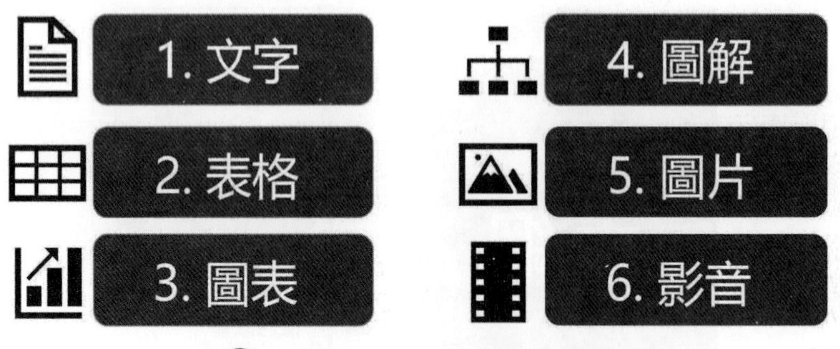

圖 **12-30**　六種投影片類型

1. **文字**：以文字爲主的投影片分爲三種：

(1) 文字多。

(2) 文字條列。

(3) 關鍵字。

投影片強調的是理解性，不像書面報告追求的是完整性。當投影片文字太多時，有些聽眾會試著細讀文字內容，而無法專注在演講者想表達的內容。因此，當文字較多時可以簡化內容，將字體放大用重點式的文字條列，亦可只用關鍵字呈現在投影片上，儘量讓聽眾用「看」的就能理解，而不是用「讀」的。以 SWOT 分析爲例，以文字多、文字條列與關鍵字來做呈現（如圖 12-31-1、12-31-2、12-31-3）。

SWOT分析

SWOT分析是企業組織用來發展行銷策略前了解競爭態勢常用的分析工具，可幫助找出有利的競爭對策。優勢（Strengths）與劣勢（Weaknesses），是指組織內部當前的處境，通常是那些內部能控制的因素。而機會（Opportunities）與威脅（Threats）是指外部環境的影響，通常是那些較難控制的外部因素。

圖 **12-31-1**　文字多

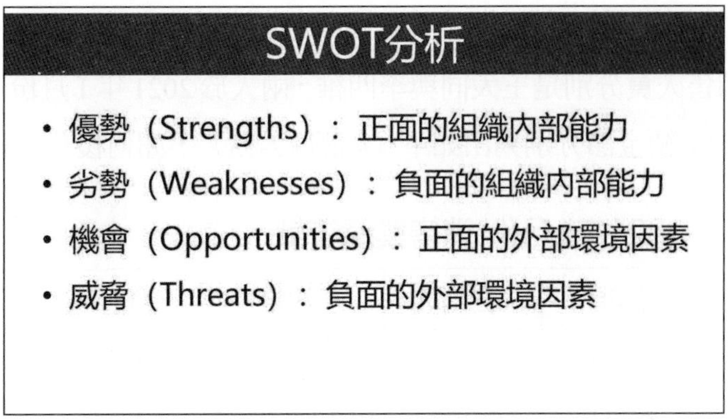

SWOT分析

- 優勢 (Strengths) ： 正面的組織內部能力
- 劣勢 (Weaknesses) ： 負面的組織內部能力
- 機會 (Opportunities) ： 正面的外部環境因素
- 威脅 (Threats) ： 負面的外部環境因素

圖 **12-31-2** 文字條列

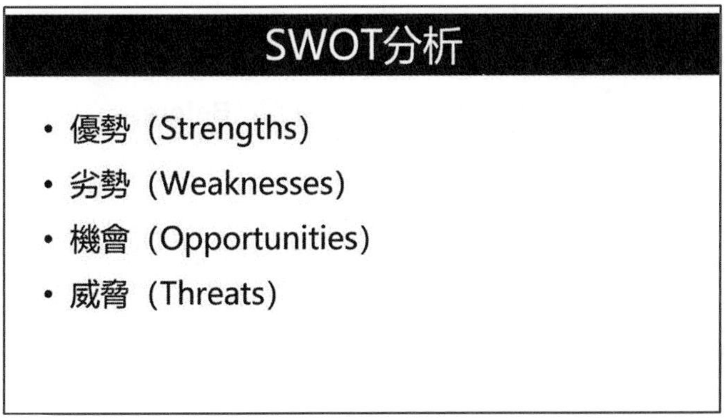

SWOT分析

- 優勢 (Strengths)
- 劣勢 (Weaknesses)
- 機會 (Opportunities)
- 威脅 (Threats)

圖 **12-31-3** 關鍵字

2. **表格**：將複雜的文字分類整理成表格形式用更有系統化的方式來呈現，搭配明確的標題，讓人一目瞭然。同樣以 SWOT 分析爲例（如圖 12-32）：

SWOT 分析

	正面	負面
內部能力	Strengths 優勢	Weaknesses 劣勢
外部環境	Opportunities 機會	Threats 威脅

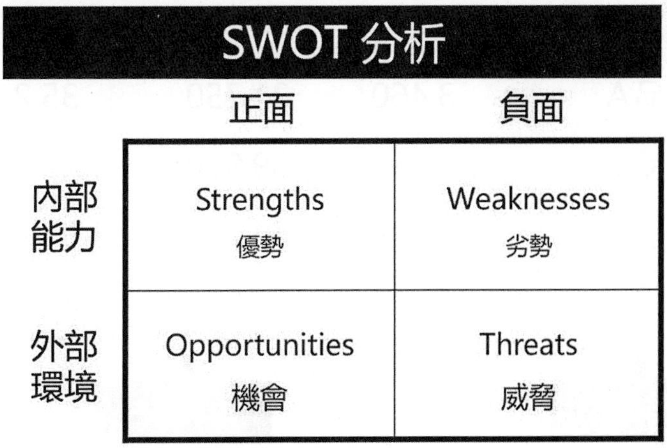

圖 **12-32** 表格

表格製作練習：

公司有兩位銷售人員分別是王大同與李四維，兩人於2021年1月份分別銷售產品A、產品B與產品C的業績金額分別列出如下（如圖12-33），如何優化表格的呈現呢？

2021年1月份 銷售業績統計

品項	王大同	李四維	合計
產品A	3460	31750	35210
產品B	3850	39950	43800
產品C	17090	64280	81370
總和	24400	135980	160380

圖 **12-33**　表格製作練習（**Before**）

參考建議（如圖12-34）：

1. 去除格線干擾（不要有直線）。
2. 加上單位「元」與千分位「，」。
3. 第一列與最後一列以顏色填滿做重點區隔。
4. 文字部分（第一欄）統一靠左切齊，含數字部分（其餘欄位）一律靠右切齊。

2021年1月份 銷售業績統計　　單位: 元

品項	王大同	李四維	合計
產品A	3,460	31,750	35,210
產品B	3,850	39,950	43,800
產品C	17,090	64,280	81,370
總和	24,400	135,980	160,380

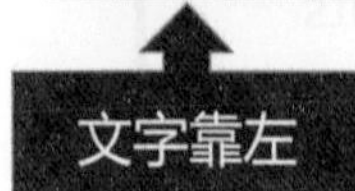

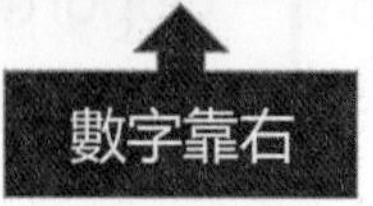

圖 **12-34**　表格製作練習（**After**）

3. **圖表**：通常用來方便理解大量數據，以及數據之間的關係。用對的圖表呈現讓簡報能一目了然傳達資訊的意義。以下針對四種常見圖表類型與使用時機分別作說明（如圖 12-35）：

   (1) 圓餅圖：展現整體數據中各項目所占的比重或比率，可用不同顏色來標示，大多用百分比（%）顯示（不適合有時間概念的數據）。圓餅圖經常用來展示市佔率，要注意資料項目不宜過多，以免造成太零碎的效果。

   (2) 折線圖：用線條走向來呈現數據隨著時間變化的「趨勢」發展（過去／現在／未來）。為了讓折線圖清晰易讀，最好不要超過三組數據。

   (3) 直條圖：適合比較各項目隨時間變化的差異量（高低差距）。相較於折線圖，直條圖更容易比較某個時間點各個項目的差距（但就不適合拿來看趨勢）。

   (4) 橫條圖：常用於表示順序或排名（由大而小或由小而大），縱軸為比較項目，橫軸為呈現數值差異。當直條圖的項目較多或項目名稱太長時，改用橫條圖更為清楚。

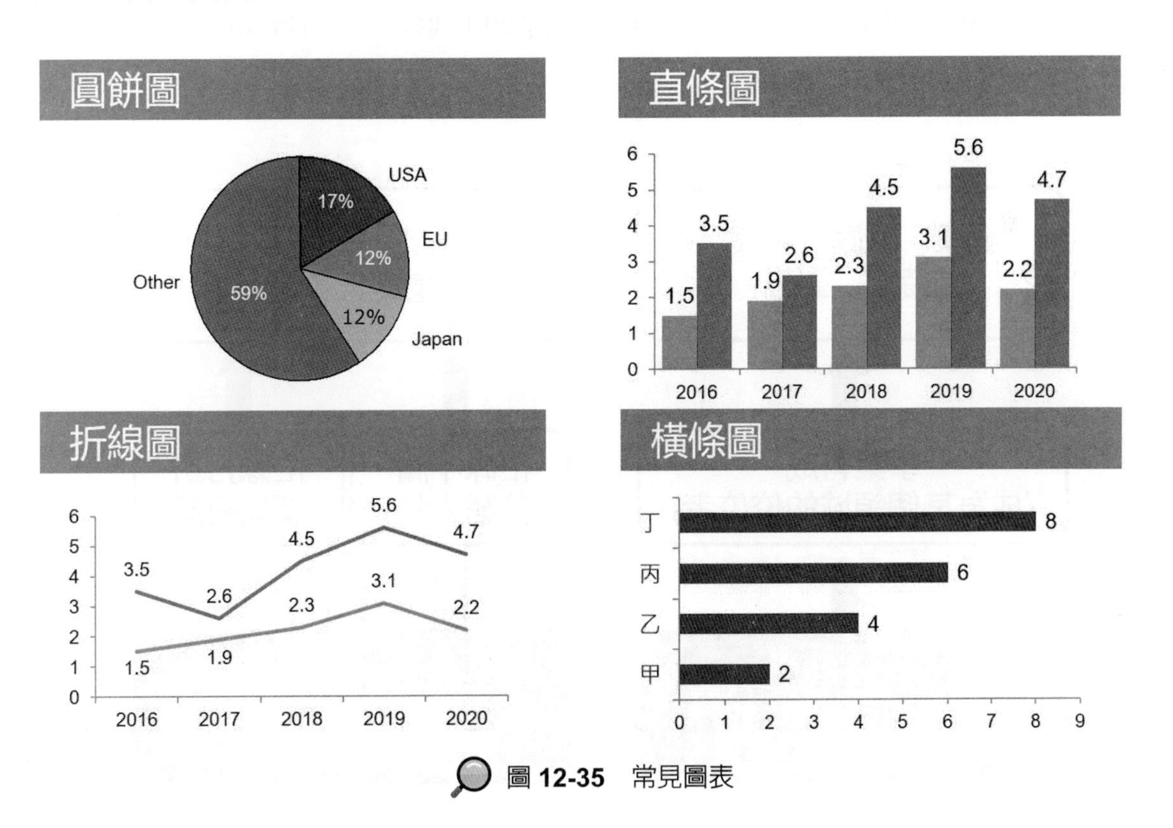

圖 12-35　常見圖表

4. **圖解**：在製作簡報時，若投影片上多是用文字敘述時，會顯得很單調空虛。此時，可以利用圖解設計來顯示「重點文字」之間的關係，通常文字會搭配框線、箭頭、線條等「圖案」來做化繁爲簡的呈現，讓聽眾更容易理解。（如圖 12-36、圖 12-37）：

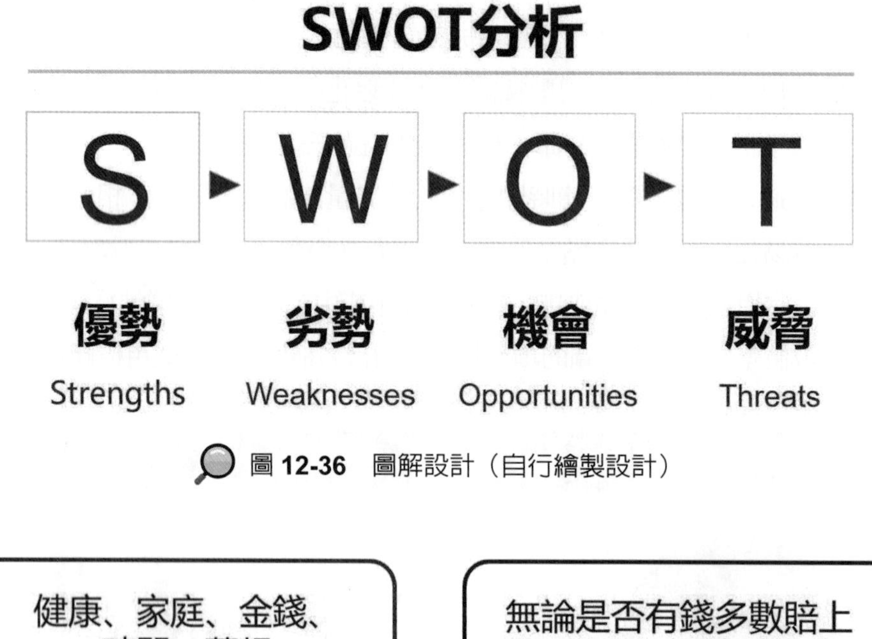

圖 12-36　圖解設計（自行繪製設計）

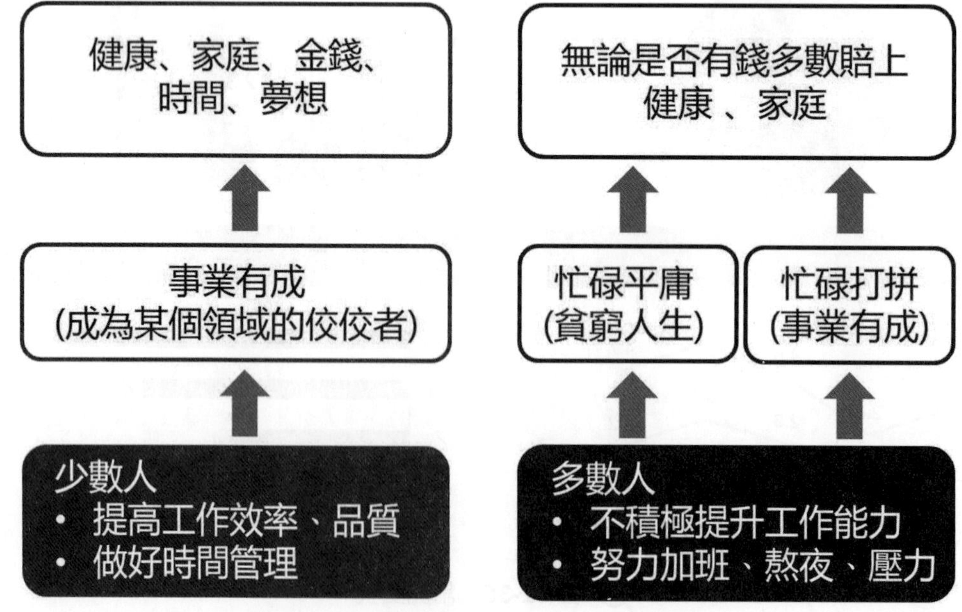

圖 12-37　圖解設計（自行繪製設計）

PowerPoint 中的「SmartArt」圖解概念功能，能自動將「文字」轉換成「圖形」型式的邏輯圖表，並顯示之間的關係。「SmartArt」常用於表達流程、組織結構、層次、循環等關係的圖形組合，可以省下自行繪製的時間。例如：基本文氏圖表（如圖 12-38）區塊循環圖（如圖 12-39）、循環矩陣圖（如圖 12-40）、持續循環圖（如圖 12-41）、發散星形圖（如圖 12-42）等。由於「SmartArt」圖形是將所有文字、框線、箭頭、線條等「組成群組」，在編輯文字時各個元素會互相影響不易製作，建議用以下步驟：

(1) 先判斷條列資料之間的關係，選用適當的「SmartArt」圖形插入頁面。
(2) 在【組成群組】中選取【取消群組】，讓「SmartArt」圖形各個元素各自獨立不會互相影響。
(3) 點選各個元素並鍵入「重點文字」或插入文字方塊，鍵入「重點文字」再移動至各個元素的適當位置。

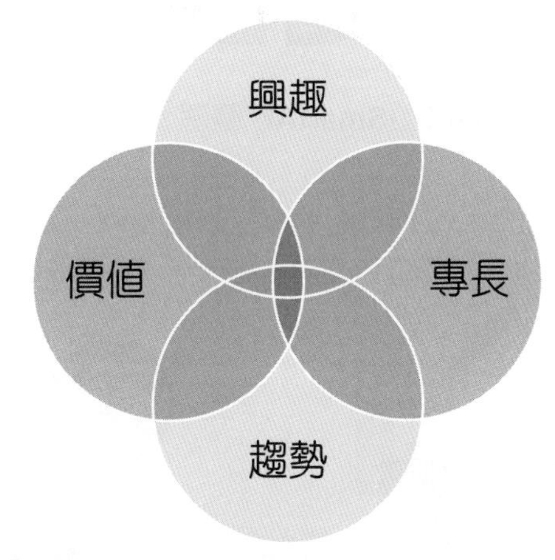

圖 12-38　圖解設計（基本文氏圖表）

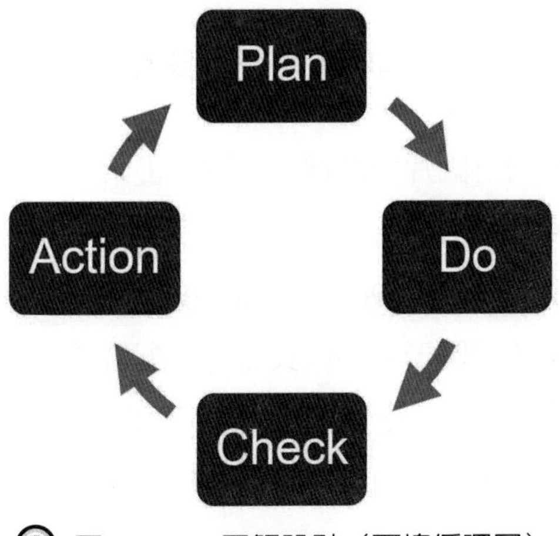

圖 12-39　圖解設計（區塊循環圖）

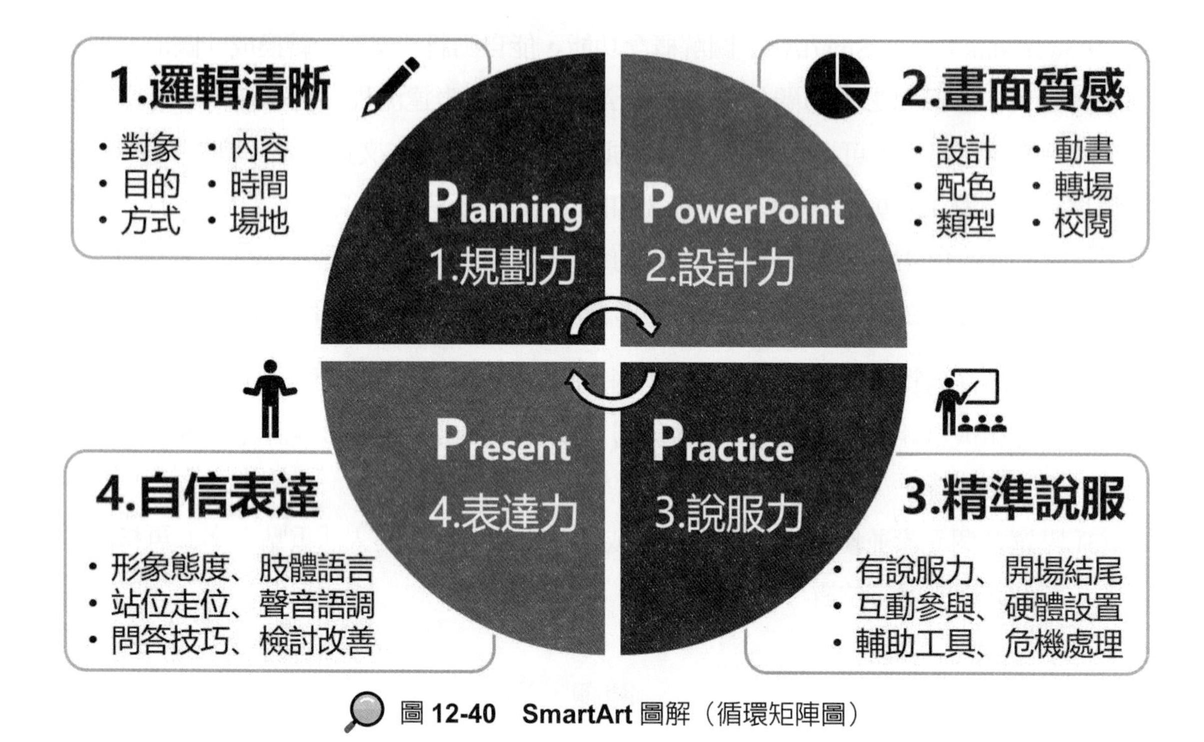

圖 12-40　SmartArt 圖解（循環矩陣圖）

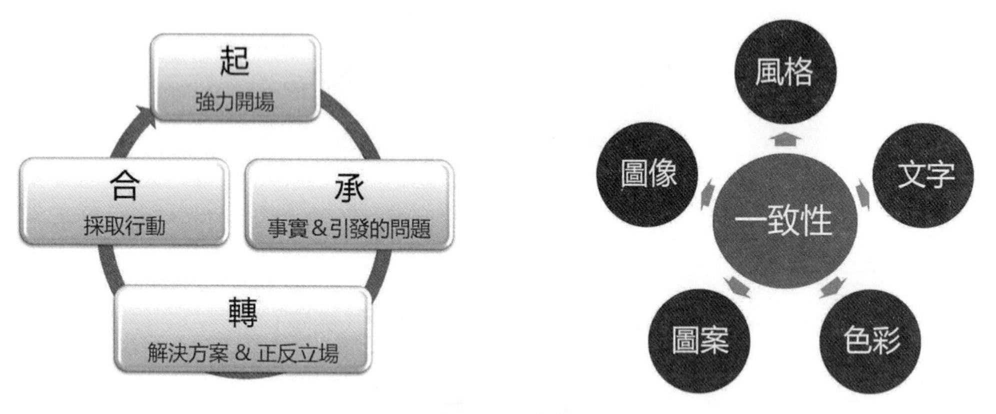

圖 12-41　SmartArt 圖解（持續循環圖）　圖 12-42　SmartArt 圖解（發散星形圖）

5. **圖片**：圖片解析度是高質感圖片的關鍵，如圖片畫素（Pixel）不足或尺寸過小，一旦放大圖片就會顯得模糊，讓人覺得不夠細心、不夠專業。圖片選擇要符合簡報主題、有一致性且解析度要夠高。利用 PowerPoint 中的【格式】>【裁剪】功能來裁切選取所需要的部分、裁剪成不同圖形或不同長寬比，配合「放大」與「縮小」功能來調整圖片的大小，注意要拉對角（不要上下或左右），以免影像變形（如圖 12-43）。另外，可用 PrtScr 的鍵拍下螢幕畫面，用貼上變成圖片，再用上述圖片「裁剪」方式即可。

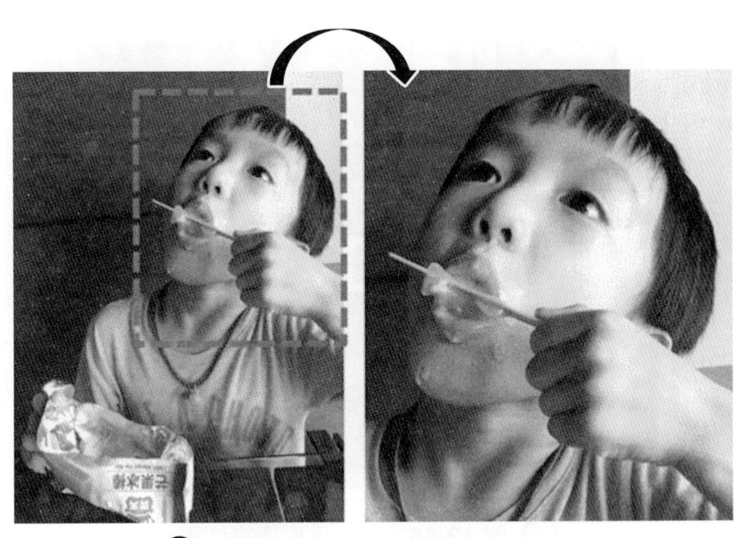

圖 12-43 圖片裁剪再拉對角放大

利用 PowerPoint 中的【格式】>【圖片】>【圖片校正】功能來調整圖片亮度；用【格式】>【移除背景】功能來去背；用【格式】>【填滿】>【透明度】功能來做半透明遮罩（如圖 12-44）。

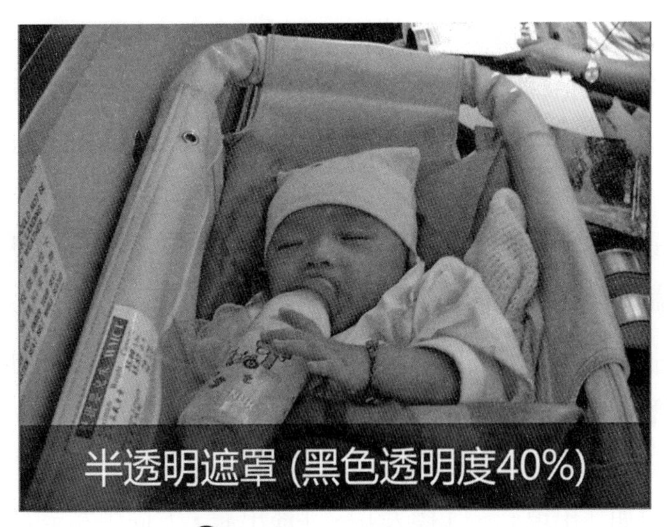

圖 12-44 半透明遮罩

利用 PowerPoint 中的【格式】>【旋轉】功能來將圖片旋轉不同角度（例如：水平翻轉、垂直翻轉、向左旋轉 90 度等）。可從許多圖庫的網站來尋找圖片（要注意使用權限），以英文關鍵字來搜尋，通常可以有較多的圖片選擇。常被使用的照片不特別建議不要用，如能使用自己拍攝的照片會更有感覺。如果一張投影片需要放許多圖片時，可利用【設計】>【設計構想】功能來排列多張圖片，或自行「裁剪」將圖片排列整齊（外框邊緣切齊）（如圖 12-45）。

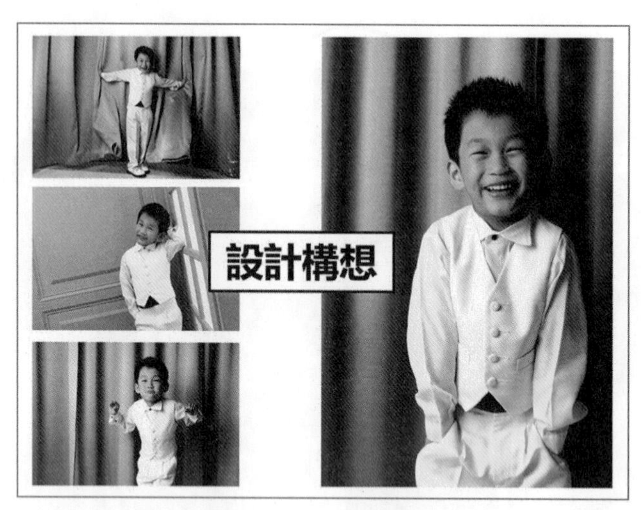

圖 12-45 圖片外框邊緣切齊

6. **影音**：要簡短有力、畫質要高、音量要控制好，如要播放 YouTube 影片，建議先將影片下載到電腦，再嵌入投影片中（用【插入】>【視訊】功能再選取檔案）直接播放視訊較保險，而不是當場還要透過 WiFi 或手機分享網路來上網連結讀取。如果在投影片上要製作影片（或檔案）的連結，用【插入】>【連結】>【動作】>【跳到】功能再選取檔案，連結請務必先測試過，因爲在不同電腦的連結路徑可能是不同的。另外，在播放前要將音源線接上，確認喇叭的音量適中，而不是把自己的麥克風放在電腦的喇叭口，這樣很不專業。我在參加華人好講師比賽時，有一位選手在演講時同時搭配播放背景音樂，但由於音量太大而聽不清楚演講者在說什麼，嚴重影響簡報效果，因此在演講前要記得測試音量的大小。

7. **動畫**：動畫可強調說明的重點、順序，以提升專業度。善用簡單的動畫效果，搭配表達內容可以讓簡報更生動活潑，但要節制使用，在一張投影片中分段出現的動畫效果最好不要超過三次，否則會顯得太過花俏或雜亂，且動畫要快速呈現不拖泥帶水。常用動畫進入效果如「出現」、「擦去」、「淡出」，方向由左至右或由上至下爲佳，或者配合圖解的順序或方向來呈現動畫。離開效果如「消失」、「淡化」、「飛出」等。如投影片內容有太多元素不易使用動畫時，可以將這些元素部分或全部「組成群組」形成整體性，再製作適當的動畫（如圖 12-46）。另外，不要使用會變動的圖片（GIF 動畫檔）或逐字呈現，容易讓聽眾分心。

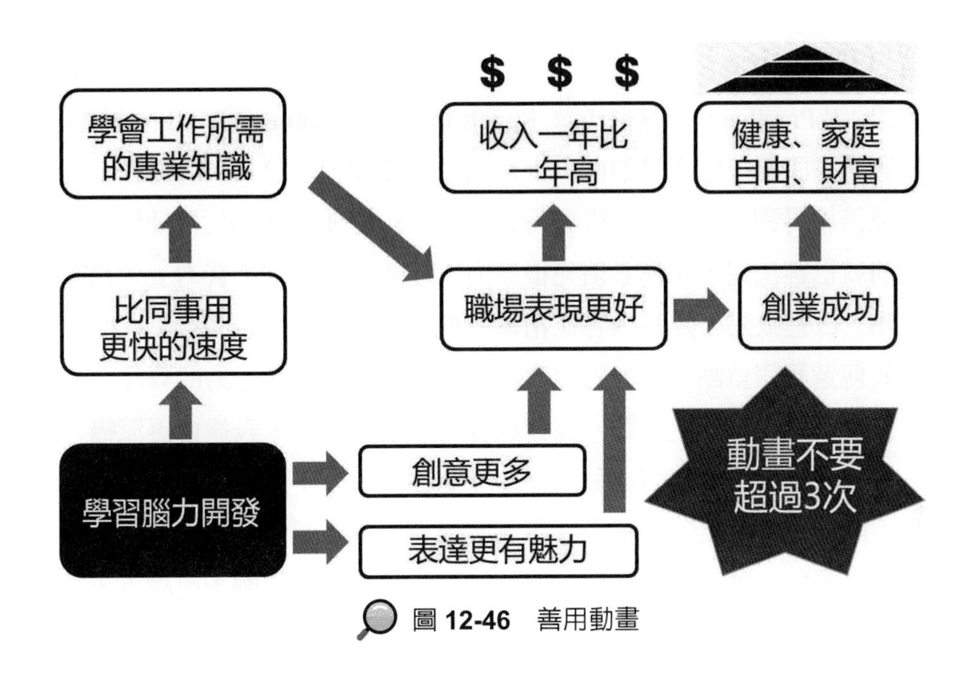

圖 12-46 善用動畫

8. **轉場**：PowerPoint 中的投影片轉場就是簡報期間從某張投影片移至下一張投影片時所出現的視覺效果。可以控制速度、新增音效，並自訂轉場效果的外觀。轉場效果應以「簡單」且只使用固定一種效果爲原則，不要太花俏弄到聽眾頭暈，若要移除轉場，請選取【轉場】>【無】即可；常用轉場效果如「向右插入」、「向右擦去」等。另外，也不要用有背景聲音的轉場（例如：風吹聲、打字機聲、鼓掌聲等）會分散聽眾的注意力。
9. **校閱**：有錯漏字會影響聽眾對簡報內容的專業度與可信度，可利用 PowerPoint 中【校閱】>【拼字檢查】功能在完成投影片前全部做一遍拼字檢查。校閱中的翻譯功能，可將文字轉換成不同語言（如中翻英、英翻中、簡轉繁、繁轉簡等）。尤其當投影片很多時，應善加利用「校閱」這個工具，可節省大量的校對與翻譯工作的時間。當完成投影片製作或完成複雜物件內容製作時，別忘了「存檔」。有些人擔心在不同電腦上讀取 PowerPoint 檔案（*.pptx）時字體、內容排版會跑掉，可將檔案轉存成通用格式 PDF 做全螢幕播放（如果沒有動畫效果就不影響）。

三、練習（Practice）

有句諺語：「Practice makes perfect. Repetition is the mother of skill」，強調的是「熟能生巧」的觀念。簡報技巧亦是如此，上台前要反覆練習，第一次的簡報不該是正式上場。知道不見得做得到，做到不見得做得好，所以一定要不斷的反覆練習！簡報的成敗與否在上台前就已經決定，「你必須先很努力，才能看起來毫不費力」。藉由刻意練習可以發現缺點、改進缺點、熟悉內容並精準掌握時間，當遇到時間被壓縮時，也比較能在時間內有效傳遞簡報重點。熟練內容之後，才能讓自己心有餘力的專注在肢體動作、眼神交流、聲音語調、互動走位等。練習越多，自信心越強，表達會更流暢。練習不是在電腦前一直修改投影片，練習的秘訣是：「記住流程、不看稿、不背稿！」。上台前的演練，勝過臨機應變；要怎麼呈現就先怎麼練習，越接近現場的情況練習越好。許多人站在台上後總是能夠展現魅力、侃侃而談，說出生動有趣的例子或故事，巧妙回答聽眾的問題，其實並非天賦異稟，而是透過不斷反覆練習而來。

對初學者而言可以寫逐字稿（可利用「備忘稿」功能），目的是要確認簡報內容是否通順符合邏輯，並控制簡報時間（可利用【投影片放映】>【排練計時】功能）。但切記簡報表達要自然流暢，不要讓人有背稿的感覺。練習時，可以請家人或朋友當聽眾給你建議、用鏡子來觀察自己（至少要看到上半身）或利用錄音或錄影的方式來記錄簡報過程（可利用【投影片放映】>【錄製投影片放映】功能），不斷檢討改進，精益求精。若在練習時不方便開口，可以默想不發聲的做心理預演（Mental Rehearsal）；特別是在即將上台前的練習（尤其是開場），可以讓自己提早進入狀況，幫助消除緊張，如能到現場演練或彩排更好。

（一）有說服力

《簡報聖經》這本暢銷書的作者 傑瑞．魏斯曼（Jerry Weissman）說：「大部分簡報者都只想傳遞訊息，而不是說服聽眾」，也就是多數演講者沒有用具「說服力」的方式來呈現，以至於無法達成簡報的目的。簡報的目的往往是要「說服」聽眾採取行動，尤其是要說服客戶掏錢的行銷、業務、募資簡報更爲重要。沒有達到目的的簡報，再精彩的簡報都是失敗的！台積電董事長 張忠謀說：「有說服力的表達，是大學生要下功夫學習的一項重要能力」。對競爭更爲激烈的職場工作者更是重要。演講者要比聽眾更了解這個主題，才會有說服力，且要說服別人前，要先說服自己，如果表達含糊不清、沒有邏輯，連自己都不太清楚就很難說服別人。一個「主張」必須要有許多「理由」來支撐，所以可以經常問自己「爲什麼」，可以有效提升說服力與邏輯思考力。以下是常見有效提升說服力的方法：

1. **用詞精準**：做簡報的用字遣詞要精準表達、簡潔有力，演講者說的更少，反而能讓聽眾容易理解、吸收的更多更節省時間。演講者「說不清楚」比聽者「聽不明白」的問題更大，演講者有責任要換位思考，站在聽眾的立場去思考應怎麼講聽眾才容易聽得懂。雖然各行各業都有專業用詞或專業術語，但簡報的目的是要傳遞訊息，儘量用淺顯易懂的方式來傳達，避免過度艱深或賣弄專業讓聽眾聽的一頭霧水。專業術語並不等於專業，專業是建立在「通俗的溝通」，聽眾能理解比較重要。另外，用詞要具體、簡潔。舉例：
   - 與其說「這份報告很急要趕快完成」不如用「最晚明天下班前要完成這份報告」來得具體。
   - 與其說「一種行銷管理的策略性作法」不如用「行銷策略」來得簡潔。
   - 與其說「首先一開始」不如用「首先」就好。
   - 與其說「關於這一點部分」不如用「關於這一點」就好。
2. **引用名人的話**：引用成功或權威人士的話，可以大幅增加簡報說服力。舉例：
   - 管理學大師 彼得 · 杜拉克（Peter Drucker）說：「眞正行銷，不是問我們該賣什麼，而是問客戶想買什麼」，來強調客戶需求的重要性；他又說：「行銷的目的是讓銷售成爲多餘」，來說明行銷與銷售的關係。
   - 股神 華倫 · 巴菲特（Warren Buffett）說：「如果你不能找到一個你在睡覺時都能幫你賺錢的方法，那你就工作到死。」，強調人生要未雨綢繆，爲自己創造被動式收入的重要性。
   - 阿里巴巴集團創辦人 馬雲說：「山珍海味、榮華富貴，沒有健康一切都是浪費」，強調健康的重要性。
3. **有力的資料來源**：引用具有公信力單位的資料來陳述事實或證明，以提升簡報說服力。舉例：
   - 根據國民健康署（HPA）的資料統計顯示，每 5 分鐘就有一位國人罹患癌症！
   - 根據衛生福利部統計，精神科每年就醫人次超過 260 萬。
   - 根據 約翰 · 霍普金斯大學（Johns Hopkins University）統計，至今全球 COVID-19 新冠肺炎確診人數已經破 1 億人。
4. **有力數字**：簡報應儘量避免使用太多抽象的形容詞來表達（如超神奇、很帶勁、感覺不錯、景氣不好、成長驚人等），如此不精準的語意很難讓人信服，最好可以加入具體有力的「數字」提升說服力。舉例：

- 將「效果不錯」改為「一分鐘立即見效」更好。
- 將「減重效果明顯」改為「三個月內減重 12 公斤」更好。
- 將「銷售量明顯成長」改為「銷售量比起去年同期成長 3 倍」更好。
- 將「幫你賺大錢的投資術」改為「讓你獲利增加 5 倍的投資術」更好。
- 將「讓妳凍齡回春的秘密」改為「讓妳看起來年輕 10 歲的秘密」更好。

另外，用有力數字可提升專業感，以強調其獨特性與優越性。但切記有力數字背後要有佐證資料，以避免引起爭議。舉例：

- 日本銷售「第一」。
- 太陽餅「創始」店。
- 珍珠奶茶「創始」店。
- 臺灣連續 9 年銷售「No.1」。
- 全世界「最薄」的筆記型電腦。
- 全球「最多」牙醫師推薦口腔保健品牌。
- 小兒科醫師「唯一」選擇的奶粉品牌。
- 全球「唯一」取得美國 FDA 認證的⋯。
- 亞洲「唯一」通過 ISO 國際認證的⋯。
- 臺灣「唯一」榮獲米其林三星評級的⋯。

5. **用比例／平均**：有時化為「比例」或「平均」的數字聽起來更有感覺。舉例：
   - 經過這個訓練，看書速度可以從每分鐘 1,000 字提升至 6,000 字！如果用「經過這個訓練，1 小時才能看完的書，只需要 10 分鐘就看完！」就更讓人有節省時間的感覺。
   - 全球 78 億人口，亞洲佔 42 億，如果用亞洲佔全球人口的 54%（或一半以上），更能凸顯亞洲人口很多的感覺。
   - 美國電動車品牌「特斯拉（Tesla）」去年全球銷售約 50 萬輛，如果用「平均每分鐘銷售一輛」就更讓人有熱賣的感覺。
   - 開賣後的 200 天，就達 400 萬支的銷量，如果用「開賣後的 200 天，平均一天就賣 2 萬支」就更讓人有熱賣的感覺。
6. **用比喻**：有時用「比喻」，讓人感覺大不同。舉例：
   - 「成功就像是一把梯子，雙手插在口袋的人是爬不上去的」，強調採取行動的重要性。
   - 這輛車已經跑了 40 萬公里，如果加上「相當於已經繞地球 10 圈了」的比喻，就感覺開了很遠了。

- 這台掃地機器人高度只有 16 公分，如果加上「薄到可以鑽進你家沙發底下的縫隙」的比喻就感覺很輕薄。
- 這款音樂播放器只有 185 公克，有 5GB 的容量，如果加上「可以把 1,000 首歌放進小口袋裡」的比喻就感覺更輕巧方便。
- 兩天講師訓練課程費用爲 36,000 元可分 12 期 0 利率（感覺：貴的離譜！）或每月僅需花費 3,000 元（感覺：有點貴！）。如果用每天僅花不到一杯咖啡的價格的比喻，就可能感覺還負擔得起。
- 這間店的衛生紙一周熱銷 1 萬包，如果用「疊起來相當於 4 座台北 101 高度」的比喻，就感覺賣了很多。
- 我們家那塊地有 2 公頃，如果加上「大約 3 個足球場大」的比喻就感覺很大，數據要「聽得懂」才有感覺。

7. **同理心**：同理心是一種換位思考，站在聽眾的角度思考他們的問題或需求，說與聽眾相關的內容，才能產生連結、引起共鳴與說服人心。

8. **正面表述**：同樣一句話，用正面表述通常比負面表述聽起來更容易被人接受、更具說服力，要聚焦在改變後的正面效應。例如：
   - 用「我不會」不如用「我研究一下」。
   - 用「不要太懶散」不如用「要更積極努力」。
   - 用「不要光說不練」不如用「要積極採取行動」。
   - 用「下次不要再犯錯了」不如用「下次要更準確一點」。
   - 用「沒辦法，公司規定不行」不如用「我會儘量向公司爭取」。
   - 用「讓你跑一趟，眞不好意思」不如用「讓你跑一趟，眞是感激不盡」。
   - 用「這個手術的失敗率有 10%」不如用「這個手術的成功率高達九成」。

   用正面的引導問句比直接否定要好。例如：
   - 用正面引導「有沒有更好的做法？」比「我不同意這樣做！」好。
   - 用正面引導「如何能更有效達成目標？」比「這樣做是無法達成目標的！」好。

   另外，當不方便表達否定立場，可用「比較」方式來陳述。例如：
   - 「我認爲 A 不好，應該選擇 B ！」可以改爲「與其選擇 A，我認爲 B 更好！」（未必是在否定 A）。
   - 「我認爲現階段不應該追求利潤，而應該追求營業額！」，可以改爲「與其追求利潤，我認爲現階段追求營業額更好！」（未必是在否定追求利潤不好）。

9. **正確敘述順序／方式**：在高度競爭、一切講求效率的時代，多數人沒有耐性慢慢聽你把話說完。因此正確的敘述順序，先講重要的事，讓別人較願意繼續聽下去或願意進一步關心你所表達的事情。另外，用正確的敘述順序或方式也會影響別人的觀感。舉例：
   - 有一位菸癮很重的人在禱告的時候問牧師：請問禱告時可以抽菸嗎？（牧師回答：當然不行）。另一位一樣是菸癮很重的人問牧師：我在抽菸的時候可以禱告嗎？（牧師回答：隨時都可以）。
   - 一位女大學生，晚上到酒店上班陪客人喝酒，對這樣的大學生你的感受如何？換個順序來說，一位在酒店工作的小姐爲了翻轉她的人生，努力考上大學，你對這位女大學生是否感到佩服呢？

   這就是「隱惡揚善」的表達，同樣一件事情，敘述順序、方式不同，會造成完全不同的觀感與結果。特別在繁忙的工作場合對主管表達時，如未能正確掌握敘述順序或方式，會經常一開口還沒把話說完就被否定，有時「如何說（How to say）」比「說什麼（What to say）」更爲重要。

10. **好故事／親身經歷**：說個與主題相關的好故事或眞實親身經歷的故事效果會更好。要學習成爲一個會說故事的人，不是一味講大道理、強調產品（或服務）有多好，而是透過說故事的方式來引起聽眾的共鳴，以增加說服力。舉例：
    - Stacey Kramer 的 TED 演講題目：「我得過最好的禮物 The best gift I ever survived」，用三分鐘、四張投影片告訴我們一個她私人的故事經歷，一個沒人想要、駭人、花大錢、又帶來創傷的經驗也能變成一個無價的禮物，故事撼動人心，把自己親身經驗過的事情說出來，更具說服力。
    - 我原先認爲它的超靜音（吸塵器）可能吸力會不夠，但實際用了之後發現它的吸力超強又安靜，値得推薦。之前就聽說這款手機很好用，自己實際使用後發現它的質感及功能比我想像的更好，我強力推薦它！

11. **提供問題解決方案／談好處／利他**：先分析現況「問題點」再提出「解決問題」的方案。聽眾在乎的是簡報內容可以幫助解決他們什麼問題點或痛點。除了提出解決方案外，更重要的是要談好處。舉例：
    - 可節省 50% 以上的時間（好處）。
    - 活動期間可享 3 折優惠，外加好禮 3 選 1（好處）。
    - 耐久度是一般產品的兩倍，所以產品更經濟實惠（好處）。

- 我們公司有 10 位博士（解決方案），可以有效解決客戶技術上的問題（好處）。
- 這台電腦斷層掃瞄可以做到 640 切（解決方案），可以爲您做出更精準的診斷（好處）。
- 我們公司在全台有 100 個據點（解決方案），可以提供客戶更便利的服務（好處）。
- 今天要分享的題目是「打造獲利商業模式」，由於創業的失敗率五年高達 99%，讓許多人害怕創業（痛點），透過今天 3 個小時的時間，讓你學會如何運用關鍵三步驟成功建立一個好的商業模式（解決方案），讓你一創業就成功（好處）。

此外，因爲多數人喜歡待在舒適圈，不想改變或害怕改變，因此演講者要給聽眾一個強而有力的理由，說明採取行動的好處，並提出具體方法。例如：

- 關鍵三步驟，打造獲利商業模式！
- 成功行銷簡報關鍵四個步驟！
- 打造值得全力以赴方向的三個要素！

亦可直接打到聽眾的「痛點」或說明不採取行動的影響。例如：

- 不創業就等死！
- 不懂得帶人你就自己做到死！
- 不想上班，先看看銀行戶頭餘額吧！
- 您來上課，我們培養您成功！您不來上課，我們培養您的競爭者成功！

12. **展現自信與真誠**：自信是行銷自己的第一步，也是一切成就的起點。簡報時要注意形象態度、肢體語言、聲音語調、語氣肯定都可以展現自信，讓人感覺有說服力，但不要過度自信讓人覺得高傲自大。要多用肯定的用詞，少要用沒自信、不確定性的用詞。例如：

- 是的、好的、可以！（vs 也許、或許、可能、還好、大概）
- 我今天就去做！（vs 我想我會去做！）
- 我們就從明天開始！（vs 我們應該可以從明天開始吧！）
- 我可以解決你的問題！（vs 或許我可以解決你的問題！）

或搭配振奮人心的用詞來展現自信。例如：

- 史無前例的創舉！
- 不可思議的價格！
- 卓越的性能！
- 了不起的發明！

不需要「憨慢講話」也可以讓人感覺實在，表現出眞誠、熱情的態度，讓別人更容易接受你。

13. **你是誰**：聽眾爲什麼要聽你說？你是誰會影響說服力；人微則言輕，所以要不斷提升自己的實力。要建立演講者的公信力可以強調：

- 顯赫頭銜：如總裁、董事長、總經理、教授、博士、理事長、醫師、律師、會計師等。
- 成功事蹟：如上過 TED 演講、成功登上聖母峰、環遊世界七大洲等。
- 得獎記錄：如榮獲諾貝爾獎、紅點設計獎、金鐘獎、米其林三星、華人好講師、全國技藝競賽優勝等。
- 著作：如暢銷書作家、知名雜誌專欄作家等。
- 學歷：如國內外知名大學畢業、取得博士學位等。

但要注意不用花太多時間鉅細靡遺地說明自己的成就而失焦，亦可以讓主持人介紹演講者的輝煌背景或善用見證者的話，來提升說服力。

14. **結合理性與感性**：結合理性邏輯的分析，並動之以情搭配感性的訴求更能打動人心。舉例：

- 一位臺灣基層的醫師上 TED 演講，分享他對臺灣廉價醫療的憂心，除了提出一些具體強而有力的數據之外，也感性地呼籲大眾：「要拯救崩壞中的臺灣醫療，要從你我不再保持沉默開始，要注重自己的健康才能珍惜醫療資源；對醫護人員多一些體諒，才能改善醫病關係」。如此結合理性與感性的簡報呈現，也成功引起聽眾共鳴。
- 建議投資 1 億，預計 3 年後利潤可達 2 億（理性）。如果不作改變，我擔心公司未來很可能面臨倒閉的危機（感性）。

15. **以退為進**：當顧客提出一些疑慮時，不要在第一時間急著否定。適度的認同或理解顧客的想法，再提出產品（或服務）的優勢，反而更容易說服顧客。例如：這款產品價格的確比較貴，但它的質感很好、品牌價值及耐用度高，是許多上班族的首選。

16. **主詞的用法**：主詞用「你」比用「你們」對聽眾而言更有切身感。主詞用「我們」比用「你們」更有團隊歸屬感。例如：

- 「你」有用英文簡報的經驗嗎？比「你們」有用英文簡報的經驗嗎？更有切身感。
- 「我們」要儘快解決這個問題！與「你們」要儘快解決這個問題！給人更有團隊歸屬感。

（二）開場與結尾

簡報內容架構一般分爲三個部分：「開場（Opening）」、「本體（Body）」和「收尾（Ending）」。「開場」和「收尾」然時間只佔少部分，但對簡報的影響很大。所以如果規劃或練習時間眞的不夠的話，花時間在「開場」和「收尾」投資報酬率最高（如圖 12-47）。

圖 12-47　簡報內容架構

開場就是破冰，打破與聽眾之間的距離，與聽眾建立橋樑，並告訴聽眾這主題對他們的重要性、有何影響、激起聽眾的興趣、引起注意力或好奇心，先給聽眾留下好的印象，藉此拉近彼此的關係，讓聽眾想聽你接下來的簡報。好的開始是成功的一半，如果一開始就出狀況，後面只會更糟！簡報的「開場」就像在試吃，要先感覺好吃，顧客才可能買單，但不要刻意搞笑或講有顏色的笑話，反而引起聽眾的反感。以下是常見好的開場方式：

1. **說明簡報目的**：如向客戶簡報公司的產品，你可以說今天簡報的目的是希望與客戶建立長久的合作關係、幫助客戶提升業績、解決客戶某些問題等。
2. **簡介簡報內容大綱**：簡單介紹簡報內容大綱、重要性、內容與聽眾的相關性以引發興趣。簡報內容的順序很重要，要先說整體重點，再談細項內容。
3. **互動式提問（含自問自答）**：問一個與主題相關的好問題，把聽眾的專注力引導到簡報議題。例如：

   (1) 開放型的問題：什麼是商業模式？什麼叫策略？

   (2) 封閉型的問題：有看過大健康產商業模式這本書的人請舉手？你認爲人生的「方向」比較重要還是「努力」比較重要？
4. **熱門時事或話題**：簡報如能結合相關熱門時事或流行話題，不用說太多解釋就能引起共鳴。

5. **幽默風趣**：有趣、生動、活潑可以帶給聽眾愉快的感覺。
6. **表達感謝**：向主辦單位、邀請人、相關協助人員表達謝意，讓人心情愉悅，留下好印象。
7. **利用「最高級」的字眼**：用來引起聽眾的注意。例如：
   - 去年銷售最好的產品。
   - 全球最多牙醫師使用。
   - 全球最薄的筆記型電腦。
   - 臺灣最多小兒科醫師推薦。
8. **其它**：如上述提升說服力方法中的「引用名人或權威人士的話」、「有力的數據與資料來源」、「好故事或親身經歷」等都是好的開場方式。

在簡報時，經常看見聽眾會滑手機、接電話、回訊息、交談、專注力差、遲到中途才進來或甚至於打瞌睡，你期待聽眾在聽完整場簡報後最後還能記住多少？這個問題凸顯了「結尾」的重要性。簡報成敗的關鍵因素是一個簡潔有力、容易記憶的「結尾」來加深聽眾對簡報的整體概念；即使前面內容很多都忘了，至少一定要讓聽眾記住結尾，讓聽眾願意採取行動；所以好的「結尾」可以爲你的簡報大大加分。以下是常見好的結尾：

1. **總結前提醒**：例如：總而言之、最後、讓我們來總結、複習今天所談的內容等。
2. **簡潔總結重點**：簡單扼要總結重點，加深聽眾的印象（三點最好），通常結語要回到比較正向的光明面。總結重點時不要再補充相關細節，當然也不要匆匆忙忙草草結束。
3. **總結一句話／響亮的口號**：把你的簡報精髓，用一句話表達出來。響亮的口號可以加深聽眾的印象。例如：美國總統 歐巴馬在競選期間的口號「Yes, we can」，短短三個字簡潔有力，深植民心。
4. **與開場做呼應**：重述開場的破題，可加深聽眾的印象。如果開場丟出問題，結尾一定要有答案，與開場相呼應。
5. **引用佳句名言**：鏗鏘金句或強而有力的話來呼應主題，會讓人印象深刻。例如：阿里巴巴集團創辦人馬雲在演講最後講的一段話：「今天很殘酷，明天更殘酷，後天很美好，但是絕大多數人死在明天晚上，看不到後天的太陽」，強調堅持的重要性；聖嚴法師說：「只要找到路，不怕路遙遠」說明人生方向的重要性。
6. **要求聽眾採取行動**：如果你的簡報是爲了說服聽眾採取行動，要明確告訴聽眾要如何加入、購買、付款、捐獻或是其它你要聽眾去做的事，還可以告訴聽眾採取行動的好處。例如：這是一生一定要去的地方；是我們應該要伸出援手的時候；每天只要花一杯咖啡的錢，就可以學習如何爲自己打造一門好生意。

7. **好故事**：說個與主題相關的好故事（自己的故事更好）、驚人的敘述、生動有趣的比喻，配合吸睛的照片等來做總結。要注意故事內容與主題要有相關性，最好能搭配視覺、聽覺、感覺，並配合肢體動作與聲音語調等效果更好。

（三）互動參與

聽眾不在乎演講者的簡報講了多少，而在乎他們從簡報中獲得多少。因此，增加聽眾的參與度，能讓聽眾收穫更多。身爲演講者的你，要思考如何說的越少，卻利他越多？互動應從走進會場或會議室就開始，可先與主持人、主管或聽眾互動，一方面拉近與聽眾的距離，讓聽眾感覺有親和力，另一方面也讓演講者更了解聽眾，演講者可適度將這些對話放進簡報中，對簡報有加分效果。以下是增加聽眾互動、參與的好方法：

1. **問答法（含自問自答）**：問一些與主題相關的好問題，配合適度停頓讓聽眾思考，可以鼓勵發言，進而帶動有效的互動。要注意問題如果太難、不好回答或無意義，會較難得到互動的效果（例如：你們今天想聽什麼簡報內容？今天天氣爲什麼很冷？）。聽眾回答時注意聆聽，之後可覆誦、歸納總結出重點。
2. **分組討論／競賽活動**：藉由聽眾之間的互動、討論或競賽來增加參與度、榮譽感，以提升學習成效。活動設計應與簡報主題有相關性，不應該爲了活動而活動。
3. **實際演練**：請聽眾發表意見（台上或台下）、請聽眾用紙筆作練習、讓聽眾大聲朗讀簡報內容等演練，讓聽眾的印象更爲深刻。
4. **展示法**：配合展示品較生動活潑，讓聽眾更理解實際情況（例如：產品展示、促銷陳列品展示、書籍或期刊展示等）。
5. **實體物品傳閱**：讓聽眾傳閱觸摸實體物品，實際體驗觸感或看得更仔細更有感覺；不過傳閱時會影響聽眾聽簡報的注意力，因視情況而定。
6. **影音效果**：輔助好的影音效果來連結主題，可吸引聽眾注意，最好能跟聽眾一起專注看影片。
7. **舉手投票**：舉手投票除了增加聽眾的參與互動外，也是很好的機會可以了解聽眾的狀態，演講者可適度調整簡報內容，更符合聽眾的需求。例如：
   - 認爲是 A 的請舉手，認爲是 B 的請舉手。
   - 曾經接受過簡報訓練的請舉手。

8. **善用互動句**：互動式的問句可以了解聽眾對簡報內容的反應，提升專注力。例如：
   - 各位同意嗎？
   - 這樣可以理解嗎？
   - 有沒有道理？
9. **適度給予讚美、表達感謝**：例如：
   - 你的反應很快！
   - 這個問題很好！
   - 這個答案很棒！
   - 謝謝你的提問！
   - 謝謝你的回饋意見！
10. **送小禮物**：藉由問問題送小禮物給聽眾，可以有效帶動現場愉快的氣氛，同時也能讓聽眾更專注在簡報上。通常我被受邀演講時，都會問主辦單位是否可準備小禮物（或自己準備），重點不在禮物是否貴重，它是增加聽眾參與很有效的方法。
11. **製造驚奇**：出奇不意，讓人感到驚喜（例如：神秘嘉賓、神秘小禮物等）。我在某外商公司服務時的一位老外總經理剛從美國調到臺灣，新官上任想與員工多一些互動，他在同仁進入會議室開會前，將三個裝有 1,000 元的紅包袋分別貼在三張不同椅子下面，當他做完自我介紹後要大家看看自己椅子下面是否有紅包。這個製造驚奇的動作，帶動歡樂的氣氛，成功拉近與員工的距離。
12. **適度走位**：搭配眼神作適度走位，與不同區域的聽眾互動；走位是有目的性的移動位置（可配合簡報內容段落），而非任意走動或踱步。
13. **用聽眾作例子、提及聽眾名字**：請問這位先生貴姓？（聽眾回答：姓陳）。陳先生，如果車子不用錢，你最想開什麼車？剛剛陳先生告訴我們⋯。
14. **找出與聽眾的關係**：拉近與聽眾的距離（例如：同鄉、同行、共同經歷、共同朋友等）。
15. **向聽眾要掌聲**：可以炒熱現場氣氛（例如：請各位給他一個掌聲好不好？認同的請給一個掌聲好嗎？）。有些演講者甚至於會安插人員在某些段落主動給予掌聲，來帶動其他聽眾。
16. **讓聽眾接詞**：許多人在求學時期喜歡玩「接詞」的遊戲，對於自己熟悉的句子會試著接詞，演講者在句子間稍微停頓，讓聽眾有如遊戲般的接詞，增加聽眾的參與。例如：

- 萬丈高樓…平地起。
- 萬事俱備…只欠東風。
- 積沙成塔…積少成多。
- 台上三分鐘…台下十年功。
- 讀萬卷書不如…行萬里路，行萬里路不如 ... 名師指路。稍作停頓讓聽眾接詞。

「工欲善其事，必先利其器」，演講者要提早到現場熟悉相關設置操作。通常負責接待演講者的人或聯絡人不是這些軟硬體設置或器材的負責人，所以不見得會了解如何操作使用；因此要特別跟聯絡人告知你的需求，必要時請相關人員至現場協助處理。若不熟悉簡報現場環境，當面對現場突發狀況時會讓演講者更緊張，如處理不當，再好的內容都可能造成簡報效果大打折扣，甚至於無法進行。以下針對硬體設置與輔助工具做說明：

（四）硬體設置

要事先設置檢查簡報相關硬體設備器材。包括：電腦周邊、輔助器材、座位、燈光、空調、時鐘等硬體設置如以下說明：

1. 電腦周邊：

(1) 桌上型／筆記型電腦：最好使用自己的筆電操作較爲熟悉，臨時要補充相關資料也比較方便。筆電最好先充飽電，且簡報過程中要隨時保持充電狀態。簡報檔案要預先開啓，不要讓聽眾等待開啓。在簡報過程中，如需要播放多媒體的音檔或影像檔，要記得先測試。製作簡報時，建議先插入視訊檔在簡報中，簡報時可以直接播放，不要在簡報中還要點連結讀取檔案；如擔心插入的視訊檔在簡報中檔案太大，則要特別留意檔案連結或存取位置。另外，要記得備份檔案在隨身碟或雲端硬碟，以備不時之需。

(2) 投影機：分爲固定式與移動式（如圖 12-48），流明度越高越清晰。要調整適當的焦距、注意螢幕與投影幕的位置。通常投影機無法連結讀取可能原因是未切到對的頻道（用遙控器或控制面板切換）或轉接頭有問題。連接投影機常見的兩條傳輸線是 HDMI 線與 VGA 線（如圖 12-49）。

固定式

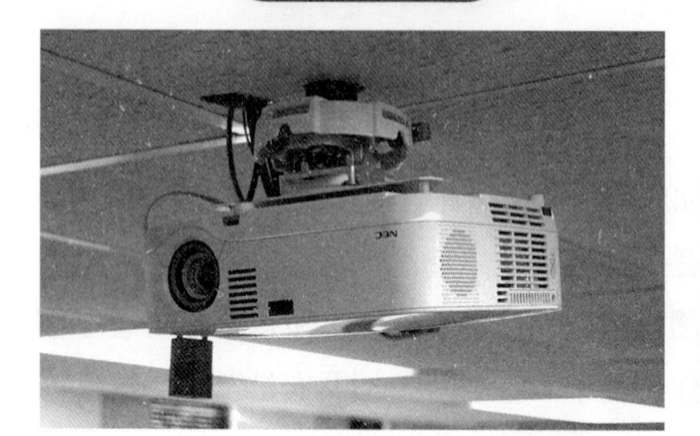

移動式

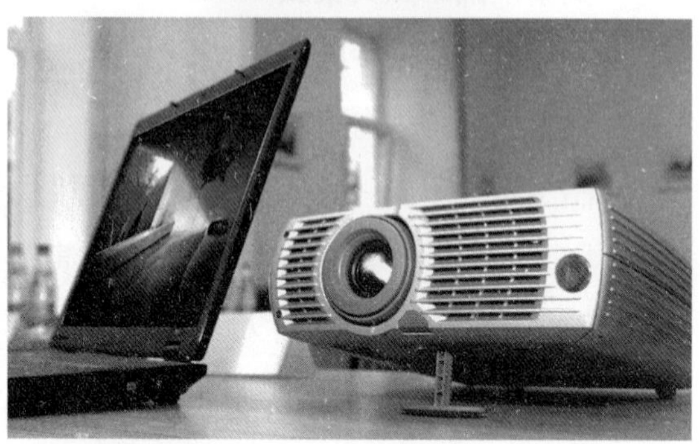

圖 12-48 投影機類型

傳輸畫面與聲音

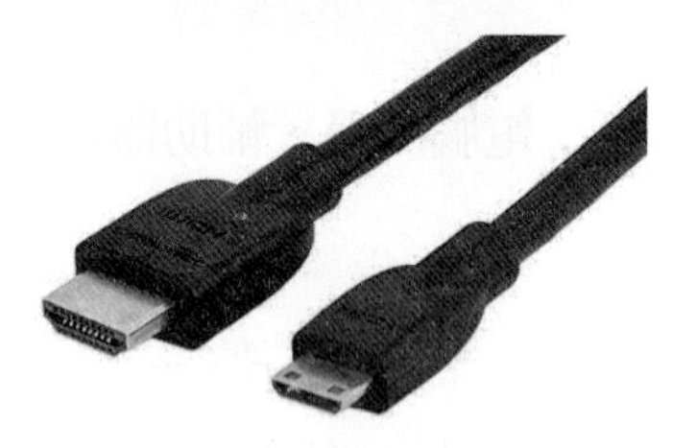

HDMI 線
新型投影機 & 液晶螢幕

只能傳輸畫面

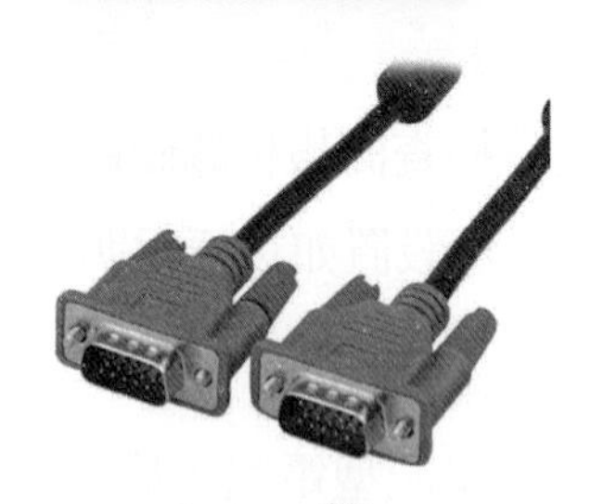

VGA 線
傳統投影機

圖 12-49 投影機的傳輸線

(3) 麥克風／喇叭／音響：音量太大聲、太小聲、雜音、回音或沒聲音都會影響聽眾，簡報前應先作測試並調整至最佳狀態。用單手握麥克風就好，握的位置在上端或中間部分（不要握在頂頭上），麥克風軸心正對嘴巴會有較好的收音效果。嘴巴與麥克風保持適當的距離（約 5-10 公分），如果靠太近聲音會太大，呼吸的氣聲也會比較明顯。建議使用無線麥克風，在行動上較不受限制。最好有備用麥克風或備用麥克風的電池。另外，要注意喇叭／音響的音源線要記得插在電腦上。

(4) 插頭形式／插座位置：注意插頭是雙孔或三孔？是否需要轉接頭？插座位置在哪裡？是否需要延長線？（如圖 12-50）

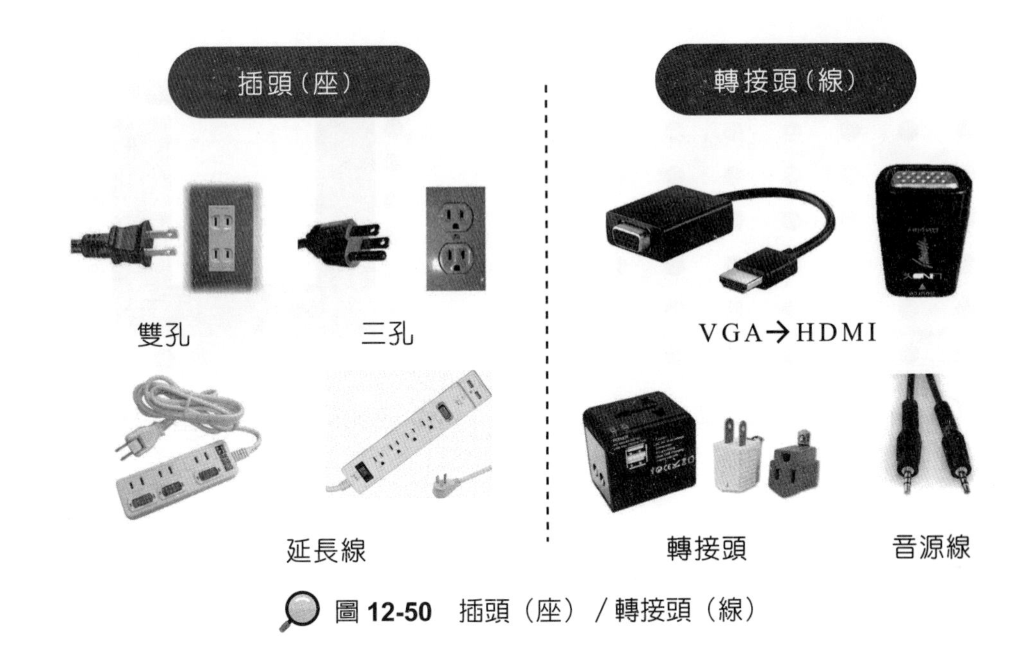

圖 12-50 插頭（座）/轉接頭（線）

2. **輔助器材**：如固定式白板 / 移動式白板架、活頁海報架（Flip Chart）搭配白板筆使用。書寫時儘量側著身體，讓聽眾也可以看見。白板筆使用要注意：(1) 一定要有水、有備用筆、(2) 配色以看得清楚最爲重要。一般而言，以藍色效果最好，黑色次之，紅綠色通常是劃重點之用 (3) 板擦應放在明顯、好拿取的地方。

3. **座位**：以聽眾方便看到投影幕與行走順暢爲原則。常見的座位型式如：

(1) 會議廳型座位（如圖 12-51-1）。

(2) 馬蹄型 / U 型座位（如圖 12-51-2）。

(3) 教室型座位（如圖 12-51-3）。

(4) 方型 / 圓型 / 橢圓型座位（如圖 12-51-4）。

(5) 扇型 / 研討會型座位（如圖 12-51-5）。如桌椅擺設是移動式的，先確定人數，把多餘的椅子先收掉，把不相關雜物挪開保持現場的整齊性。觀察座位是否有死角？座位是否過度擁擠？場地較小或人少時可坐著講，這樣比較不會造成台下觀眾的壓迫感。一般而言，能站著做簡報就不要坐著，較能展現肢體動作，顯得比較專業。現場演講者出場或退場的動線（通常一致）安排是否方便？是否需要跨過許多人？最好是離演講者簡報位置越近越容易掌握。重要人士的位置安排是否可以清楚看見？最好安排在不會被干擾，可以專心聽講的位置。簡報有時是雙向的，如需互動或討論，應考量位置的安排，是否容易討論。

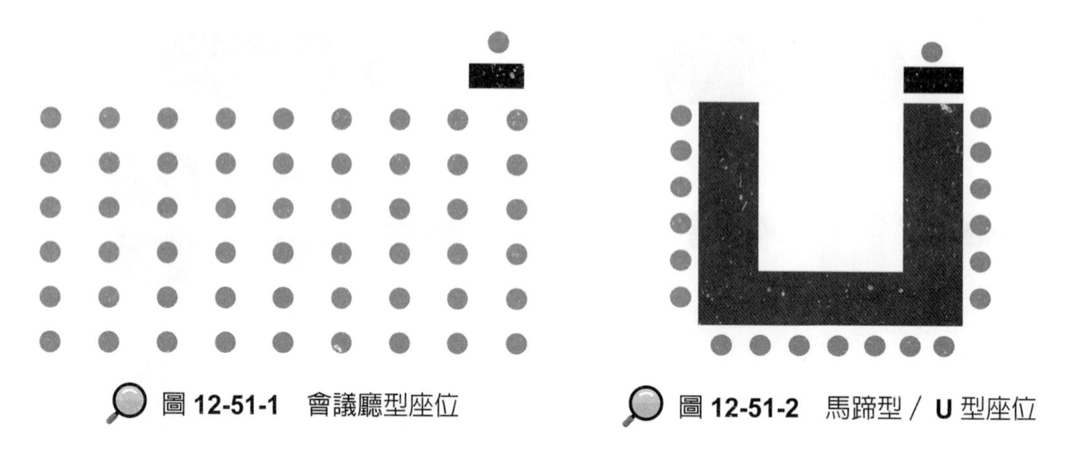

圖 12-51-1　會議廳型座位

圖 12-51-2　馬蹄型／U 型座位

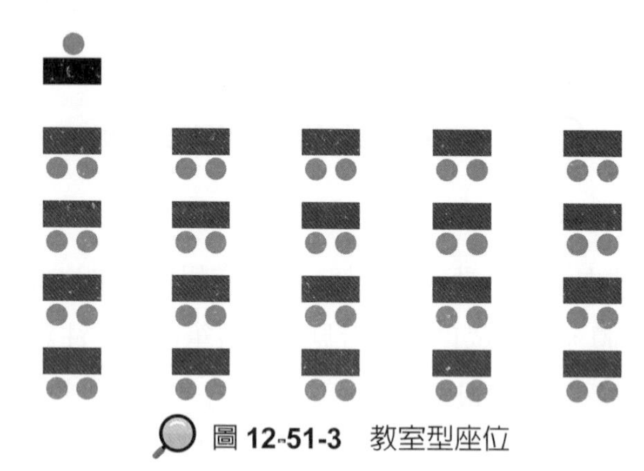

圖 12-51-3　教室型座位

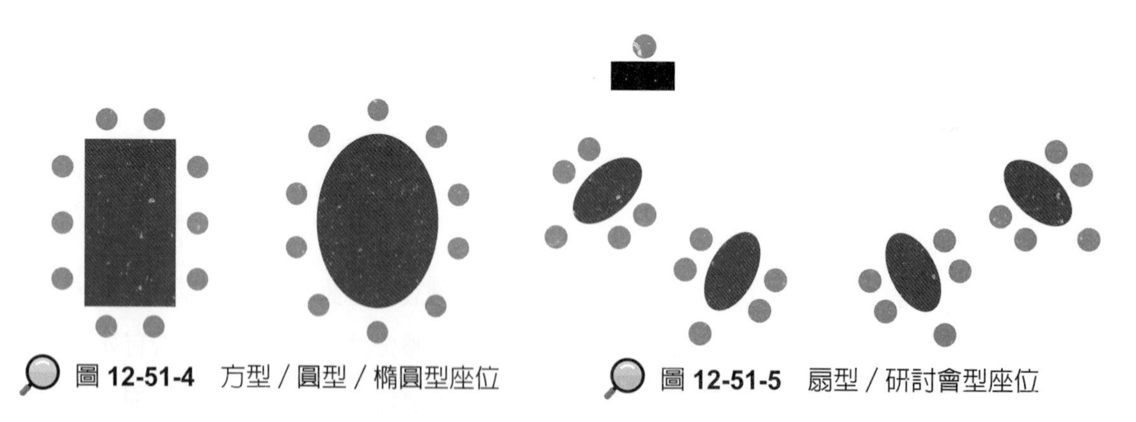

圖 12-51-4　方型／圓型／橢圓型座位

圖 12-51-5　扇型／研討會型座位

4. **燈光**：原則上，前排靠近投影幕的燈要關（投影呈現較清楚），中、後排燈要開著（室內不會太昏暗），依現場情況調整適當的亮度。簡報前要先了解各個區域燈光開關位置，不要簡報到一半燈光開開關關做測試，影響簡報進行。

5. **空調**：以舒適涼爽（不要太冷）爲原則，過冷或過熱都會讓聽眾分心。必要時，可以問聽眾這樣的溫度可以嗎？要事先注意空調調整的開關的位置。

6. **時鐘**：請確認現場時鐘與實際時間是一致的，控制好簡報的時間（如圖 12-52）。

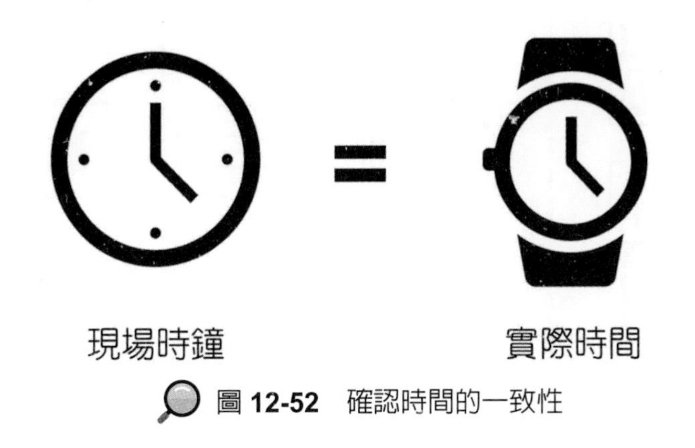

圖 12-52 確認時間的一致性

（五）輔助工具

1. **簡報器**：最好自己控制，要熟悉簡報器的操作使用（特別是上一頁／下一頁要按哪一個鍵？）如果場地不是太大，可以用手取代雷射筆的指示功能。如需使用雷射時，只要定點就好，不要劃圈圈或劃線，這樣會擾亂聽眾的視覺。
2. **麥克風**：麥克風分有線與無線，建議使用無線麥克風，活動較不受限。先輕輕拍打麥克風測試聲音。麥克風不要拿得太近，會放大你的呼吸聲。不要用雙手握麥克風，這會讓人有緊張的感覺。麥克風要記得清楚事先充飽電，並準備備用麥克風或電池。如果提問者沒有麥克風，請重述問題讓現場其他聽眾也能清楚了解問題。
3. **問卷調查表**：在簡報最後，可以用問卷調查表來蒐集聽眾的回饋意見；問卷內容的問題不要過多、用字要精準；不具名較能聽到許多眞話；問題選項也不要太多太複雜。
4. **講義**：講義如要合併張數列印，以每頁不超過 6 張爲原則，以免內容字體太小不易閱讀（如圖 12-53）。
5. **其它**：視情況準備名片、名牌、桌牌、文獻報告、海報、水、道具、模型、產品等輔助工具，提升簡報效果。

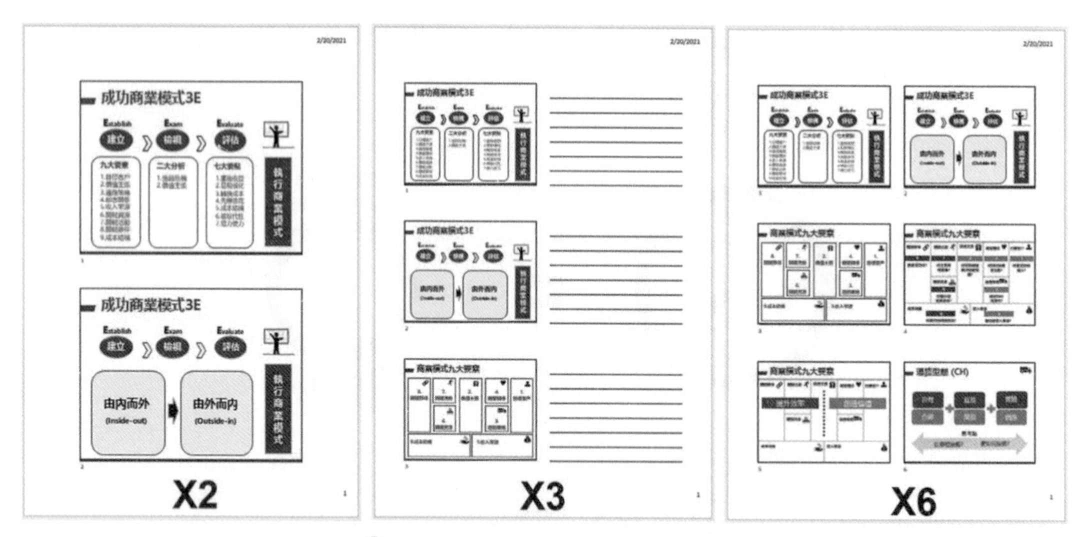

圖 12-53　確認時間的一致性

（六）危機處理

在簡報過程中可能會遇上無法預期的危機事件，如果處理不當可能影響簡報成效，甚至於毀掉整場簡報。以下是常見的危機事件與建議處理方式：

1. **演講者遲到／未到**：身爲演講者千萬不要遲到，也不要準時到，而是要提前到。如演講者遲到／未到，主辦單位人員可以視情形調整議程、發講義讓聽眾先閱讀、放音樂讓聽眾休息片刻，要盡速設法聯絡到演講者。
2. **電腦設備／器材故障**：可讓聽眾休息片刻、請聽眾相互討論、開放提問、說與主題相關的故事、換教室或會議場地，爭取一些時間處理（或請專人處理）故障問題。如果場地大又被告知沒有麥克風，不要輕易妥協，請主辦單位想辦法（儘量不要影響聽眾的權利，自己如要一直大聲說，可能最後聲音也會沙啞）。
3. **時間被壓縮**：事先準備不同版本的簡報內容，以備不時之需，如時間有限則只講聽眾必須了解的濃縮版重點內容或另外再安排時間。
4. **聽眾不斷發問**：告知待會有問與答（Q & A）時間、關於這問題我們在簡報結束後可以有更多的討論。
5. **抗議／起爭執**：當現場有人抗議，可請主持人或司儀協助做出回應。簡報現場的衝突有來自於學員與演講者觀點上的爭執，也有學員之間不同觀點的爭執，演講者應該儘量避免或協調衝突。如聽眾故意刁難或攻擊時，將問題導入正題，不要轉身就走或做情緒性的爭辯，造成場面尷尬，讓聽眾留下不好的印象。

6. **聽眾來太多或太少**：聽眾過多可加桌椅或換場地；聽眾太少可把多的桌椅撤掉，將聽眾集中凝聚人氣或改變場地的排列方式。
7. **講義不夠**：最好事前確認份數，並多印幾份備用。如果數量仍然不夠，要立刻請人緊急加印或告知事後補發。
8. **手機響起**：可事先請主持人提醒聽眾關機或調整成靜音。如現場仍有人手機響起時，可忽略它，專注在簡報上或用輕鬆方式提醒即可，不需動怒。
9. **有人跌倒或東西掉落**：如無大礙，演講者的表情、態度要從容。留意動線安排、物品擺放是否妥善。
10. **停電或地震**：要保持鎮靜，不要表現出驚慌的樣子，請主辦單位相關人員處理；特別在不熟悉的場合作簡報時，要特別記得留緊急連絡人資訊。

四、呈現（Present）

一場成功的簡報，除了內容要言之有物、符合邏輯、有趣、對聽眾有用之外，更重要的是演講者如何呈現簡報的技巧，讓聽眾印象深刻、容易接受演講者的想法，進而採取行動。以下是針對有效提升簡報呈現技巧的方法，包括以下五個部分：形象態度、肢體語言、站位走位、聲音語調與問答技巧，分別做以下說明。

（一）形象態度

比爾 ・ 蓋茲（Bill Gates）說：「給人好的第一印象，只有一次機會」，要有良好的形象態度，才能留給別人好的印象。一位著名研究溝通的學者 艾伯特 ・ 麥哈瑞賓（Albert Mehrabian）發現，影響別人對你的好感有三大元素，其比重分別為 55%、38% 與 7%（如圖 12-54）：

1. 形象、態度、表情、肢體動作：55%
2. 聲音、語調、語氣：38%
3. 言語內容：7%。

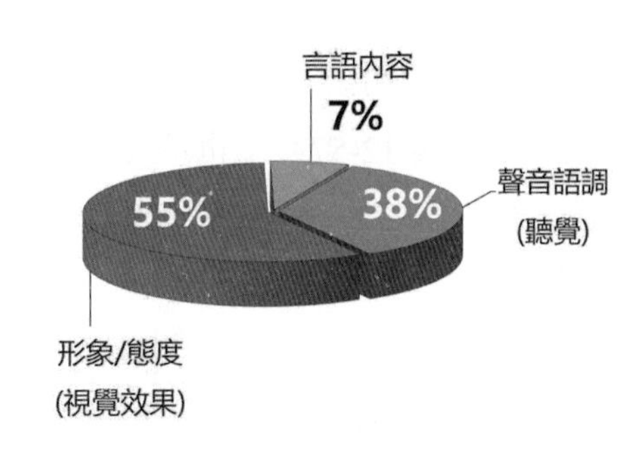

資料來源: Albert Mehrabian (The rule of Mehrabian)

 圖 12-54　影響別人對你的好感

可見人是視覺動物，好的外在形象及態度（非言語部分）較容易給人好的印象。如果聽眾對演講者有好的印象，可以提升演講者的專業度及說服力。這就是有名的「麥哈瑞賓法則」（The rule of Mehrabian）。許多錯誤解讀成溝通時內容的重要性只佔 7%，上述的研究是如果希望別人喜歡你，說話內容再得體也僅佔 7%，重點是你的外表穿著、表情態度、肢體動作及聲音語調等。人與人之間的「第一印象」很重要，要讓人感覺「專業」爲原則。保持個人清潔衛生、充足的睡眠、整齊的服裝儀容（以專業、舒適爲原則）與良好的言行舉止。常見不良的形象，例如：口臭、汗臭、狐臭、鬍子未刮、凌亂油膩的頭髮、頭皮屑、皺巴巴的衣服、沾到污漬的衣服、破牛仔褲、骯髒的皮鞋等。常見的不良態度，例如：對別人不在乎、漫不經心、一邊談話一邊看手機、過於高傲自大、擺臭臉、握手軟弱無力等。以上這些都是簡報呈現時要特別留意的。

（二）肢體語言

肢體語言（Body Language）包括手勢、姿勢與眼神交流。在台上的一舉一動都必須是有意義而非隨性的，藉由肢體動作的展現，讓演講者看起來更有自信、更有表達魅力。展現肢體語言的重要原則是要自然流暢不做作。適度的喜怒哀樂表情可以幫助聽眾理解演講者所想表達的內容。知道「說什麼（What to say）」還不夠，還必須知道「怎麼說（How to say it）」，靈活運用肢體動作，讓你的表達更有說服力。以下針對手勢、姿勢與眼神交流做說明：

1. **手勢（Gesture）**：配合適當的手勢可搭配內容強調重點來吸引注意、展現熱情（例如：用食指比出第一／ No.1 ／唯一；用五個手指合併指向投影片方向或邀請某位聽眾發言；握拳鼓勵聽眾要全力以赴／要團結一致／一起加油等）展現自信與熱情。動作要自然不做作，幅度可以大但不要太急促（從容不迫），也不用太多、太花俏、太誇張或太激動，雙手擺放的位置最好保持在腰部／腰際線以上（如圖 12-55），不要雙手插腰、不要手插口袋、不要手放背後、不要將雙手放在身體前方敏感部位或將雙手交叉抱胸（如圖 12-57）；也不要不時抓頭或用雙手握麥克風，讓人覺得不夠專業；更不要用食指指著聽眾，這樣顯得不禮貌。

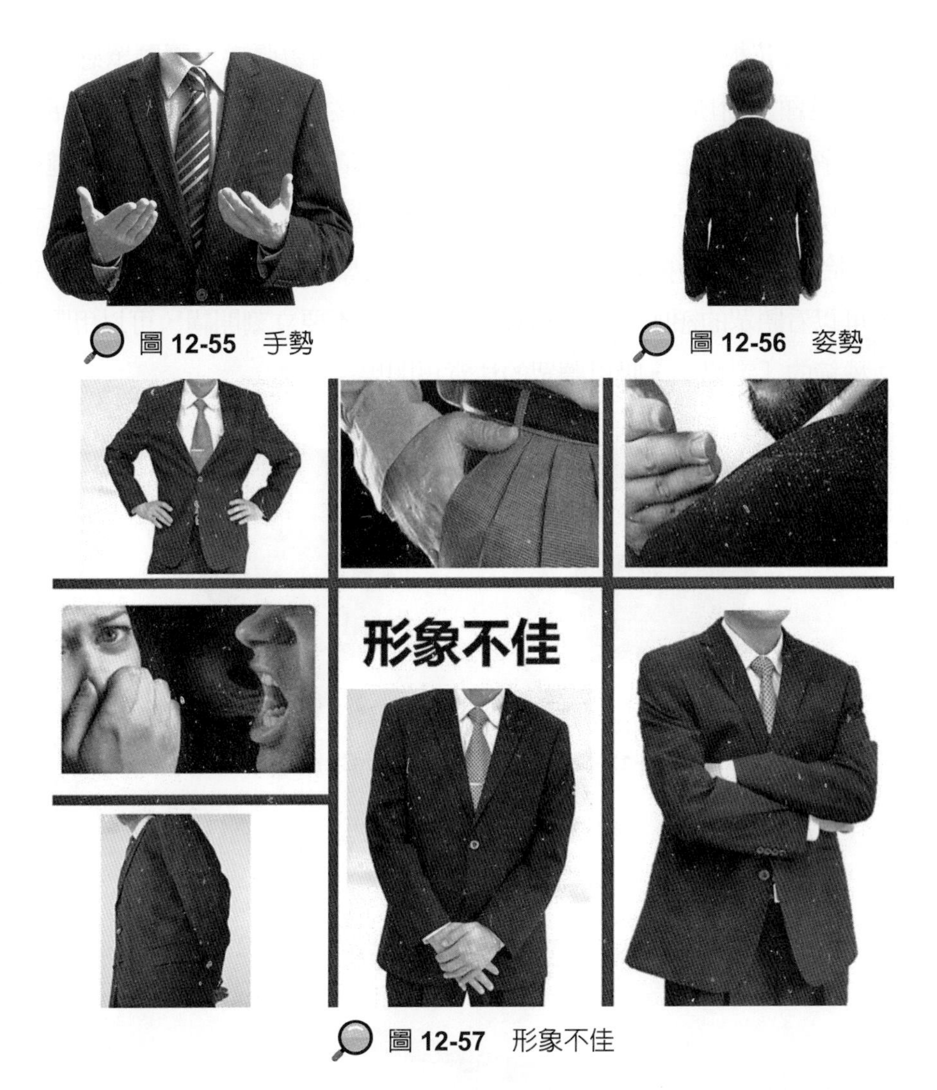

圖 12-55 手勢

圖 12-56 姿勢

圖 12-57 形象不佳

2. **姿勢（Posture）**：姿勢是聽眾看到肢體動作的整體印象，要給聽眾穩重、輕鬆、自然的印象。要注意抬頭、挺胸、收小腹（不要駝背）；雙腳打開與肩同寬，重心平均分散在兩腳平穩站立（不要站三七步）（如圖 12-56）或將手或身體倚靠在講桌或牆壁。如果場地較小或聽眾少的時候可以坐著講，台下聽眾比較不會有壓迫感。但一般來說，站著講比較能展現肢體動作，也顯得比較專業。

3. **眼神交流（Eye Contact）**：演講者要對「個別」聽眾做適度的眼神交流，讓個別聽眾覺得你在對他說話（如圖 12-58）。演講者也同時觀察現場聽眾的反應，眼神要眞誠、友善、充滿自信，特別是對重要人士的目光接觸更爲重要。適度展現笑容可以給聽眾親切、愉悅的感覺，自己的情緒也會比較輕鬆自在。要觀察聽眾對簡報內容是否了解，以適度調整簡報的節奏或內容。眼神交流時要眼裡有神，許多人在簡報時會盯著螢幕、天花板、地板，或是眼神不斷漂移、四處張望，讓聽眾感覺有距離、不夠專業。為顧及對所有聽眾的眼神交流，眼神移動方向可由場地後半部依【左 - 中 - 右】順序，再移動至前半部的【左 - 中 - 右】順序的眼神移動方向來進行（如圖 12-59）。眼神接觸時間過長會讓聽眾有壓力，過短讓人感覺不夠真誠。每次看大約 1 ～ 2 秒最恰當，最好不要超過 3 秒；如果你覺得緊盯著對方眼睛看有困難或覺得不好意思，可以看聽眾的額頭中央。另外，在開場時不要立刻開講，可以用眼神掃描聽眾 1 ～ 2 秒鐘的「定場」，吸引聽眾的注意再開場。

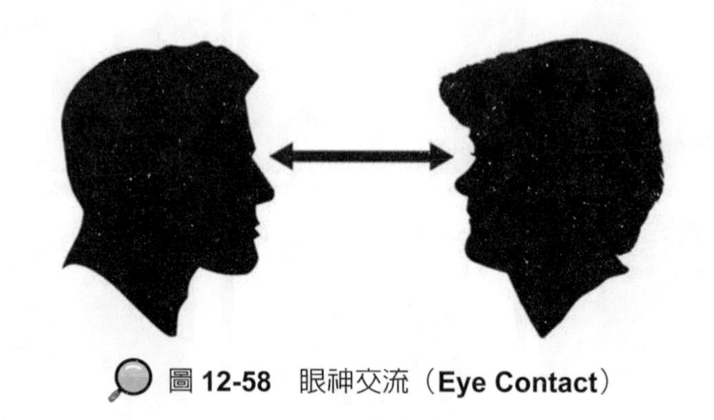

圖 12-58　眼神交流（Eye Contact）

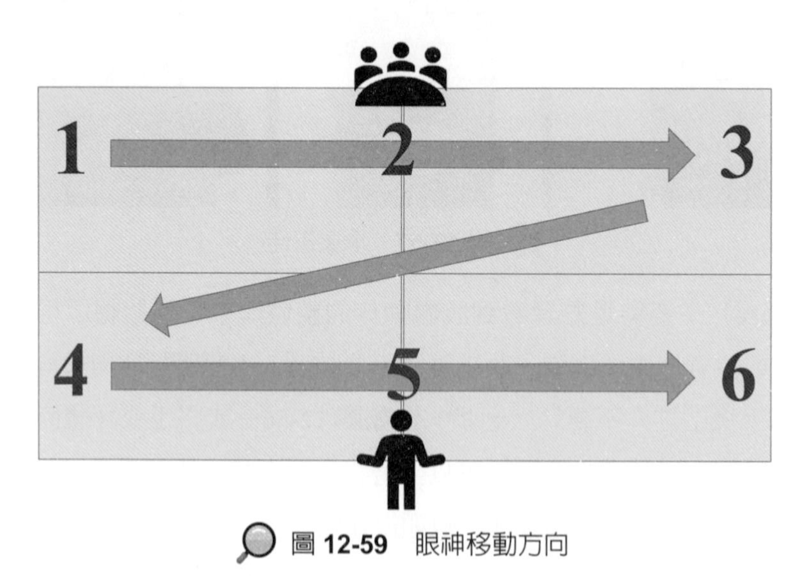

圖 12-59　眼神移動方向

（三）站位走位

做簡報時的走位是要與聽眾做更近距離的接觸，但走位不是任意走動或踱步（Pacing），而是有意義的與不同區域的聽眾互動。許多聽眾可能顧著滑手機、交頭接耳、精神渙散、注意力不集中等，建議要適度地走位接近群眾或是走近投影片，用手指出投影片上的重點。演講者不要只是站在一個定點、不要一直站在講臺後面、不要擋到聽眾視線，更不要站在螢幕前面（變成大花臉，讓人覺得很可笑），可以在 PowerPoint 播放狀態下按「B」鍵將整個螢幕畫面變黑（按任何鍵即可返回原來畫面）（如圖 12-60），讓觀眾把注意力集中在演講者身上。

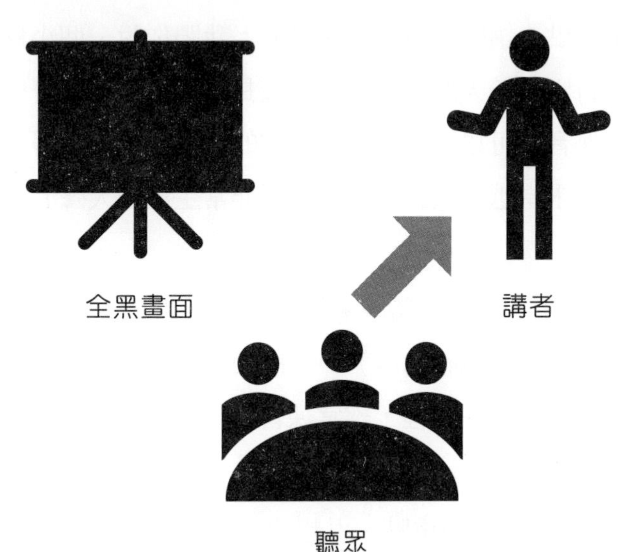

圖 12-60　按「B」鍵將整個螢幕畫面關掉

（四）聲音語調

聲音的音質是天生的，要改變不容易；但節奏韻律、音調 / 語調高低、音量大小、語速快慢、停頓等技巧是我們可掌控的。聲音的表現是一種習慣，只要經過不斷練習與修正，聲音是可以有很多變化的。可以向專家學習，透過收聽不同廣播節目主持人的發音、朗讀練習、跟述（Shadowing）等方式清楚地表達每一個字來練習咬字發音，提升表達力。簡報時的聲音表現要注意以下五個部分（如圖 12-61）：

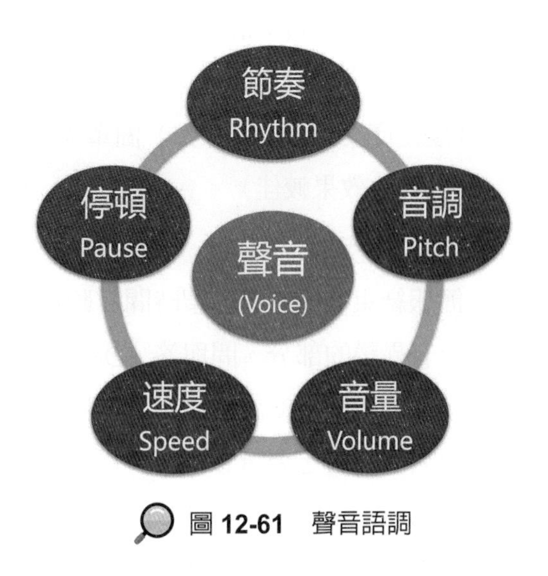

圖 12-61　聲音語調

1. **節奏（Rhythm）**：聲音要有抑揚頓挫，過於平淡的敘述會讓人感到昏昏欲睡。節奏練習：人生有方向，就不怕困難與挑戰；只要找到路，就要全力以赴。
2. **音調（Pitch）**：可運用於強調重點或表達情緒時提高或降低音調（如老闆要鼓舞員

工士氣，對員工說：讓我們一起努力達成目標，好不好？），藉由音調的上揚來帶動氣氛與情緒，這也是經常在選舉政見發表會上經常被運用的技巧。音調練習（音調上揚）：眞是太厲害了！眞是不可思議！我拿到錄取通知了！

3. **音量（Volume）**：用較大的音量可以強調感受（例如：我們一起加油好不好！）；音量較小可以強調重點，讓聽眾更專注（例如：我跟你說一個小秘密）。音量可因應場地大小做調整，特別是較大的場地或要做較長時間的簡報時可使用麥克風（建議用無線）輔助，以確保音量可以讓坐在後排座位的聽眾也可以聽得清楚。音量練習：讓我們一起擁抱變化追求卓越（大聲）！我眞的非常生氣（大聲）！我感覺身體不太舒服（小聲）！
4. **速度（Speed）**：簡單的可說快一點，複雜的或對生手要放慢速度說，重點是要讓聽眾能了解簡報內容（視情況調整速度）。一般而言，建議每分鐘約 250 個字。速度練習：時間用在哪裡，成就就在哪裡，經常練習抱怨，你就會變成抱怨專家；經常練習簡報，你就會變成簡報專家。
5. **停頓（Pause）**：可以用來強調重點、引起關注，同時可以讓演講者與聽眾有時間可以思考。要避免用贅字（例如：「嗯」、「啊」、「這個」、「哪個」）作停頓語，當要思考接下來想表達的內容時，就直接「停頓」即可。原則上，人數越多停頓應該越久。停頓練習：最後我要說的是（停頓）人生沒有失敗，不是得到就是學到（強調重點）；今天有一個很重要的消息要跟大家分享（停頓），那就是…（引起關注）；什麼是商業模式？（停頓）簡單來說商業模式就是賺錢的方法（先讓聽眾思考，再給予答案，效果較佳）。

（五）問答技巧

簡報結束後通常會預留時間與聽眾做「問與答（Q&A）」交流，以澄清聽眾有疑問或可能有異議的部分。問與答（Q&A）的態度要掌握「理性溝通、不帶情緒、不爭辯、不輕視」的原則，演講者無需贊同聽眾的主張，但要尊重聽眾的立場，別人可以不拘小節，但演講者自己要留意細節與禮節。儘可能提出證明或數據來支持你的答案，當答案並非絕對時，可以用：「就我的觀點來看」或「我個人認爲」開頭，再接著陳述自己的觀點。如果不同意對方的觀點，別直接反駁對方，也避免用輕視或批評的言語或語氣回應，這樣會有失風度，引起台下聽眾反感。例如：

- 「你沒聽懂我的意思！」

- 「你忽略了一點！」
- 「我再說一遍！」
- 「我剛剛不是已經說過了嗎？！」
- 「你到底有沒有認眞在聽？！」
- 「我不認同你的看法！」
- 「你錯了！」
- 「這個問題很簡單！」

要避免容易激怒對方的說法，應避免使用。例如：

- 「誰誰誰都比你強！」
- 「這不是好主意」
- 「你不是很厲害嗎？！」
- 「你到底懂不懂？！」
- 「最好是這樣」
- 「你不能幫忙一下嗎？！」
- 「你怎麼連這個都不會？！」
- 「你應該要…」

另外，不要用沒有同理心的說詞，例如：

- 「我做得到，爲什麼你不行？！」
- 「我眞的不懂你在想什麼！」
- 「當初如果照我的話去做不就好了！」
- 「我覺得我們沒有共識！」

可以用較婉轉有同理心的說法，像是「我懂你的意思」、「我了解你的感受！」，這樣展現善意、保持和諧的氣氛、自信但不強勢、對事不對人；如果你的回答能帶一些輕鬆幽默的話，效果會更好，但不要拿提問者來開玩笑。好的問答技巧會增加聽眾對簡報的滿意度，甚至是決定簡報成敗的關鍵。以下是問答技巧要注意的事項：

1. **事先準備問題答案**：在簡報前應至少先準備三到五個聽眾可能會提出的問題，針對問題預先作周全的準備與演練，並簡潔有力地回應（牢記關鍵數據），就不容易在當下不知所措。現場若無聽眾發問，可以考慮拿出事先準備好的「自問自答」題目引導聽眾發問。另外，要增加互動性或強調某些簡報重點，可安插提問者或準備小禮物來鼓勵聽眾發問。

2. **表達明白／感謝／讚美**：先確定自己是否瞭解提問者的問題，如不清楚可請提問者再說一次；如明白問題，可先複誦問題再進行回答（尤其是當會場沒有給提問者麥克風時），但必須簡短，這樣做可增加現場聽眾的參與感。另外，可對提問者表達感謝或讚美他們所提出的好問題，再接著回答提問者的問題。
3. **控制時間**：簡報大多是有限時間的，如在簡報當中接受太多的發問將難以控制時間；可以在簡報開始前先告知“結束後會有提問時間”；如簡報中仍有聽眾提問或舉手，可以視情況回應或說「稍後再回覆你」，因爲有時候聽眾所提出的問題在隨後的簡報內容就會說明。如果簡報後的提問過於踴躍，可明確指出由於時間關係，只接受最後一、二個問題來控制時間，或邀請聽眾在會後再做交流。
4. **有效傾聽**：先把問題聽清楚再回答，這是對提問者的尊重，也是避免自己答非所問。傾聽的技巧要掌握同理心、適度注視對方、專注聆聽、反思重點、別急著回話等。
5. **針對問題回答**：應儘量先談結論再作分析，不要繞了一大圈回答或解釋太多讓聽眾難以理解。

問與答（Q&A）的流程爲：

1. **仔細聆聽**：傾聽是成功溝通的關鍵，因爲瞭解聽眾眞正的想法、重點或需求才能達到有效的溝通。
2. **表示明白、表達感謝、真誠讚美**：必要時可以簡單複述對方的問題（但要簡短）。
3. **停頓**：思考問題、判斷意圖，不要沒想清楚就立刻回答。
4. **回答**：答覆要簡短、明確、切題。
5. **確認**：可與聽眾確認，這樣是否有回答你的問題？或回答希望這樣有回答你的問題、如果還有問題的話，我們可以在會後做進一步的討論。
6. **繼續下一個提問**：是否還有其它的問題？

要先定義問題再回答問題，以下爲常見問題的種類與應答方式：

1. **簡單的問題**：簡短明確的回答。
2. **複雜或敏感的問題**：演講者可以簡化或重述問題，同時也爲其它聽眾釐清問題，亦可邀約提問者在會後私下討論。
3. **不知答案的問題**：可以大方承認這個問題需要進一步了解，千萬不要不懂裝懂隨意回答，才不會失去專業度：可告知提問者於會後留下聯絡方式，待找到答案後予以回覆。

必要時也可以請現場聽眾協助回答。

4. **有意圖的問題**：提問者可能只是想發表個人的想法，可視情況回答（有時也不見得一定要回答）或請提問者分享他的觀點，亦也邀請提問者在會後私下討論。
5. **不相關的問題、閒扯漫談**：邀請提問者在會後私下討論。
6. **先前提過的問題**：簡單扼要說明即可。
7. **有異議、挑戰性的問題**：當提問者提出不友善、尖銳的問題時，要抱著接受不同觀點的心態冷靜應對，展現同理心，不要有情緒或與提問者爭辯，可再度表明立場或提出折衷的看法；如演講者有錯就大方承認錯誤，感謝提問者的指正。
8. **沒聽懂問題**：可以請提問者重述或釐清問題，這樣也能讓演講者有時間思考或讓提問者將問題表達的更清楚。

（六）檢討改善

檢討的目的，是爲了讓自己更進步。簡報後要自我檢討是否有需要改善之處，別人不見得會給你回饋或給你眞實的回饋，但你一定要給自己回饋。如果方便，可以把整個簡報錄影或錄音下來作事後的回顧、檢討改善，甚至於再重講一遍。如請聽眾提供意見時，務必要具體。例如：今天的簡報是否有讓你學到東西？是否有任何不清楚的地方？是否可以給我一些建議？而不是只是問：我的簡報做的好不好？在簡報結束時可以用「匿名」的方式讓聽眾塡寫簡單的意見調查表，以鼓勵聽眾說出眞心話。觀察聽眾對簡報的滿意度亦可從點頭人數、露出笑容人數、鼓掌人數、做筆記或拍照人數來判定。透過不斷改善缺點，才能持續精進簡報技巧。檢討改善的方向可以如同先前準備階段「六問 5W1H（Who、Why、How、What、When 與 Where）」的檢討改善方向來做自我評估（如圖 12-61 與表 12-1）：

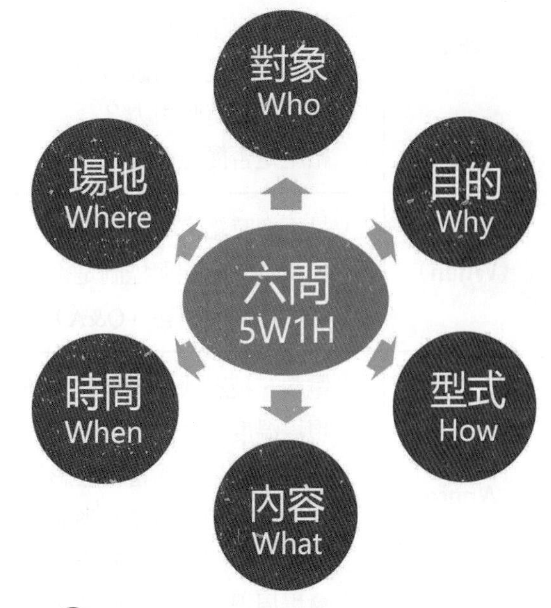

圖 12-62　用六問 5W1H 做自我評估

表 12-1　六問 5W1H 做自我評估

對象（Who）	□ 聽眾是否感到興趣、有熱情、有參與感、有互動、有發問？ □ 現場問與答（Q&A）是否處理得當？聽眾滿意嗎？ □ 內容是否符合聽眾的期望或需要？
目的（Why）	□ 是否有達成預期的簡報目的（說明或說服）？
型式（How）	□ 自己是否有自信、有熱情、不緊張？ □ 服裝儀容、形象是否專業？ □ 態度、表情是否有親和力？ □ 是否搭配肢體語言？ □ 是否與聽眾做眼神交流？ □ 站位、走位是否合適？ □ 聲音語調是否清楚、豐富？ □ 內容表達是否清楚流暢？ □ 故事、例子、親身經歷是否有效果？ □ 是否有贅字或口頭禪？ □ 簡報輔助工具是否準備及使用得當（簡報器、白板、講義、轉接頭等）？ □ 投影片呈現是否合適、有質感（動畫、轉場、解析度、配色等）？
內容（What）	□ 自己是否充分明白所談論的內容？ □ 聽眾是否容易明白簡報內容？ □ 簡報內容架構是否清晰？ □ 簡報內容是否有說服力？ □ 開場是否有吸引力？ □ 結尾是否簡潔有力？
時間（When）	□ 是否準時結束？ □ 簡報時間分配與控制是否得當？ □ 是否安排問與答（Q&A）時間？
場地（Where）	□ 電腦、投影機、麥克風等硬體設備設置與控制是否得當？ □ 現場溫度是否舒適（不會太冷或太悶）？ □ 現場燈光是否適當（投影片是否清楚）？ □ 現場音效是否清楚（麥克風、影音多媒體）？ □ 座位、空間、人數安排是否合適？ □ 會場周邊交通是否便利？

12-5 簡報實際演練

透過「實際演練」是有效提升簡報實力最好的方法。結合先前透過三個步驟所建立好的商業模式，配合本章節所學習的行銷簡報技巧，實際上台簡報「你的商業模式」。在上台實際演練前幾周可先規劃分組（每組約 3 ～ 5 位學員），每個小組代表一家公司。各個小組可以依照所建立的商業模式，從前言 / 背景、公司標語、經營理念與使命、解決方案開始介紹，接著依序說明所建立商業模式的三個步驟來進行簡報。每個小組可以先選出一位組長，並討論分配各個組員要上台簡報的內容，每組簡報時間約 15 ～ 20 分鐘（要指派人計時），另外 15 ～ 20 分鐘做講評與討論（可依整個演練時間與人數作適度調整）。在演練過程中包括三種身分：簡報主角（報告組）、台下學員（聽眾組）與引導講師。簡報演練流程爲（如圖 12-63）：

1. 主角報告。
2. 個人講評。
3. 學員講評。
4. 講師講評。

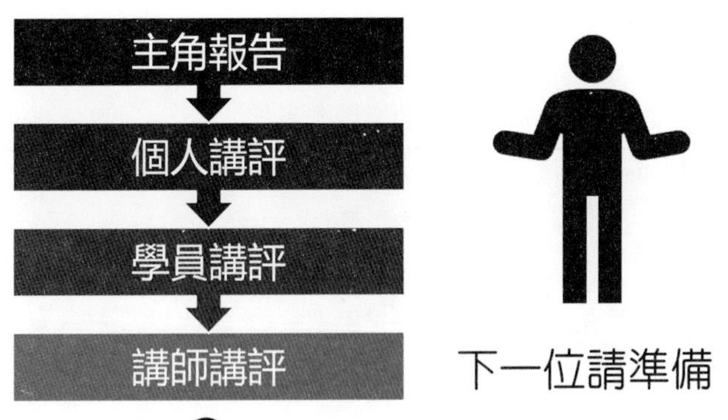

圖 12-63　簡報演練流程

學員在主角報告過程中記錄優缺點，在簡報結束後，先由簡報主角先自我講評，接著台下學員給予回饋意見或用不記名回饋意見表（如表 12-2），最後再由講師總結講評。講評人要掌握具體（Specific）與有建設性（Constructive）這兩個原則（如清楚指出哪一點，若怎樣…是否可以更好）。講評的技巧：

1. 優點要讚賞、缺點要勉勵。
2. 分點講、重要的先講。
3. 親自展現示範更容易理解。
4. 正負評論後，記得總結重點。

講評的目的是協助演講者將簡報做得更好，同時也訓練講評人對簡報的觀察力。

表 **12-2** 回饋意見表

講者姓名：＿＿＿＿＿＿＿＿＿＿

對您的讚美（讚！）	
對您的建議（加油！）	

【謝謝您的寶貴意見，無須記名～感謝配合！】

一、MTV 自我介紹法

我們從小到大都在做簡短的自我介紹，但多數人的自我介紹有講跟沒講一樣，往往在求職、求學面試、結交人脈時經常不順利，這些人當中不乏許多專業、學經歷優秀的人士；我們常聽到的自我介紹像是：

> 大家好，我叫王小明，我的朋友都叫我小明。
>
> 我來自台中，我的工作是汽車維修技師。
>
> 我曾經接受過汽車維修的訓練。
>
> 我有一個小孩，目前就讀國小二年級。
>
> 我喜歡打桌球、看漫畫、看電影跟享受美食。很高興認識大家。

你認爲這樣的自我介紹有多少人會記得？有多少人會在乎？這樣自我介紹的問題是讓別人無法對你「留下印象」。「MTV 自我介紹法」就是一種讓別人對你「留下印象」的自我介紹架構，這個架構包括以下三個部分（如圖 12-64）：

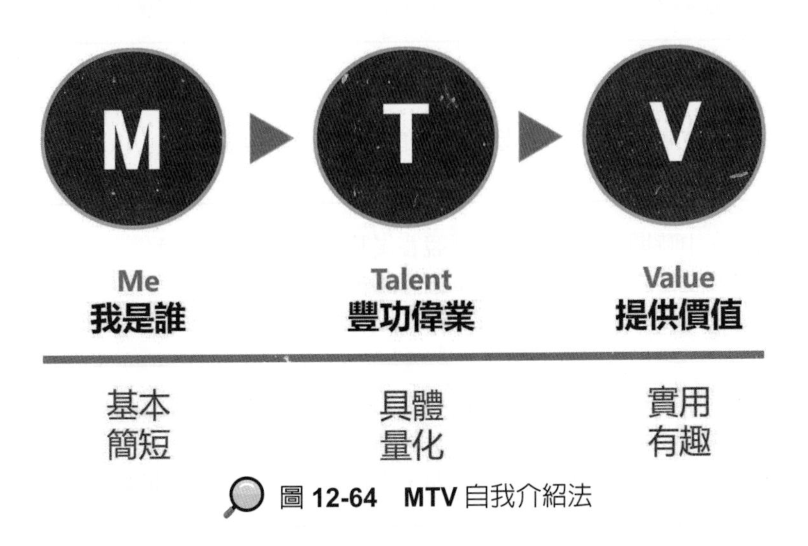

圖 12-64 MTV 自我介紹法

MTV 自我介紹法

我是誰（Me）	個人基本資料。 原則：基本、簡短、特徵。
豐功偉業（Talent）	正向特質、優勢能力與特殊事蹟。 原則：具體、量化、證據。
提供價值（Value）	能帶給聽眾的好處／利他。 原則：實用、有趣、特別。

挖掘優勢（填滿九宮格）

1. 將名字寫在正中央
2. 將正向特質、優勢能力、特殊事蹟填入其餘的八個欄位

以上述「王小明」的自我介紹爲例來挖掘優勢：

專業值得信賴	喜歡結交朋友	喜歡幫助他人
專業汽車維修技師	**王小明**	從小就對汽車很感興趣
德國接受 3 年汽車維修訓練	全國技藝競賽優勝	15 年汽車維修經驗

將挖掘出來的優勢填入「MTV 自我介紹法」的架構就會變成：

我是誰（Me）	大家好，我叫王小明。 我是一位專業汽車維修技師，我從小就對汽車很感興趣。
豐功偉業（Talent）	我在高中時期就榮獲全國技藝競賽優勝， 我曾經至德國接受 3 年的汽車維修訓練。 擁有超過 15 年汽車維修的經驗。
提供價值（Value）	我可以用省錢的方式來維修保養你的愛車， 我服務過的顧客都稱讚我是專業、值得信賴的技師。 如果各位有汽車方面的任何問題，歡迎來找我，我會儘量幫助大家。

另一舉例：挖掘優勢（填滿九宮格）

1. 將名字寫在正中央
2. 將正向特質、優勢能力、特殊事蹟填入其餘的八個欄位

以「Justin」的自我介紹爲例來挖掘優勢：

熱愛學習、教學、演講	英文程度不錯 TOEIC=900	行銷管理經驗豐富
全球 500 大企業高階主管	**Justin**	跨國外商企業專業認證講師
超過 500 場簡報實戰經驗	榮獲華人好講師殊榮	出版著作打造獲利商業模式

將挖掘出來的優勢填入「**MTV** 自我介紹法」的架構就會變成：

我是誰（**Me**）	大家好，我叫 Justin。 我是一位熱愛教學的講師。
豐功偉業（**Talent**）	我服務於全球 500 大企業擔任高階主管已經超過 10 年的時間。我是跨國外商企業專業認證的講師，有超過 500 場的簡報實戰經驗，曾經榮獲「華人好講師」。我出了一本書叫《打造獲利商業模式》。
提供價值（**Value**）	我喜歡將商業模式的實務經驗，用淺顯易懂的方式與學員分享， 內容豐富又實用，上過課的學員大多給予正面的評價。 如果各位有「商業模式」方面的疑問，歡迎與我交流。

練習：建立屬於你的「MTV 自我介紹」挖掘優勢（填滿九宮格）

1. 將名字寫在正中央
2. 將正向特質、優勢能力、特殊事蹟填入其餘的八個欄位

將挖掘出來的優勢填入「**MTV** 自我介紹法」的架構就會變成：

我是誰 （**Me**）	
豐功偉業 （**Talent**）	
提供價值 （**Value**）	

二、CUV 獨特價值自我行銷法

「CUV 獨特價值自我行銷」相較於「MTV 自我介紹法」，是跟聽眾常發生的問題或需求做具體連結，再強調自己獨特的專業領域，能解決聽眾問題或需求的價值。這種自我介紹方式的「行銷」動機更為強烈，內容更為明確。它的架構包括連結、獨特與價值三個部分（如圖 12-65）：

1. **連結**：連結聽眾的問題或需求。
2. **獨特**：獨特專業領域。
3. **價值**：提供給聽眾的好處 / 利他。

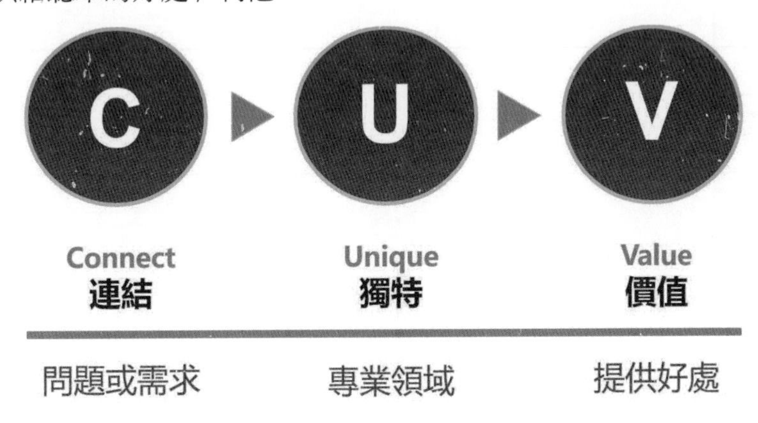

圖 12-65 CUV 獨特價值自我行銷法

將上述的自我介紹用「**CUV** 獨特價值自我行銷法」來介紹就會變成：

連結 （問題或需求）	大家好，我叫王小明。 很多家庭都有汽車，許多人很困擾找不到值得信賴的人，幫你用省錢的方式來維修保養你的愛車。
獨特 （專業領域）	我是一位專業汽車維修技師，我曾經到德國接受 3 年的汽車維修訓練，擁有超過 15 年汽車維修的經驗。
價值 （提供好處）	我服務過的顧客都稱讚我是專業、值得信賴的技師。如果各位有汽車方面的任何問題，歡迎來找我，我會儘量幫助大家。

另一舉例：

連結 （問題或需求）	大家好，我叫 Justin。 在職場上很多人因爲不擅長做簡報，而失去許多升官、加薪或更好的轉職機會。
獨特 （專業領域）	我是一位講師，我服務於全球 500 大企業擔任高階主管已經超過 10 年的時間。我是跨國外商企業專業認證的講師，有超過 500 場的簡報實戰經驗，曾經榮獲「華人好講師」。我出了一本書叫《打造獲利商業模式》。
價值 （提供好處）	我喜歡將簡報的實務經驗，用淺顯易懂的方式與學員分享， 內容豐富又實用，上過課的學員大多給予正面的評價。 如果各位有簡報方面的疑問，歡迎與我交流。

練習：建立屬於你的「CUV 獨特價值自我行銷」

連結 （問題或需求）	
獨特 （專業領域）	
價值 （提供好處）	

三、結語

愛因斯坦名言：「全天下最愚蠢的事就是：每天不斷地重複做相同的事，卻期待有一天能出現不同的結果。」（Insanity：doing the same thing over and over again and expecting different results.）。唯有「學習」才能改變自己的腦袋，改變腦袋才能改變口袋、改變環境與改變命運，「練習改變，才會轉變」，改變或許會痛苦，但不改變會更加痛苦。對學習簡報要抱著「沒有最好，只有更好」的心態，並不斷「刻意練習」才能持續精進。最後，要跟各位一起勉勵的是：「不上台永遠是聽眾，只有上台才能出眾」，要爲自己創造上台的機會，且每次上台都要保持熱忱並全力以赴；「上台一小步，人生一大步」。要提升簡報力並不難，學習正確的簡報觀念，搭配「成功行銷簡報四步驟（4P）」（如圖 12-66），你也可以成爲讓老闆滿意、客戶買單與同事尊敬的簡報達人，爲自己在職場上創造出更多意想不到的機會。

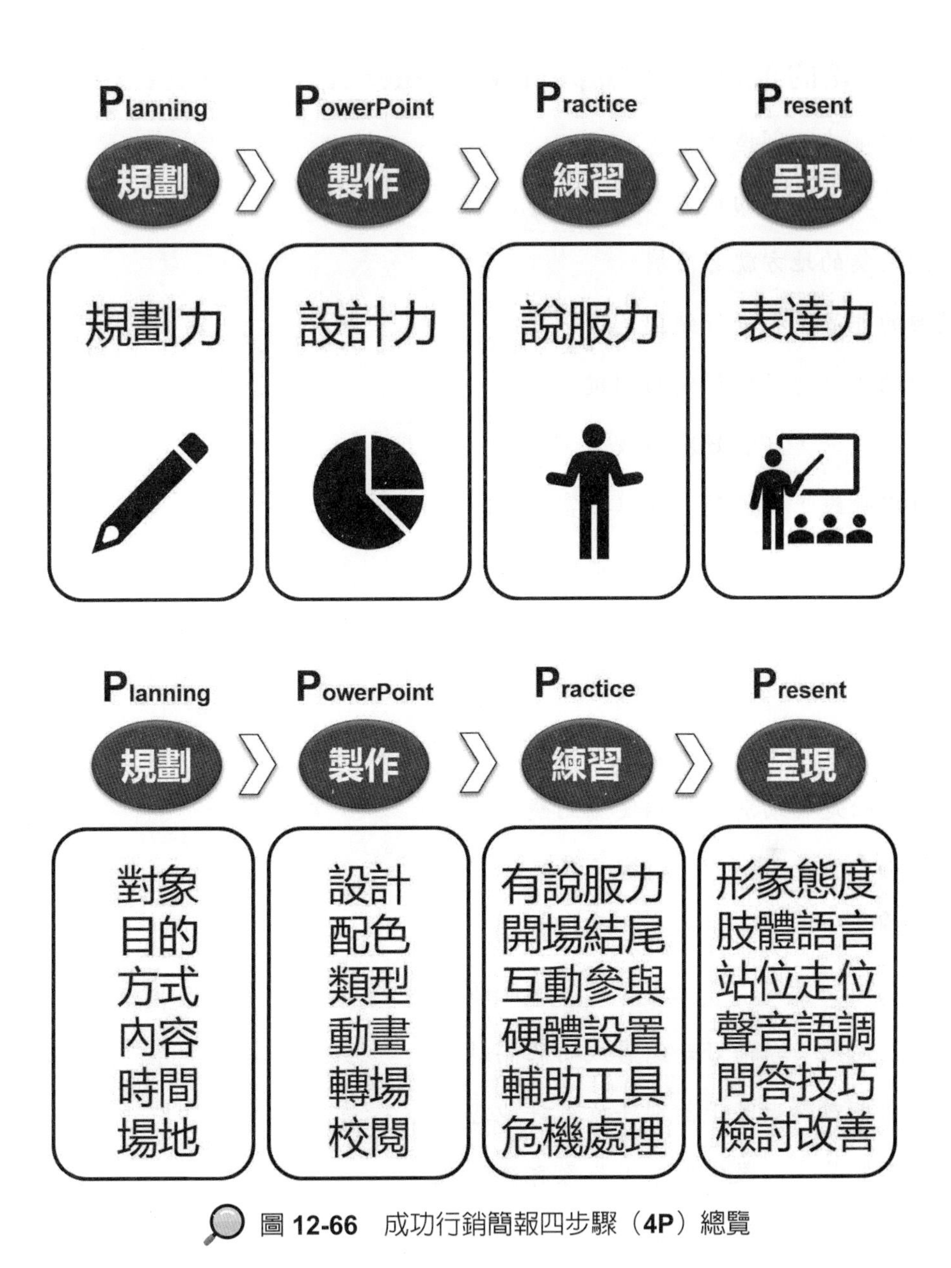

圖 12-66　成功行銷簡報四步驟（4P）總覽

【附錄】行銷的重要觀念 Important Concept of Marketing

✦ 有「創意」才能創造生意。

✦ 走老路是到不了新的地方。

✦ 有人潮聚集的地方就有商機。

✦ 用精彩的作品，積極行銷自己。

✦ 找到對的客戶是成功行銷的關鍵。

✦ 銷售不賣成分，只賣好處和成果。

✦ 推銷可以賺錢，「行銷」可以致富。

✦ 要先能說服自己，才可能說服他人。

✦ 銷售人員要先談「價值」再談價格。

✦ 養成自己多聽，讓顧客多說的習慣。

✦ 行銷如果沒有策略，就只能盲目行動。

✦ 成交的核心是幫助別人，順便賺到錢。

✦ 將滿意顧客的推薦向你的新客戶展示。

✦ 為顧客創造價值，才能為自己創造獲利。

✦ 用「我也這麼覺得」可拉近與顧客的距離。

✦ 事先把「問題」準備好是銷售成功的關鍵。

✦ 銷售或與顧客聊天時千萬別任意批評抱怨。

✦ 行銷的本質是「以教代銷」，先教育後交易。

✦「價格」是你付出的，「價值」是你得到的。

✦ 幫助顧客解決問題而不是一味想著推銷東西。

✦ 成功創業者專注於目標客群，而非所有顧客。

✦ 找到顧客的「痛點」，沒有痛點就沒有「賣點」。

✦ 決策者與購買者不同，行銷時要找到正確對象。

✦「效果」是做對的事情，「效率」是把事情做對。

✦ 讓你的客戶選擇「一或二」而非選擇「是或否」。

- 要獲利，先幫顧客解決一個他們願意付錢的問題。
- 先照顧好你的顧客，你的顧客才會照顧好你的利潤。
- 好的商業模式不只是想出來的，也是「試」出來的。
- 別人沒有認識我們的義務，但我們有自我行銷的權利。
- 顧客會為你的熱情買單，人很難拒絕一個有熱情的人。
- 做出解決顧客問題，滿足顧客需求的行銷，讓銷售成為多餘。
- 機會就在眾人抱怨的地方，在讓人最不爽的地方找「創新點」。
- 不會笑，不要開店；不會讚美，不要說話；不會說故事，不要銷售。
- 銷售要多一些價值創造（Value Up），少一些價格降低（Price Cut）。
- 行銷人員的職責是讓產品「好賣」，業務人員的職責是把產品「賣好」。
- 在你自己和顧客的心中將自己定位為專業的「顧問諮詢師」而非銷售人員。
- 用「限定」讓顧客買單：（1）限定期間、（2）限定數量、（3）限定促銷、（4）限定客戶。
- Stand out from the crowd.
- Think globally. Act locally.
- I never lose. I either win or learn.
- Innovation is the only way to win.
- Innovation = Creativity + Execution
- Sell the problem you solve, not the product.
- Price is what you pay. Value is what you get.
- Remember customer's needs, not your point.
- The problem always comes before the solution.
- No pain, no sales. The bigger the pain, the better.
- Marketing without data is like driving with your eyes closed.
- If you can't explain it simply, you don't understand it well enough.
- Success is simple. Do what is right, the right way, at the right time.

- ✦ Creativity is thinking up new things. Innovation is doing new things.
- ✦ Your most unhappy customers are your greatest source of learning.
- ✦ Negative thoughts create friction, positive thoughts create momentum.
- ✦ Management is doing things right. Leadership is doing the right things.
- ✦ The most powerful way to win an argument is by asking good questions.
- ✦ The most important thing in communication is to hear what isn't being said.
- ✦ The electric light did not come from the continuous improvement of candles.
- ✦ People don't care how much you know, until they know how much you care.
- ✦ Without strategy, execution is aimless. Without execution, strategy is useless.
- ✦ Don't be afraid of being different, be afraid of being the same as everyone else.
- ✦ I don't create company for the sake of creating company, but to get things done.
- ✦ Insanity is doing the same thing over and over again and expecting different results.
- ✦ You don't change culture through emails and memos. You change it through relationships.
- ✦ Public speaking skills are an essential key to achieving career advancement and success.
- ✦ Life is not always a matter of holding good cards, but sometimes, playing a poor hand well.
- ✦ If you talk about it, it's a dream. If you envision it, it's possible. But, if you schedule it, it's real.
- ✦ The secret of success in business is in detecting where the world will go and getting there FIRST.
- ✦ The sales department isn't the whole company, but the whole company better be the sales department.
- ✦ Next to doing the right thing, the most important thing is to let people know you are doing the right thing.
- ✦ Strategy without tactics is the slowest route to victory. Tactics without strategy is the noise before defeat.

【附錄】成功的重要思維 Important Mindset of Success

✦ 珍惜才能擁有，感恩才會長久。

✦ 先別只想著賺錢，先學著讓自己「值錢」。

✦ 有感恩的心會吸引更好的事物來到你身邊。

✦ 方向不對努力白費，努力要轉換為價值展現。

✦ 不要太在乎別人的看法，努力成為更優秀的自己。

✦「影響力」決定一個人的成就高低，也決定他的收入多寡。

✦ 沒有目標永遠不會得分，專注於明確目標，才不會窮忙一生。

✦ 很會炒菜的師傅不見得會管廚房，換了位子也要懂得換腦袋。

✦ Keep learning.

✦ Live in the present.

✦ You only fail if you quit.

✦ Worrying solves nothing.

✦ Do your best and then let go.

✦ Always keep the destination in mind.

✦ Positive thoughts create positive things.

✦ If there is no change, there is no progress.

✦ Action is the foundational key to all success.

✦ Don't let yesterday take up too much of today.

✦ Train your mind to see good in every situation.

✦ Be grateful, you will attract better things in your life.

✦ You need the right people with you, not the best people.

✦ When you feel like quitting, think about why you started.

✦ Watch your attitude. It's the first thing people notice about you.

✦ Don't waste your time looking back, you are not going that way.

✦ Setting goal is the first step in turning the invisible into the visible.

- ✦ Success is the sum of small efforts, repeated day in and day out.
- ✦ Motivation is what gets you started. Habit is what keeps you going.
- ✦ You don't have to be great to start, but you have to start to be great.
- ✦ Stay committed to your decisions. But stay flexible in your approach.
- ✦ When you choose your behavior you also choose your consequences.
- ✦ A bad attitude is like a flat tire. You can't go anywhere till you change it.
- ✦ Life is like riding a bicycle, to keep your balance you must keep moving.
- ✦ Your success is not shaped by your circumstances, but your CHOICES.
- ✦ Stop getting distracted by things that have nothing to do with your goals.
- ✦ Stay away from negative people. They have a problem for every solution.
- ✦ Successful people keep moving. They make mistakes, but they don't quit.
- ✦ Raise your words, not your voice. It is rain that grows flowers, not thunder.
- ✦ A person who feels appreciated will always do more than what is expected.
- ✦ The pursuit of life is to live better than before, but not to be better than others.
- ✦ If you don't find a way to make money while you sleep, you will work until you die.
- ✦ Your worst experiences have always led to your greatest achievement in your life.
- ✦ In order to succeed, your desire for success should be greater than your fear of failure.
- ✦ Everything is easy when you are crazy about it. Nothing is easy when you are lazy about it.
- ✦ Stop being afraid of what could go wrong and start being excited about what could go right.
- ✦ If you talk about it, it's a dream. If you envision it, it's possible. But, if you schedule it, it's real.

NOTE

國家圖書館出版品預行編目資料

醫療行銷管理 ： 圖解大健康產業商業模式 2.0 /
陳銘樹, 郭恒宏　編著. -- 二版. -- 新北
市 ： 全華圖書股份有限公司, 2021. 05
面 ； 公分
ISBN 978-986-503-712-3(平裝)
1.健康服務行銷 2.醫療服務 3.行銷管理
419.2　110006040

醫療行銷管理－圖解大健康產業商業模式(第二版)

作者 / 陳銘樹、郭恒宏
發行人 / 陳本源
執行編輯 / 葉佩祈、柯雯麗
封面設計 / 戴巧耘
出版者 / 全華圖書股份有限公司
郵政帳號 / 0100836-1 號
印刷者 / 宏懋打字印刷股份有限公司
圖書編號 / 0825801
二版三刷 / 2024 年 03 月
定價 / 新台幣 530 元
ISBN / 978-986-503-712-3
全華圖書 / www.chwa.com.tw
全華網路書店 Open Tech / www.opentech.com.tw
若您對書籍內容、排版印刷有任何問題，歡迎來信指導 book@chwa.com.tw

臺北總公司(北區營業處)
地址：23671 新北市土城區忠義路 21 號
電話：(02) 2262-5666
傳真：(02) 6637-3695、6637-3696

中區營業處
地址：40256 臺中市南區樹義一巷 26 號
電話：(04) 2261-8485
傳真：(04) 3600-9806(高中職)
(04) 3601-8600(大專)

南區營業處
地址：80769 高雄市三民區應安街 12 號
電話：(07) 381-1377
傳真：(07) 862-5562

得　分

醫療行銷管理
課堂活動（P1-8）
CH1　醫療行銷管理導論

班級：＿＿＿＿＿＿＿＿
學號：＿＿＿＿＿＿＿＿
姓名：＿＿＿＿＿＿＿＿

請問，就您所知道目前的各種銷售或服務，有哪些屬於先付款後服務（享受）；哪些屬於先服務（享受）後付款？

請列舉出3至5個案例，並填寫於下表中。

EX：如先服務（享受）後付款—如高級餐廳、先付款後服務（享受）—如電影院。

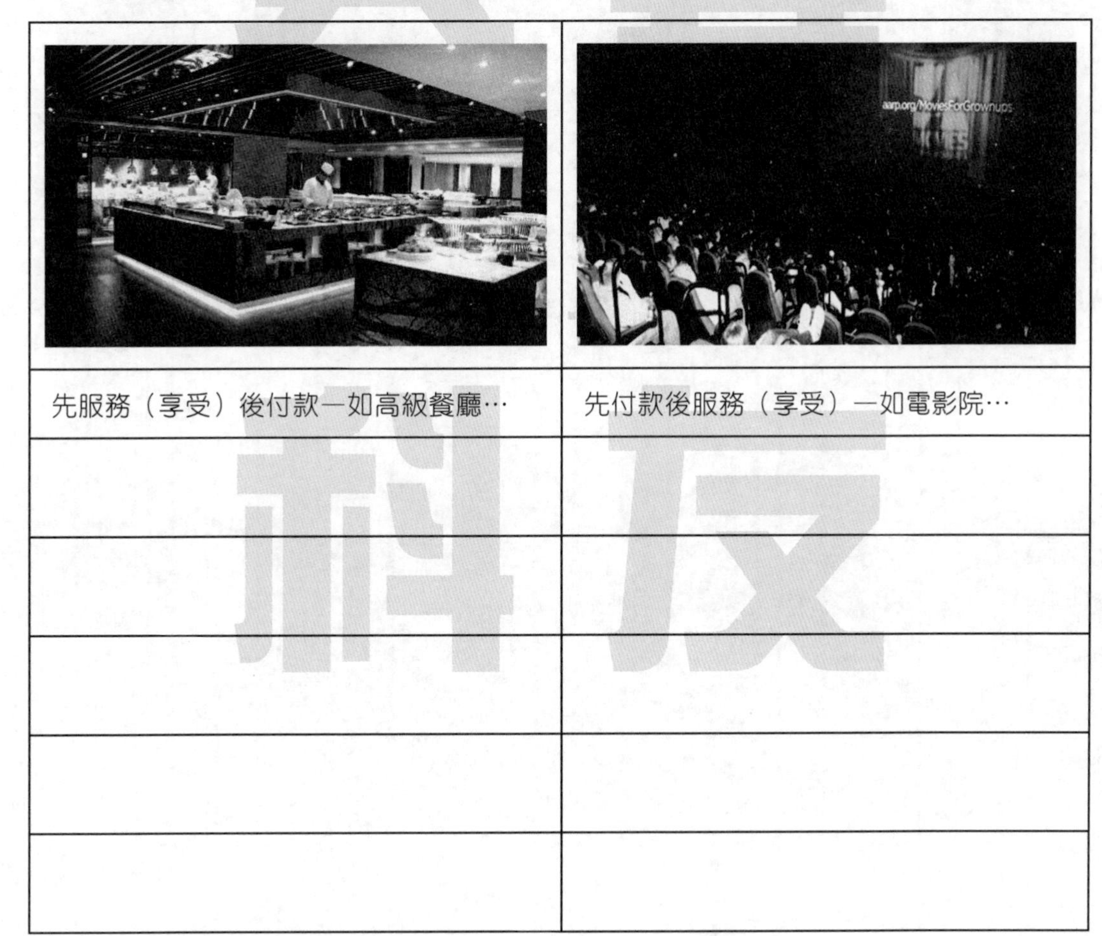

先服務（享受）後付款—如高級餐廳…	先付款後服務（享受）—如電影院…

（請沿虛線撕下）

得 分

醫療行銷管理
課堂活動（P2-3）
CH2 買賣交易模式與行銷六大構面

班級：＿＿＿＿＿＿
學號：＿＿＿＿＿＿
姓名：＿＿＿＿＿＿

請問，就您所了解的醫療服務或大健康產業中，針對不同的需求層次，消費者可能購買的標的物的物件或服務有哪些？除了本書所介紹的案例之外，哪些醫療服務或健康產業屬於Needs？Demands？Wants？

請列舉出3至5種案例，並填寫於下表中。

EX：在傳統產業中分別有：需求一國產車；慾求一進口車；奢求一名牌車。

需求 / 必要（Needs）	慾求 / 需要（Demands）	奢求 / 想要（Wants）
重大疾病的三種分類 重大疾病 傳統的七項重大疾病（癌症、腦中風等） 特定傷病 項目眾多，含阿茲海默症、帕金森式症等 重大傷病（健保） 依健保發的重大傷病卡做標準，範圍廣泛		
重大傷病 / 急重難症	健康檢查 / 體重控制	醫學美容中心 / 整型雕塑

（請沿虛線撕下）

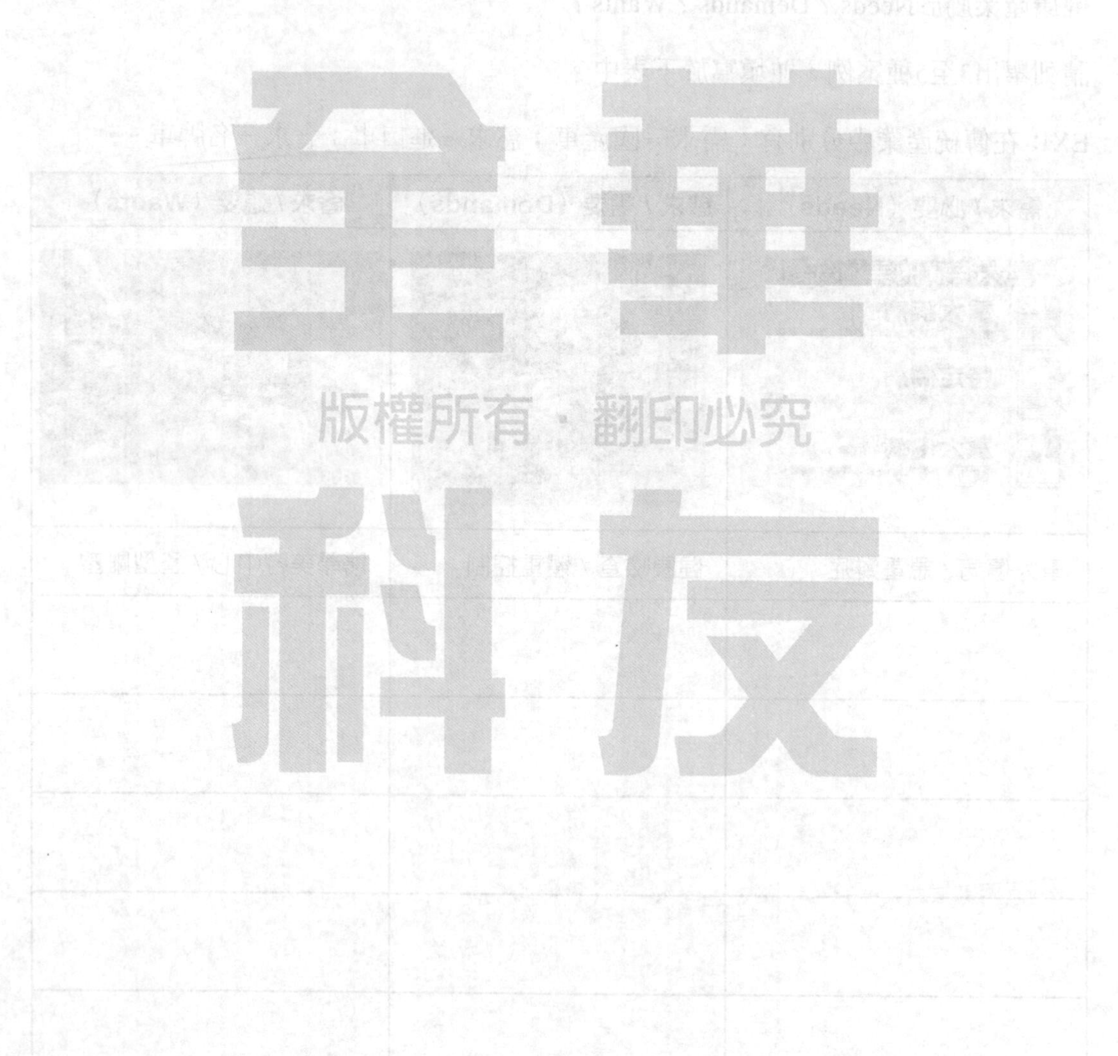

得　分

醫療行銷管理

課堂活動（P2-6）

CH2　買賣交易模式與行銷六大構面

班級：＿＿＿＿＿＿＿＿

學號：＿＿＿＿＿＿＿＿

姓名：＿＿＿＿＿＿＿＿

請問，就您所知，目前在醫療服務或大健康產業中，可運用行動支付的商業模式有哪些？

請列舉出3至5個案例，並填寫於下表中。

EX： 如遠距照護支付診察費用；口罩自動販賣機或專家門診醫師診察費用等。

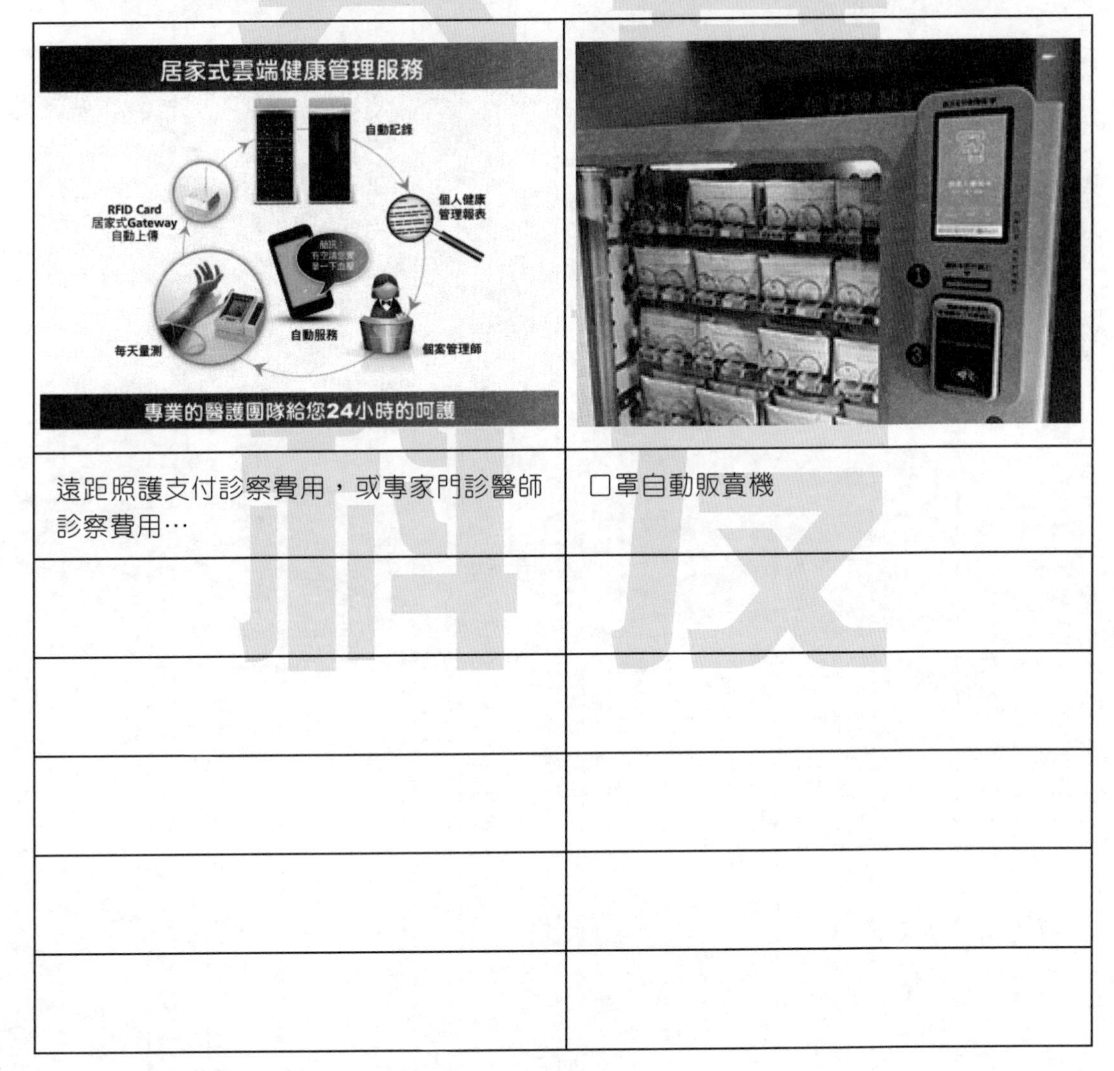

遠距照護支付診察費用，或專家門診醫師診察費用…	口罩自動販賣機

（請沿虛線撕下）

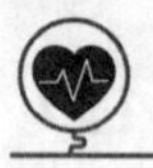

得 分

醫療行銷管理

課堂活動（P2-12）

CH2　買賣交易模式與行銷六大構面

班級：＿＿＿＿＿＿＿＿

學號：＿＿＿＿＿＿＿＿

姓名：＿＿＿＿＿＿＿＿

就您所了解的醫療服務中，請您找出一個實際的案例，並說明6個W的具體內容。例如：小朋友得到急性流感，媽媽帶去看醫師（左圖），老婆懷孕，先生陪同產檢（右圖）。

請完成下表（右圖）案例，並填寫於表格中。

EX：Who：媽媽購買；When：立即購買；Where：就近診所；What：看小兒科醫師；Why：緩解流感症狀；How：醫師給予克流感治療。

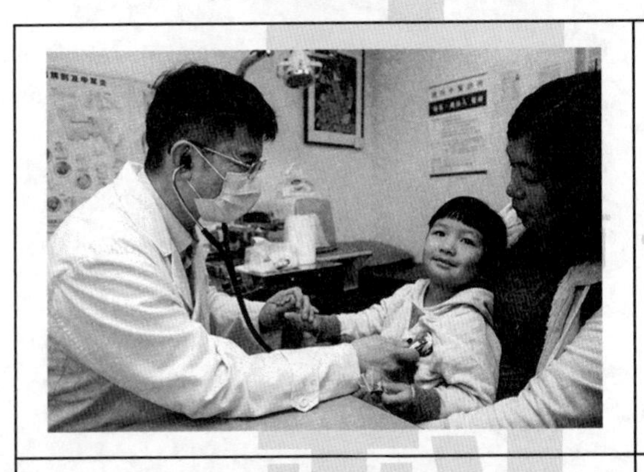	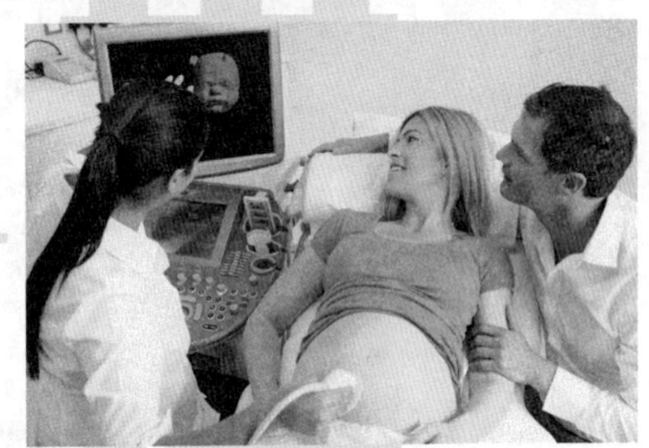
Who：媽媽購買	Who：
When：立即購買	When：
Where：就近診所	Where：
What：看小兒科醫師	What：
Why：緩解流感症狀	Why：
How：醫師給予克流感治療	How：

（請沿虛線撕下）

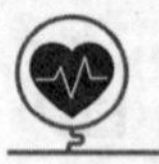

得 分

醫療行銷管理

課堂活動（P3-9）

CH3　醫療行銷組合－產品、價格

班級：＿＿＿＿＿＿

學號：＿＿＿＿＿＿

姓名：＿＿＿＿＿＿

請問，醫療產業或大健康產業的產品（或服務）組合有哪些？

請列舉出3至5個案例，並填寫於下表中。

請試著針對（M1）老年人；（M2）婦女族群；（M3）12歲以下的兒童，以上三種族群，各舉出適合的產品（或服務）組合。

EX：傳統產業中，家電類產品組合（Product Mix）包含：平板電視（P1）、立體環繞音響（P2）、家庭劇院（P3）、家庭KTV （P4）、電視遊樂器（P5）等。

（M1）老年人	（M2）婦女族群	（M3）14歲以下的兒童
P1：	P1：	P1：
P2：	P2：	P2：
P3：	P3：	P3：
P4：	P4：	P4：
P5：	P5：	P5：

（請沿虛線撕下）

得　分

醫療行銷管理

課堂活動（P3-10）

CH3　醫療行銷組合－產品、價格

班級：＿＿＿＿＿＿＿

學號：＿＿＿＿＿＿＿

姓名：＿＿＿＿＿＿＿

降低價格的策略可以提高CP值，但在醫療機構多無法直接降價，如果您是醫院的行銷或企劃專員，請問您如何提高醫院各醫療單位的性價比「CP值」？請列舉出3至5種具體的方法提升CP值，並填寫於下表中。

EX：提升服務滿意度（請具體描述內容）…。

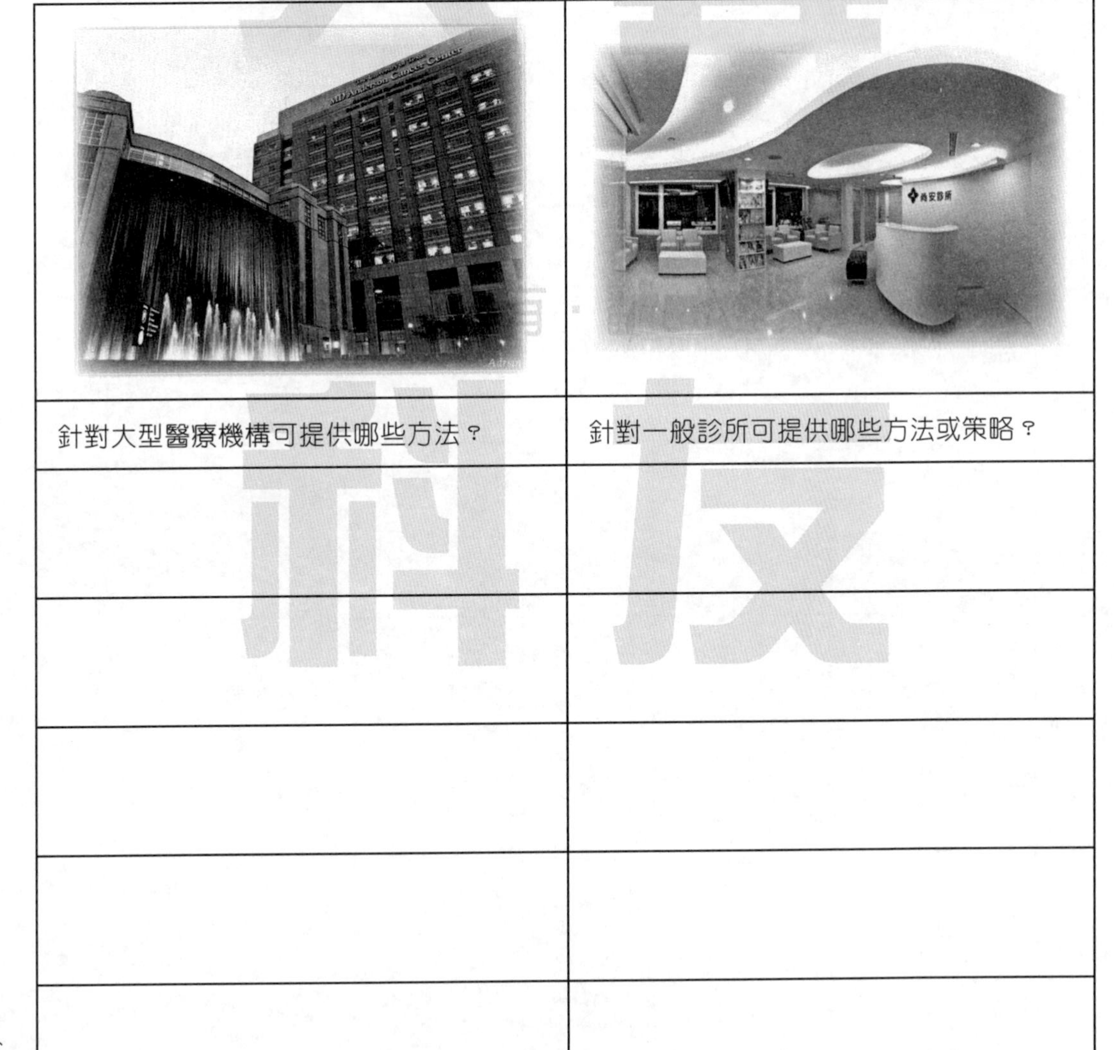

針對大型醫療機構可提供哪些方法？	針對一般診所可提供哪些方法或策略？

（請沿虛線撕下）

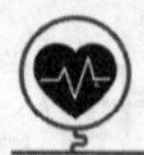

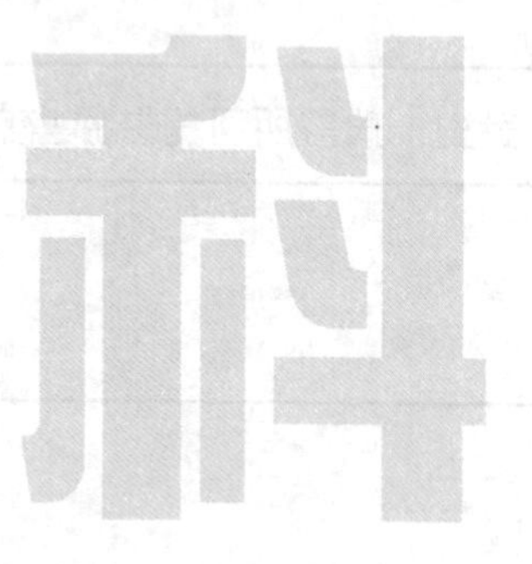

得 分

醫療行銷管理

課堂活動（P3-14）

CH3　醫療行銷組合－產品、價格

班級：＿＿＿＿＿＿

學號：＿＿＿＿＿＿

姓名：＿＿＿＿＿＿

有兩個知名品牌的企劃行銷團隊同時推廣一種相似的健康食品，其成分及功效相同，但兩家品牌優惠配合方式不同，如下：

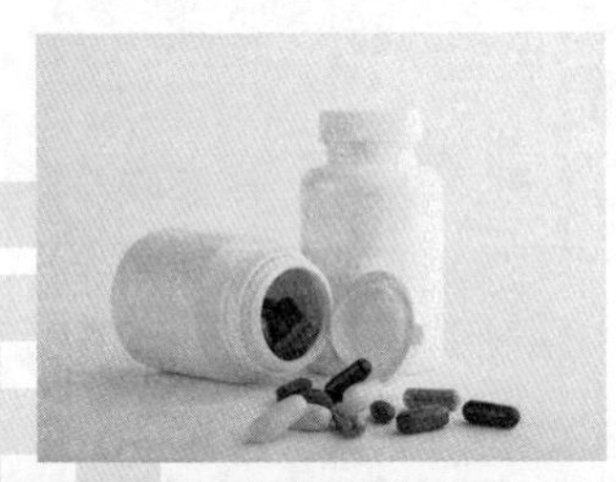

- A品牌：每瓶定價2,000元，4個瓶蓋換1瓶，2個空瓶換1瓶。
- B品牌：每瓶定價1,000元，買5瓶送1瓶。

請列出計算方式，並填寫於下表中。

(1) 小明預算只有5,000元，買哪個品牌的健康食品可以拿到較多瓶？	(2) 小明如果購買的預算可提升到10,000元，A品牌可以購買幾瓶，B品牌可以購買幾瓶？	(3) 小明預算10,000元，還是不夠分配，再拿出2,000元，請問A品牌可以再買幾瓶，B品牌可以再買幾瓶？

（請沿虛線撕下）

得 分

醫療行銷管理
課堂活動（P4-7）
CH4 醫療行銷組合－促銷、通路

班級：
學號：
姓名：

在常見的促銷活動中，針對以下健康照護（Healthcare）的服務，試著各舉出2至3種促銷手法。

請列舉出3至5個案例，並填寫於下表中。

EX：應用在老人養生村、健檢或醫學美容中心、坐月子中心等。

應用在老人養生村	應用在健檢或醫學美容中心	應用在坐月子中心
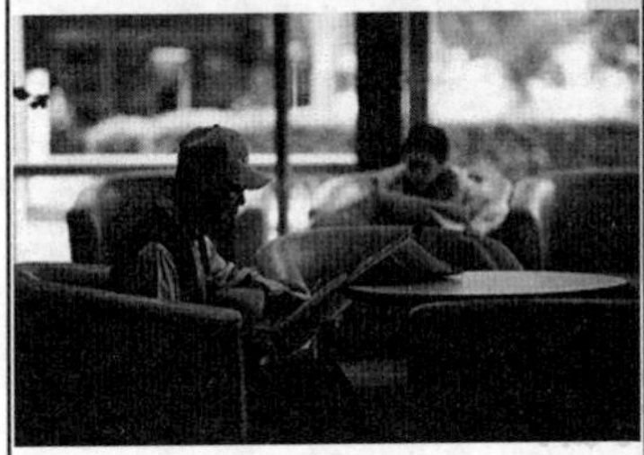	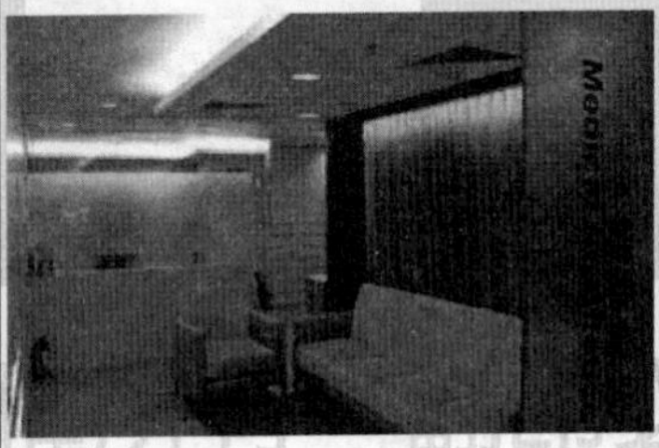	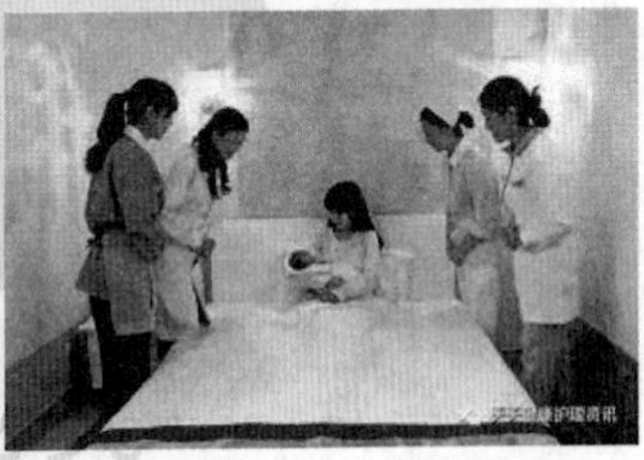

（請沿虛線撕下）

得 分

醫療行銷管理
課堂活動（P4-16）
CH4 醫療行銷組合－促銷、通路

班級：________
學號：________
姓名：________

許多企業的商品或服務模式正在快速地演進（Evolution）或重新地革命（Revolution），除了本書所提及的商品之外，如下圖。

EX：除下列商品或課本所提的案例外，請再列舉出3至5種商品或服務模式，並填寫於下表中。

演進（Evolution）		重新地革命（Revolution）	

（請沿虛線撕下）

得 分

醫療行銷管理
課堂活動（P4-17）
CH4 醫療行銷組合－促銷、通路

班級：
學號：
姓名：

隨著智慧型手機的日新月異，多數知名品牌或商品已經幾乎被完全取代，如下圖。

請試著再舉出被5G通訊及遠距服務取代的3至5種服務模式，並填寫於下表中。

EX：傳統手機、汽車導航、錄影帶店、相機軟片、傳統唱片、英語翻譯機。

傳統手機	汽車導航	錄影帶店
NOKIA	PAPAGO!	BLOCKBUSTER
相機軟片	傳統唱片	英語翻譯機
Kodak	ROSE IN MUSIC WE TRUST 玫瑰唱片　大眾唱片	快譯通

（請沿虛線撕下）

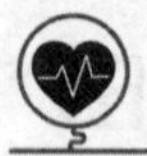

得 分

醫療行銷管理
課堂活動（P5-10）
CH5　品牌行銷與消費行為決策評估

班級：＿＿＿＿＿＿
學號：＿＿＿＿＿＿
姓名：＿＿＿＿＿＿

請試著列舉3至4個同一產品系列的知名品牌，說明各品牌屬於此產品系列的哪一個品牌定位，並填寫於下表中。

EX：速食店與可樂

速食店-系列知名品牌	可樂-系列知名品牌
領導者品牌：麥當勞	領導者品牌：可口可樂
挑戰者品牌：漢堡王	挑戰者品牌：百事可樂
追隨者品牌：肯德基	追隨者品牌：健怡可樂
利基者品牌：巧立比（菲律賓）	利基者品牌：黑松可樂
請寫出其他案例	**請寫出其他案例**
領導者品牌：	領導者品牌：
挑戰者品牌：	挑戰者品牌：
追隨者品牌：	追隨者品牌：
利基者品牌：	利基者品牌：
請寫出其他案例	請寫出其他案例
領導者品牌：	領導者品牌：
挑戰者品牌：	挑戰者品牌：
追隨者品牌：	追隨者品牌：
利基者品牌：	利基者品牌：

（請沿虛線撕下）

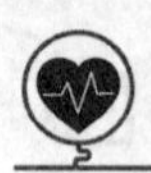

得 分

醫療行銷管理
課堂活動（P5-15）
CH5　品牌行銷與消費行為決策評估

班級：________
學號：________
姓名：________

請試著列舉出3至5個醫院醫療科別，其決策者並非使用者，並說明這些科別的決策者與使用者爲哪些人。

請列舉出3至5個案例，並填寫於下表中。

EX：小兒科 / 精神科（身心科）/ 婦產科等不同領域。

小兒科	精神科（身心科）	婦產科
		生孩子那点事
需求者：	需求者：	需求者：
發起者：	發起者：	發起者：
影響者：	影響者：	影響者：
決策者：	決策者：	決策者：
購買者：	購買者：	購買者：
使用者：	使用者：	使用者：

（請沿虛線撕下）

得 分

醫療行銷管理
課堂活動（P5-16）
CH5　品牌行銷與消費行為決策評估

班級：
學號：
姓名：

消費者進行決策評估（Decision Evaluation）時，對於產品或服務型態的選擇有一定的量化評估方式，消費者會因個人需求目的或本身經濟條件的不同而考慮不同影響因素對自身的重要性。

EX：請試著列舉1個案例，展示並完成以下選擇5種不同方式之型態選擇模式表，自行評估新增影響因素並設定不同影響因素對自身的重要性。

消費型態 / 影響因素：%	養生社區	安養機構	朋友共居	子女同居	在宅獨居
花費金額：　%					
舒適性：　%					
安全性：　%					
其他：　%					
其他：　%					
其他：　%					
總分（100%）					

（請沿虛線撕下）

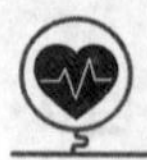

得 分

醫療行銷管理

課堂活動（P6-12）

CH6 醫療產業媒體公關與溝通行銷

班級：

學號：

姓名：

請問，目前的醫院公關單位可以應用新媒體開展出哪些新的公關或社區行銷活動？請試著列舉出1至2個案例，說明如何操作，並填寫於下表中。

EX：包含結合各類醫療與健康相關的YouTube或FB網路直播平台。

EX：請YouTuber網紅製播業配影片	EX：請FB直播主開播醫療新知節目
YouTube	facebook

（請沿虛線撕下）

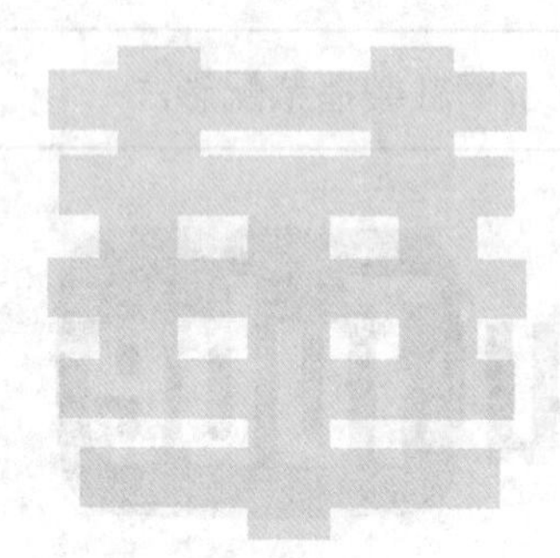

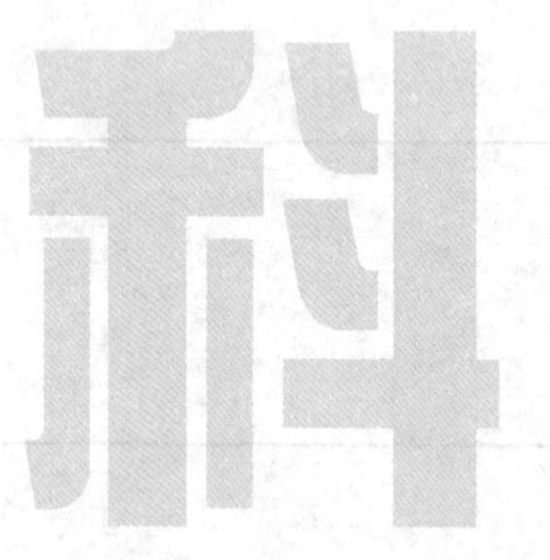

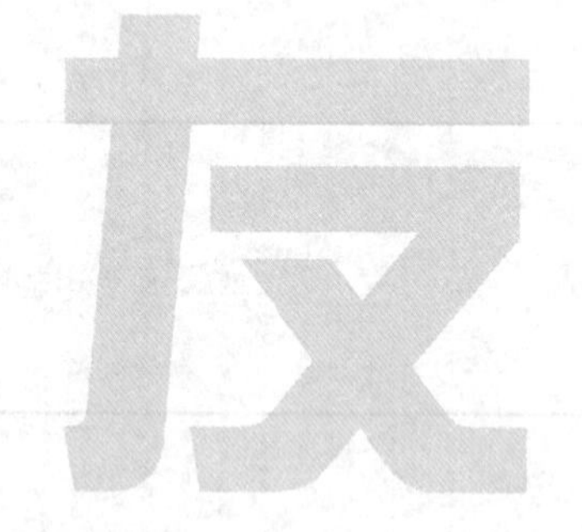

NOTE

NOTE

歡迎加入 全華會員

● 會員獨享

會員享購書折扣、紅利積點、生日禮金、不定期優惠活動…等。

● 如何加入會員

掃 QRcode 或填妥讀者回函卡直接傳真（02）2262-0900 或寄回，將由專人協助登入會員資料，待收到 E-MAIL 通知後即可成為會員。

如何購買 全華書籍

1. 網路購書

全華網路書店「http://www.opentech.com.tw」，加入會員購書更便利，並享有紅利積點回饋等各式優惠。

2. 實體門市

歡迎至全華門市（新北市土城區忠義路 21 號）或各大書局選購。

3. 來電訂購

(1) 訂購專線：(02) 2262-5666 轉 321-324
(2) 傳真專線：(02) 6637-3696
(3) 郵局劃撥（帳號：0100836-1　戶名：全華圖書股份有限公司）
※　購書未滿 990 元者，酌收運費 80 元。

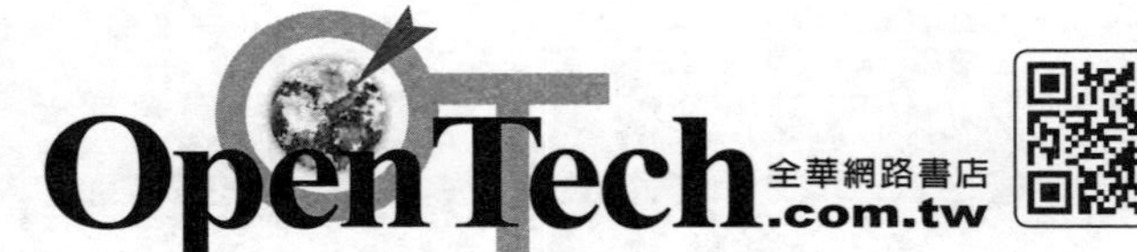

全華網路書店 www.opentech.com.tw
E-mail: service@chwa.com.tw

※ 本會員制如有變更則以最新修訂制度為準，造成不便請見諒。

廣　告　回　信
板橋郵局登記證
板橋廣字第540號

行銷企劃部　收

23671
新北市土城區忠義路21號
全華圖書股份有限公司

(請由此線剪下)

讀者回函卡

掃 QRcode 線上填寫 ▶▶▶

姓名：＿＿＿＿＿＿ 生日：西元＿＿＿＿年＿＿＿月＿＿＿日 性別：□男 □女

電話：（ ）＿＿＿＿＿＿ 手機：＿＿＿＿＿＿

e-mail：（必填）＿＿＿＿＿＿

註：數字零，請用 Φ 表示，數字 1 與英文 L 請另註明並書寫端正，謝謝。

通訊處：□□□□□＿＿＿＿＿＿

學歷：□高中・職 □專科 □大學 □碩士 □博士

職業：□工程師 □教師 □學生 □軍・公 □其他

學校／公司：＿＿＿＿＿＿ 科系／部門：＿＿＿＿＿＿

· 需求書類：

□ A. 電子 □ B. 電機 □ C. 資訊 □ D. 機械 □ E. 汽車 □ F. 工管 □ G. 土木 □ H. 化工 □ I. 設計

□ J. 商管 □ K. 日文 □ L. 美容 □ M. 休閒 □ N. 餐飲 □ O. 其他

· 本次購買圖書為：＿＿＿＿＿＿ 書號：＿＿＿＿＿＿

· 您對本書的評價：

封面設計：□非常滿意 □滿意 □尚可 □需改善，請說明＿＿＿＿＿＿

內容表達：□非常滿意 □滿意 □尚可 □需改善，請說明＿＿＿＿＿＿

版面編排：□非常滿意 □滿意 □尚可 □需改善，請說明＿＿＿＿＿＿

印刷品質：□非常滿意 □滿意 □尚可 □需改善，請說明＿＿＿＿＿＿

書籍定價：□非常滿意 □滿意 □尚可 □需改善，請說明＿＿＿＿＿＿

整體評價：請說明＿＿＿＿＿＿

· 您在何處購買本書？

□書局 □網路書店 □書展 □團購 □其他＿＿＿＿＿＿

· 您購買本書的原因？（可複選）

□個人需要 □公司採購 □親友推薦 □老師指定用書 □其他＿＿＿＿＿＿

· 您希望全華以何種方式提供出版訊息及特惠活動？

□電子報 □ DM □廣告（媒體名稱＿＿＿＿＿＿）

· 您是否上過全華網路書店？（www.opentech.com.tw）

□是 □否 您的建議＿＿＿＿＿＿

· 您希望全華出版哪方面書籍？＿＿＿＿＿＿

· 您希望全華加強哪些服務？＿＿＿＿＿＿

感謝您提供寶貴意見，全華將秉持服務的熱忱，出版更多好書，以饗讀者。

填寫日期： / /

2020.09 修訂

親愛的讀者：

感謝您對全華圖書的支持與愛護，雖然我們很慎重的處理每一本書，但恐仍有疏漏之處，若您發現本書有任何錯誤，請填寫於勘誤表內寄回，我們將於再版時修正，您的批評與指教是我們進步的原動力，謝謝！

全華圖書 敬上

勘 誤 表

書 號		書 名		作 者
頁 數	行 數	錯誤或不當之詞句	建議修改之詞句	

我有話要說：（其它之批評與建議，如封面、編排、內容、印刷品質等・・・）